临床检验诊断图谱丛书

HUXI XITONG XIBAOXUE
JIANYAN ZHENDUAN TUPU

呼吸系统细胞学检验诊断图谱

顾　问：王　前　周道银　吴　茅　龚道元　张时民

主　编：闫立志　郑　磊　蔡绍曦

副主编：曹　科　高　洋　张龙一　孙德华　冯　岩

人民卫生出版社
·北　京·

图书在版编目（CIP）数据

呼吸系统细胞学检验诊断图谱/闫立志,郑磊,蔡
绍曦主编 . —北京：人民卫生出版社,2022.11（2023.6 重印）
ISBN 978-7-117-34086-1

Ⅰ . ①呼… Ⅱ . ①闫… ②郑… ③蔡… Ⅲ . ①呼吸系
统疾病–细胞诊断–图谱 Ⅳ . ①R560.4-64

中国版本图书馆 CIP 数据核字（2022）第 227742 号

| 人卫智网 www.ipmph.com | 医学教育、学术、考试、健康，购书智慧智能综合服务平台 |
| 人卫官网 www.pmph.com | 人卫官方资讯发布平台 |

呼吸系统细胞学检验诊断图谱
Huxi Xitong Xibaoxue Jianyan Zhenduan Tupu

主　　编：闫立志　郑　磊　蔡绍曦
出版发行：人民卫生出版社（中继线 010-59780011）
地　　址：北京市朝阳区潘家园南里 19 号
邮　　编：100021
E - mail：pmph @ pmph.com
购书热线：010-59787592　010-59787584　010-65264830
印　　刷：人卫印务（北京）有限公司
经　　销：新华书店
开　　本：889×1194　1/16　印张：16
字　　数：522 千字
版　　次：2022 年 11 月第 1 版
印　　次：2023 年 6 月第 2 次印刷
标准书号：ISBN 978-7-117-34086-1
定　　价：188.00 元

打击盗版举报电话：010-59787491　E-mail：WQ @ pmph.com
质量问题联系电话：010-59787234　E-mail：zhiliang @ pmph.com
数字融合服务电话：4001118166　E-mail：zengzhi @ pmph.com

编　者（以姓氏汉语拼音为序）

卜宝英　内蒙古包钢医院

蔡绍曦　南方医科大学南方医院

曹　科　深圳市儿童医院

曹　喻　遵义医科大学附属医院

陈栎江　温州医科大学附属第一医院

陈思曼　深圳龙岗中心医院

范淑卫　金华市中心医院

冯　岩　东晖医院

高　洋　包头市肿瘤医院

高菊兴　临沂市人民医院

郭宏波　内蒙古包钢医院

郭雅静　山西医科大学第一医院

何　婧　浙江省人民医院

何永建　南方医科大学南方医院

胡　晶　重庆医科大学

胡　跃　义乌復元私立医院

黄　俊　成都市第三人民医院

李海侠　南方医科大学南方医院

李洪文　鄂尔多斯市中心医院

李晓彤　河北医科大学第四医院

刘超群　金华市中医医院

刘津麟　深圳大学附属华南医院

刘士广　西昌市人民医院

陆红梅　甘肃省中医院

罗　嫚　西双版纳傣族自治州人民医院

罗小娟　深圳市儿童医院

马威锋　温州医科大学附属乐清医院

毛晓宁　深圳市儿童医院

潘　巍　海盐县人民医院

庞星阳　内蒙古包钢医院

浦怡菁　海宁康华医院

亓　涛　南方医科大学南方医院

尚　敬　内蒙古包钢医院

邵剑飞　杭州市萧山区第一人民医院

沈　燕　浙江省人民医院

沈玉萍　新疆医科大学第四附属医院

司徒博　南方医科大学南方医院

孙德华　南方医科大学南方医院

孙宏华　中山大学附属第七医院

王　庚　北京协和医院

夏万宝　上海市松江区中心医院

向鹏程　包头市昆区妇幼保健院

邢铭芬　湖州市南浔区人民医院

徐　宏　杭州市第一人民医院

许绍强　广东三九脑科医院

闫立志　南方医科大学南方医院

言玲莉　桐乡市第一人民医院

尹芳蕊　内蒙古科技大学包头医学院第一附属医院

俞璐璐　永康医院

张　博　陆军第八十三集团军医院

张　磊　西安交通大学第二附属医院

张　艳　深圳市儿童医院

张龙一　东阳市人民医院

赵　静　宁波市镇海区人民医院

赵　琴　杭州市下城区中西医结合医院

郑　磊　南方医科大学南方医院

郑立恒　河北省胸科医院

朱　慧　宁波市北仑区第二人民医院

朱红艳　西安市第三医院

庄晓静　桐乡市中医医院

呼吸系统疾病诊断离不开各种辅助检查,细胞学作为临床检验基础学科,在疾病的诊断方面有着重要价值,今阅览《呼吸系统细胞学检验诊断图谱》一书,给我最深的印象是该书详细地介绍了呼吸系统相关的痰液、支气管肺泡灌洗液、支气管刷片、胸腔积液和肺组织穿刺细胞学,收集并整理了大量高清、彩色细胞图片,而且每张图片附有专业的注解,涵盖了呼吸系统常见病及罕见病,提出了一些细胞学检验诊断思路,是一本很实用的参考书。

细胞学检验要求检验人员具有严谨务实的工作态度、较高的专业水准、扎实的形态学基础和全面的检验理论知识,并将临床知识融会贯通,多学科交叉融合,从专业角度分析解决临床工作遇到的问题,是一种综合能力的体现。令我欣慰的是,编写团队都是全国该领域的检验和临床专家,他们有着丰富的临床经验,严谨认真,共同完成了图谱的编写工作。

本书对各种细胞形态特征、鉴别要点及临床意义都进行了详尽的描述,参考最新行业标准,适合检验专业人员提高形态学水平,是一本检验专业必备的工具书;基于细胞学提出的诊断思路,能够为临床提供更多的诊疗依据,因此对于临床医生也是一本不可多得的参考书;对于检验专业学生来说,书中提及的染色和镜检方法、规范的操作流程、高清彩色图片,可以让学生对细胞学有一个全面的认识,对细胞学产生兴趣,从而推动检验医学的发展。

做为临床医生,我们希望有一些更准确、更快速、更实惠的检测方法,为疾病的诊断提供参考依据。随着医学各领域快速的发展,各种先进的、前沿的检测技术不断出现,为临床精准诊疗提供了更多的选择,但细胞学检验仍不容被忽视,需要检验人不断传承,优化检验流程,使细胞学发挥更大的作用。

细胞学的魅力在于探索微观世界,发现形态诊断价值!我相信在全国检验人共同的努力下,检验医学会有突飞猛进的发展,更好地服务临床,做好人民健康的守护者。

钟南山

2022 年 10 月 18 日

开卷作序,我有幸成为《呼吸系统细胞学检验诊断图谱》一书完稿后的第一位读者。名为作序,实乃学习,两天的通读,收获颇丰。细胞学检验作为临床检验专业的基础学科,是临床疾病诊断中不可缺少的一门实验诊断技术。细胞学检验技术是检验科和病理科专业技术人员的基本功,在临床诊断方法的验证中往往被视为"金标准"。因此,检验技术人员的细胞学检验诊断水平是其综合能力的体现,决定了临床诊断的质量,这不仅要有扎实的形态学理论基础,练就"火眼金睛"的能力,而且要有严谨认真的态度,并对临床医学知识融会贯通。由人民卫生出版社出版的《呼吸系统细胞学检验诊断图谱》一书是"临床检验诊断图谱丛书"的一个分册,该书从细胞形态学观察研究的角度,全面的、系统地阐述了呼吸系统疾病中实验室细胞形态学检验诊断思路和技术方法。

本书涵盖了呼吸系统疾病诊断中常见的实验室标本类型,包括痰液、支气管肺泡灌洗液、支气管刷片、胸腔积液和穿刺标本等。在介绍各种细胞形态特征、鉴别要点、临床意义的同时,紧密联系临床病例,强化临床诊断思路,从细胞形态学角度为呼吸系统疾病临床诊断提供帮助。本书内容全面详实,图文并茂,书中的1 100余幅图片是从数万张日积月累的标本图库中精选而来。为便于读者理解,许多病例还配有形象逼真的手绘示意图。图谱标本制作方法基于检验科最常用的瑞-吉染色,并结合一些特殊的染色技术,强调规范的操作流程和镜检方法,系统地分析了各种细胞形态以及鉴别要点,不仅局限于良、恶性细胞的鉴别,而是全面反馈标本所涵盖的有价值的各类信息,最大限度地发挥出瑞-吉染色法在呼吸系统疾病中的诊断价值。该书不仅可以作为一本有益的工具书,有助于提高检验人员的涂片制作和阅片水平,而且是一本很好的临床参考书籍,可供临床医生在呼吸系统疾病诊断和鉴别诊断中对照参考。

掩卷静思,我仿佛看到本书61位编委所代表的全国从事细胞形态学研究和应用的检验专家与临床专家紧密合作、不断探索的奋斗身影,三位主编是他们的杰出代表。蔡绍曦教授是一位知名的呼吸系统疾病临床专家,曾与我在南方医院共事多年,共同参与临床疑难危重病人的会诊与救治;郑磊教授是我的学生,也是我的同事,现在已成长为中国检验医学领域的优秀青年领军人才之一,他们代表着新一代检验人将检验与临床密切结合,促科研与教学协同发展,具备国际视野与持久竞争力的新型复合型人才团队;闫立志老师是郑磊主任新引进的实干型青年才俊,热爱细胞形态学检验这个古老、繁杂、脏苦,许多年轻人不愿选择的专业领域。他们三位所率领的61位编委,既有老一辈的"形态人",也有年轻的"多面手",更有许多志同道合的临床专家,他们总结阅片经验,查阅文献资料,引用最新的行业标准,参考相关的共识和指南,经过他们同心协力、精益求精,反复推敲,才完成这本高质量的细胞形态学检验诊断图谱。可以说,正是这些奋斗者的热爱和奉献赋予了这本图谱以生命;而检验医学的发展,更离不开我们一代代检验人对检验专业的热爱与追求。

2022 年 10 月 31 日

前　言

　　细胞学检验是检验医学的重要组成部分,因其简便可靠、经济实用,结合其他检验技术,能够为临床常见病、多发病提供快速、准确的诊断依据,具有重要的临床应用价值。在呼吸系统疾病诊断中,细胞学同样发挥着重要作用,尽管各种先进的多组学分子诊断技术逐渐应用到疾病的精准诊疗,但细胞学检验作为一种无创或创伤较小的检查方法,检测内容全面,应用范围广,仍然是呼吸系统疾病必不可少的检查方法。随着纤维支气管镜、经胸壁或经支气管细针穿刺技术的应用,以及标本制片的规范、染色方法的改进和免疫组织化学技术的提高,细胞学检验在呼吸系统疾病诊疗实践中的指导作用进一步得到了提升。

　　南方医科大学南方医院检验与呼吸团队通力合作,参考最新的诊断标准,查阅文献资料,在总结大量临床案例的实践基础上,组织编写了《呼吸系统细胞学检验诊断图谱》,希望本书的出版,能够为广大细胞学检验医(技)师及呼吸科医师提供参考,成为一本有价值的、实用性强的工具书。

　　本书共 7 个章节,涵盖了痰液、支气管肺泡灌洗液、气管刷片、胸腔积液以及其他呼吸道标本,基于瑞-吉染色,同时结合其他多种染色技术,对呼吸系统各种细胞形态特征、鉴别要点及检验临床意义都进行了详尽的阐述。本书内容全面、图文并茂,从几万张图片中精选 1 100 余张有代表性的高清图片,每张图片附有简要的文字说明,使读者能够更好地掌握各种细胞形态特征。本书实用性强,强调制片、染色及培养良好阅片习惯的重要性,规范操作以保证检验质量;在细胞形态分析方面,强调理论与实践相结合,检验与临床相结合,全面、准确地反映标本所涵盖的信息,从细胞学角度给出实验室诊断并提出合理化诊疗建议。

　　本书完成后得到了国内著名呼吸疾病专家和检验医学专家的高度关注。难能可贵的是,钟南山院士也在百忙之中抽空阅览本书,从临床角度提出了许多宝贵的意见和建议,并欣然为本书作序,特此感谢!检验医学专家王前教授作为本书的主要顾问,对全书进行了精心的专业指导,给予了高度的肯定,也让我们备受鼓舞!在编写过程中,还得到了多位知名临床和检验专家的专业指导和无私帮助,使得本书更有代表性和实用性。也特别感谢人民卫生出版社的高度重视和大力支持!感谢提供病例及图片的各位老师,感谢所有参编人员付出的辛勤努力!

　　细胞学博大精深,既要传承经典,也要不断与其他学科交叉融合而创新发展,因此本书难免有不足之处,敬请各位专家和广大读者提出宝贵修改意见和建议,以便再版时我们完善和补充。再次致谢!

闫立志　郑　磊　蔡绍曦

2022 年 8 月

目 录

第四章　支气管刷片细胞学检验与诊断

第五章　胸腔积液细胞学检验与诊断

第六章　穿刺液细胞学检验与诊断

第七章 呼吸系统微生物及寄生虫

概论 | 第一章

第一节 呼吸系统

呼吸系统(respiratory system)是人体与外界进行气体交换的场所,包括鼻、咽、喉、气管、支气管和肺等器官,从鼻到喉这一段称为上呼吸道,气管、支气管及肺内各级分支称为下呼吸道。呼吸系统各器官除了具有气体交换的功能外,还具有防御、代谢及神经内分泌功能。了解呼吸系统解剖结构及组织学特点,有利于判断呼吸道脱落细胞的来源。

一、呼吸道的解剖学

(一)鼻

鼻(nose)是呼吸道的起始部分,是嗅觉器官,由外鼻、鼻腔和鼻窦组成。

外鼻(external nose)由骨、软骨构成支架,外覆软组织和皮肤。

鼻腔(nasal cavity)前起前鼻孔,后止于后鼻孔,与鼻咽部相通。由鼻中隔(nasal septum)分隔为左右两腔,每侧鼻腔包括鼻前庭及固有鼻腔两部分。

鼻窦(paranal sinus)是鼻腔周围多个含气的骨质腔,共有4对,为上颌窦、筛窦、额窦和蝶窦,均开口于鼻腔。鼻窦黏膜具有丰富的血管,能协助调节吸入空气的温度和湿度,还在人的脸部造型、支撑头颅内部及减轻头颅重量等方面起重要作用。

(二)咽

咽(pharynx)是消化道与呼吸道的共同通道,可分为鼻咽、口咽和喉咽三部分。

在鼻腔的后方,颅底至软腭游离缘水平面以上称鼻咽,鼻咽前方与后鼻孔及鼻中隔后缘相连。鼻咽侧壁上方,下鼻甲后约1cm处,左右各有一个三角形的咽鼓管咽口,其后上方钩状弯曲的隆起称咽鼓管隆突,在隆突后上方有一深窝称咽隐窝(pharyngeal recess),是鼻咽癌的好发部位。咽具有吞咽、呼吸、保护和防御及共鸣作用。

(三)喉

喉(larynx)上通喉咽,下接气管,为呼吸与发音的重要器官,是由一组软骨、韧带、喉肌及黏膜构成的锥形管状器官。喉腔分为声门上区、声门区和声门下区三部分。

(四)气管与支气管

气管(trachea)由软骨、肌肉、结缔组织和黏膜构成,上端起自环状软骨下缘,下行至约第5胸椎上缘处。支气管(bronchi)是气管分出的各级分支,由气管分出的一级支气管,即左、右主支气管,其结构与气管相似,由"C"字形软骨作支架,由结缔组织连接而成(图1-1)。

右主支气管短而粗,长约2.5cm,直径约1.4~2.3cm,与气管纵轴的延长线约成20°~30°角;右侧支气管约在第5胸椎下缘进入肺门,分为三支进入相应的肺叶,即上叶、中叶和下叶支气管。

左主支气管细而长,长约5cm,直径约1.0~1.5cm,与气管纵轴成40°~45°角,因此气管异物进入右侧的机会较左侧多见。左侧支气管约在第6胸椎处进入肺门,分为上、下叶支气管。

气管与支气管不仅是气体交换的主要通道,还具有调节呼吸的功能。管腔黏膜表面覆盖纤毛上皮,黏膜分泌的黏液

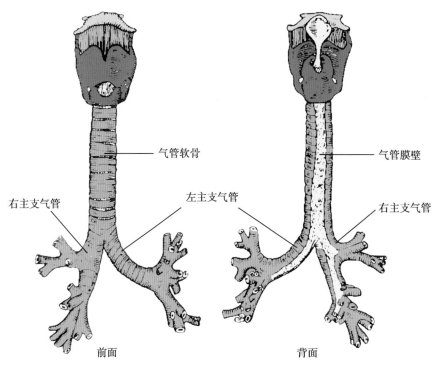

图 1-1 气管结构示意图

可黏附随空气被吸入的尘埃、细菌及其他微粒,纤毛不断向咽部摆动将黏液与灰尘排出,以净化吸入的气体。此外,气管和支气管亦有对吸入气体继续加温、加湿的作用,以及免疫功能、防御性咳嗽和屏气反射功能。

（五）肺

肺(lung)是呼吸系统进行气体交换的器官,分为左、右两肺,位于两侧胸腔内,中间由纵隔分开。左肺由斜裂分为上下两叶,右肺由斜裂和水平裂分为上、中、下三叶,每一肺叶又分为若干肺段(图 1-2)。

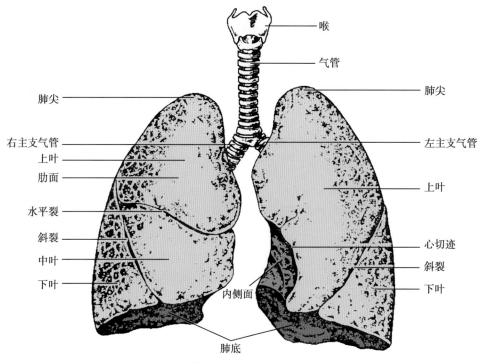

图 1-2 肺结构示意图

1. **肺的导管部**　主支气管进入肺门随即在左肺分为上、下两支叶支气管,在右肺分为上、中、下三支叶支气管。支气管在肺内分支形成支气管树。叶支气管逐级分支为段支气管、亚段支气管和各级小支气管,管腔越分越细,管壁的软骨逐渐变小,腺体也变少。导管部末段与呼吸部连接部分称为终末细支气管,管腔内径小于1mm,管壁软骨与腺体已消失,平滑肌呈完整环形。

2. **肺的呼吸部**　肺的呼吸部起于呼吸性细支气管,是终末细支气管的分支,其管壁常有凹陷,形成少数肺泡。呼吸性细支气管3次分支后形成肺泡管,它是几个肺泡囊的共同通道。肺泡囊是多个肺泡共同的开口。肺泡为多面形囊泡,相邻肺泡之间有富含毛细血管网的肺泡隔,是气体交换部位。

二、呼吸道的组织学

(一)复层鳞状上皮

又称复层扁平上皮(stratified squamous epithelium),主要分布在口腔和咽部,为未角化复层鳞状上皮,舌部则为角化的鳞状上皮。复层鳞状上皮由多层细胞组成,从垂直切面观察大致可分三层,表层细胞在痰液中最常见,体积大,多边形,胞质较薄,胞核较小;中间层为几层多边形和梭形的细胞;紧靠基膜的为基底层,由一层矮柱状或立方形的细胞组成,基底层鳞状上皮细胞较幼稚,具有较强的分裂能力,可不断分裂增殖,向浅层推移,以补充表层脱落的细胞。

(二)呼吸上皮

呼吸上皮主要是指分布于整个呼吸道的假复层纤毛柱状上皮,由纤毛细胞、杯状细胞、基底细胞和神经内分泌细胞组成。随着支气管管腔变细,上皮细胞由假复层纤毛柱状上皮逐渐变为单层纤毛柱状上皮,细胞由高柱状逐渐变成矮柱状,杯状细胞数量减少,到终末细支气管杯状细胞完全消失,电镜下可见无纤毛的克拉拉细胞(Clara cell)增多。呼吸性细支气管因有肺泡通连,上皮有移行改变,由单层纤毛柱状上皮移行为无纤毛的单层柱状或立方上皮,肺泡表面为单层扁平上皮。

三、细胞学有关名词

(一)分化

分化(differentiation)是指原始多能干细胞在胚胎发育过程中,向不同方向演变而逐渐成熟,产生出形态结构、功能特征各不相同的细胞类群的过程。肿瘤细胞的分化程度是指肿瘤细胞与周围正常细胞的接近程度,反映了肿瘤细胞的幼稚性、异型性及生长活跃性等。按照分化程度可将肿瘤细胞分为高分化、中分化、低分化及未分化肿瘤细胞。

1. **高分化**　肿瘤细胞分化越接近正常细胞,则越成熟,称为高分化。高分化肿瘤恶性程度低,生长慢,转移率低,预后较好。

2. **低分化**　肿瘤细胞分化越差,越不成熟,细胞异型性明显,但仍保留某些来源组织的痕迹,则称为低分化。低分化肿瘤恶性度高,生长快,转移率高,预后较差。

3. **中分化**　介于高分化与低分化之间的称为中分化。

4. **未分化**　有些癌细胞分化极差,没有来源组织的征象,则称为未分化。未分化肿瘤恶性程度极高,预后最差。

(二)增生

增生(hyperplasia)是指细胞分裂、繁殖,数目增多的过程,增生可以导致组织或器官的体积增大,分为生理性增生和病理性增生两种。

1. **生理性增生(physiologic hyperplasia)**

(1)激素性增生(hormonal hyperplasia):如正常生理状态下女性青春期乳腺小叶上皮细胞增生、月经周期中子宫内膜腺体的增生及妊娠期子宫平滑肌的增生等。

（2）代偿性增生（compensatory hyperplasia）：如胃或肝组织部分切除后，残存的组织增生，以恢复原来的大小和功能。

2. 病理性增生（pathologic hyperplasia）

（1）激素性增生：如过量的雌激素引起子宫内膜增厚和乳腺小叶增生，雄激素过多引起前列腺增生，缺碘引起的甲状腺增生等均属于激素性增生。

（2）再生性增生：在慢性炎症或创伤愈合过程中，纤维母细胞和血管内皮细胞增生，属炎症或创伤修复性增生。

（3）肿瘤性增生：长期慢性刺激可使组织或细胞发生异常增生，进而形成肿瘤，这类增生属于肿瘤性增生或过再生性增生。

（三）再生

再生（regeneration）是指缺损细胞由新生的同种细胞修复的过程，分生理性再生和病理性再生。

1. 生理性再生　在生理情况下，有些细胞和组织不断老化、凋亡，由新生的同种细胞和组织不断补充，始终保持着原有的结构和功能，维持组织和器官的完整，称生理性再生。如表皮的复层扁平细胞不断地角化脱落，通过基底细胞不断增生、分化，予以补充。

2. 病理性再生　在病理状态下，细胞和组织坏死或缺损后，如果损伤程度较轻，损伤的细胞又有较强的再生能力，则可由损伤周围的同种细胞增生、分化，完全恢复原有的结构与功能，称为病理性再生。如表皮的Ⅱ度烫伤，表层及中层细胞坏死，由基底细胞增生、分化予以补充，完全恢复表皮的原有结构与功能。在病理情况下，不能进行再生修复的组织，可经肉芽组织、瘢痕进行修复。

（四）化生

一种分化成熟的细胞被另一种分化成熟的细胞所代替的现象或过程称为化生（metaplasia），其过程是可逆的。化生是机体的一种适应性改变，对局部环境的适应能力增强。化生往往是由于局部受慢性刺激所致，如果这种因素持续存在，则可能引起局部组织或细胞恶变。最常见的是鳞状上皮化生（squamous metaplasia），如长期吸烟或慢性炎症损害时，气管和支气管黏膜的纤毛柱状上皮可转化为鳞状上皮；若慢性刺激持续存在，则有可能成为支气管鳞状细胞癌的基础。鳞状上皮化生增强了局部的抵抗力，但同时也失去了原有上皮的功能。

（五）细胞损伤的形态学改变

细胞损伤的形态学改变包括可逆性损伤和不可逆性损伤两大类。

1. 可逆性损伤（reversible injury）　可逆性损伤是指细胞受损后，在损伤原因除去后可完全恢复，包括变性（degeneration）和物质沉积（matter deposit）。是由于某些损伤因子引起细胞的物质代谢障碍，使细胞内或外出现了异常物质沉积或正常物质数量显著增多的形态学改变。常见的可逆性损伤有细胞水肿、脂肪变性、玻璃样变性、淀粉样变性及病理性色素沉着等。

（1）细胞水肿（cellular swelling）：细胞水肿又称水变性，是细胞损伤中最早出现的改变，由于感染、中毒、缺氧及高热等原因使线粒体受损，ATP 产生减少，细胞膜钠泵功能减退，导致细胞内水潴留，胞体肿大，胞质内水分含量增多，变得透明且着色较浅。全身各组织、器官的细胞均可发生细胞水肿，但常见部位是肝、肾、心。

空泡变性（vacuolar degeneration）是指细胞胞质内出现大小不一的空泡，使胞质变空而透明。空泡内主要成分是水和少量蛋白，不含脂肪、糖原和黏液。空泡变性是比细胞水肿更为严重的细胞损伤，线粒体常常减少或消失，内质网扩大成空泡状，胞核可被推挤到细胞边缘，形成印戒样细胞。需要注意的是胞质内形成空泡的原因有很多种，在涂片中有时很难区别各种空泡的性质及空泡形成的原因。

（2）脂肪变性（fatty degeneration）：由于某些损伤因子的作用，使细胞的脂代谢发生障碍，细胞内出现脂类物质显著增多的现象，称为细胞的脂肪变性或脂肪沉积。未染色时，脂肪滴折光性强，略带黄色；瑞 - 吉染色时，脂肪成分可被甲醇溶解，形成体积较小的空泡。

（3）淀粉样变性（amyloidosis）：淀粉样物质是蛋白质和黏多糖复合物，由于遇碘时被染成棕褐色，再加硫酸后呈蓝色,与淀粉遇碘时的反应相似,故称之为淀粉样变性。淀粉样物质常分布于细胞间或沉积在小血管的基底膜下,或者沿组织的网状纤维支架分布。肉眼观察病变组织呈灰白色、质地较硬、富有弹性;染色后呈均质状,无细胞结构。电镜下可见淀粉样物质为纤细的无分支和丝状纤维结构。

(4)玻璃样变性(hyaline degeneration):由于某些损伤因子的作用,使细胞内或间质中出现均质状、半透明、具有折光性的蛋白性物质,肉眼观察呈磨玻璃样,这种形态学改变称为玻璃样变性或透明变性,简称"玻变"。分为细胞内玻璃样变性、结缔组织玻璃样变性及血管壁玻璃样变性 3 种。

细胞内玻璃样变性　是指细胞内过多的蛋白质导致细胞发生了形态学改变,光镜下常表现为圆形、嗜伊红的小体或团块,如肾小球肾炎或其他疾病伴有明显蛋白尿时,肾小球滤出血浆蛋白又被肾小管上皮细胞吞饮形成的细胞内玻变。

结缔组织玻璃样变性　常见于纤维瘢痕组织、纤维化的肾小球,以及动脉粥样硬化的纤维性斑块等。此时纤维细胞明显变少,胶原纤维增粗并互相融合成为梁状、带状或片状的半透明均质,失去纤维性结构。

血管壁玻璃样变性　多发生于高血压病时的肾、脑、脾及视网膜的细小动脉。

(5)病理性色素沉着(pathologic pigmentation):病理性色素沉着是指有色物质在细胞内、外异常蓄积的现象。内源性物质包括含铁血黄素、脂褐素、黑色素等;外源性物质包括碳末、灰尘等。

2. 不可逆性损伤(irreversible injury)　不可逆性损伤指细胞的死亡,包括坏死(necrosis)和凋亡(apoptosis)。

(1)细胞坏死:在多数情况下,坏死是一个逐渐发展的过程,首先是发生细胞变性,如损伤因子继续存在并且较重时,细胞损伤使 ATP 合成和补充完全终止,细胞内大分子合成完全停止,变性的细胞不能恢复而发展到死亡。坏死的细胞胞体肿胀,胞核可发生核固缩、核碎裂及核溶解,细胞膜破裂,整个细胞崩解。细胞核的变化是判断细胞死亡的主要标志。

(2)细胞凋亡:细胞凋亡是生命过程中必不可少的,贯穿于生物整个生命过程中。细胞凋亡指活体内单个细胞或小团细胞生理性衰老或病理性死亡,不引起局部急性炎症反应,凋亡细胞的核固缩。这种细胞的死亡与基因调控有关,也称为程序性细胞死亡(programmed cell death, PCD)。

镜下观察凋亡细胞体积缩小,胞膜完整、不破裂,细胞不自溶,胞质浓缩,核固缩,染色质凝聚,可以形成凋亡小体(apoptotic body)和嗜酸性小体(acidophilic body)。凋亡小体是凋亡细胞局部浆膜呈泡状隆起并脱落形成的小体,有胞膜包裹,内含细胞器和核碎片等,体积大小不一,呈圆形或卵圆形,可被巨噬细胞所吞噬,瑞-吉染色多呈蓝色或灰蓝色。嗜酸性小体是凋亡细胞进一步发展,胞核浓缩、降解乃至消失,而胞质浓缩成为密集、均质的圆形小体,瑞-吉染色呈粉红色。

某些致病因素,如缺氧感染、免疫反应、物理化学因素和药物等可引起细胞坏死,也可以诱导细胞凋亡,但坏死和凋亡本质是不同的,可根据表 1-1 进行鉴别:

表 1-1　细胞凋亡与细胞坏死的区别

	细胞凋亡	细胞坏死
成因	一般只累及散在的个别细胞,为程序性细胞死亡	单个或成群细胞的死亡,也可以波及间质,发展成局部组织的坏死
胞体	细胞固缩、变圆	细胞肿胀、不规则
细胞膜	胞膜完整、不破裂,细胞不自溶	细胞膜受损伤,膜通透性增加,细胞发生酶性溶解
细胞器	细胞器保持完好,某些功能仍能进行	细胞器均发生肿胀,线粒体受损伤明显
胞质	浓缩,可见凋亡小体、嗜酸性小体	肿胀
胞核	核固缩	核固缩、核碎裂及核溶解
炎症反应	凋亡小体有完整的膜包绕,不会引起炎症反应,也不诱发细胞的再生	细胞膜破裂,内容物外溢,常常引起局部炎症反应,细胞的再生或机化

（六）肿瘤的命名原则

1. 良性肿瘤的命名原则 根据组织来源（或形态特征）加"瘤"字,如纤维瘤、脂肪瘤、乳头状瘤、腺瘤等。

2. 恶性肿瘤的命名原则

（1）命名原则:组织来源（或形态特征）加"癌"或"肉瘤"。

（2）癌是指上皮组织来源的恶性肿瘤,如鳞状细胞癌、腺癌;肉瘤是指间叶组织发生的恶性肿瘤,如纤维肉瘤、脂肪肉瘤、骨肉瘤等;同时有癌和肉瘤的成分称为癌肉瘤。

3. 非常规的肿瘤命名原则

（1）来源于幼稚组织的肿瘤称"母细胞瘤",如神经母细胞瘤、肾母细胞瘤等。

（2）在名称前加"恶性",如恶性淋巴瘤、恶性黑色素瘤。

（3）多种成分的肿瘤,如畸胎瘤。

（4）多发性良性肿瘤冠以"瘤病",如神经纤维瘤病。

（5）以人名命名的肿瘤,如尤因肉瘤（ewing sarcoma, ES）。

（七）肿瘤细胞的异型性

细胞的异型性是区别良恶性肿瘤的主要依据,特别是胞核的异型性常为恶性肿瘤的重要特征;此外,肿瘤细胞的异型性在判断肿瘤细胞类别以及推断肿瘤细胞的来源方面有重要的参考价值。

肿瘤细胞的异型性可表现为:

1. 胞体差异性大 不同种类的肿瘤细胞体积大小不等,同一个病例中的肿瘤细胞也可相差数倍或数十倍。

2. 细胞失去极性 细胞排列紊乱,多成团或成堆分布,部分细胞染色后结构不清。

3. 形态千奇百怪 肿瘤细胞种类多样、形态多变,同种类型的肿瘤细胞形态可能完全不同,同一标本也可出现多种形态的肿瘤细胞。

4. 胞质嗜碱性增强 胞质深染,瑞 - 吉染色呈蓝色或深蓝色,可见黏液空泡、色素颗粒或瘤细胞异常分泌物,对细胞的鉴别有一定意义。

5. 细胞核异常 细胞核增大,核质比增高;胞核数目不等,单个、数个或数十个不等;染色质厚重、致密,核仁大而明显;核分裂象多见或出现异常核分裂象（不对称性、多极性及顿挫性等）对诊断恶性肿瘤具有重要的意义。

6. 细胞超微结构改变（电镜下观察） 随着肿瘤分化,可在细胞质中观察到各种提示肿瘤来源或分化方向的细胞器。

（八）肿瘤的扩散

肿瘤具有局部浸润和远处转移能力,是恶性肿瘤最重要的生物学特性。肿瘤不仅可以在原发部位持续生长,也可呈浸润性蔓延至周围组织,还可以通过多种途径扩散到其他部位,是恶性肿瘤的主要特征。肿瘤的扩散包括直接蔓延和转移。

1. 直接蔓延 是指恶性肿瘤沿着组织间隙、淋巴管、血管或神经束连续不断地浸润、破坏周围组织器官的生长状态。例如胰头癌可蔓延至肝脏或十二指肠;晚期乳腺癌可穿过胸肌和胸腔蔓延至肺部。

2. 转移（metastasis） 是指癌细胞从原发部位侵入淋巴管、血管或体腔,迁徙到其他部位继续生长,形成与原发灶同种类型肿瘤的过程。常见转移途径有淋巴转移、血行转移及种植性转移。

（1）淋巴转移（lymphatic metastasis）:是癌细胞最常见的转移途径。例如肺癌可转移至肺门或纵隔淋巴结,也可通过淋巴道转移至远处的颈部、锁骨淋巴结等。

（2）血行转移（hematogeneous metastasis）:癌细胞通过血管途径不断地扩散到原发病灶部位以外的器官或组织,癌和肉瘤细胞均可通过此途径转移,是肉瘤的主要转移途径。血行转移部位最常见的是肺,其次是肝。

（3）种植性转移（transcoelomic metastasis）:是指体腔内器官的恶性肿瘤蔓延至浆膜面时,瘤细胞可以脱落,并像播种一样种植在体腔内各器官的表面,形成转移瘤。如胃癌破坏胃壁侵及浆膜后,可种植到大网膜、腹膜、腹腔内器官表面甚至卵巢。胃癌在卵巢上形成的转移瘤称为 Krukenberg 瘤。

四、现代检验技术在细胞学中的应用

随着检验技术的不断发展,许多与细胞学相关的检验技术逐渐应用到疾病的诊断,尤其是在肿瘤的诊断与鉴别诊断、预后判断及效果评价方面有着重要的诊断价值,为实现肿瘤的精准诊疗提供了可靠的检验依据。

（一）免疫组织/细胞化学

免疫组织化学（immunohistochemistry,IHC）与免疫细胞化学（immunocytochemistry,ICC）是将免疫学与细胞化学技术相结合所建立起来的一项技术。分布在细胞膜、胞质和胞核中的某些抗原代表了特定细胞的性质、来源、生物学特性和分化程度,针对这些抗原制备的单克隆或多克隆抗体具有特异性。带显色剂标记的特异性抗体在细胞内通过抗原抗体反应和化学的呈色反应,对相应抗原进行定性、定位、定量测定,有助于良恶性细胞的鉴别,进一步明确肿瘤细胞的来源和分化程度。常用的 ICC/IHC 方法有直接法和间接法:

1. **直接法**　用标记的特异性抗体与相应抗原直接结合。直接法操作方法简便,特异性高,但敏感性较差,此法可用于检测未知抗原。

2. **间接法**　先用未标记的具有特异性的第一抗体与标本中的相应抗原结合,再以标记的第二抗体与特异性的第一抗体结合,间接检测细胞相应抗原。间接法较直接法的敏感性高,应用更为广泛。

很多肿瘤细胞仅从形态特征无法判断,ICC/IHC 技术有助于肿瘤细胞的鉴别。例如,瑞-吉染色发现成团的异型细胞（图 1-3A）,从细胞学角度可以判断是肿瘤细胞,但无法明确肿瘤细胞的类型,ICC 结果符合神经内分泌肿瘤（图 1-3D~I）。

（二）流式细胞技术

流式细胞术（flow cytometry,FCM）是在细胞分子水平上通过单克隆抗体对单个细胞或其他生物粒子进行多参数、快速的定量分析,具有速度快、精度高、准确性好的优点,是当代最先进的细胞定量分析技术之一。光源、液流通路、信号检测传输和数据的分析系统是流式细胞仪的主要组成。用于 FCM 的样本可以是血液、骨髓,也可以是胸腔积液、腹水、脑脊液等体液标本。FCM 在肿瘤细胞鉴别、恶性淋巴瘤分型以及白血病细胞的鉴别方面有着广泛的应用。

（三）聚合酶链反应技术

聚合酶链反应（polymerase chain reaction,PCR）是将特异性目的 DNA 片段序列进行高效扩增的分子生物学技术,具有敏感度高、特异强、重复好的特点,以快速、简便的优点迅速成为分子生物学研究中最为广泛的方法。PCR 技术的基本原理类似于 DNA 的天然复制过程,其特异性依赖于与靶序列两端互补的寡核苷酸引物。PCR 由变性、退火、延伸三个基本反应步骤构成,主要用于基因检测、遗传病的早期诊断及各种病毒核酸检测。癌基因的表达增加和突变,在许多肿瘤早期和良性的阶段就可出现,PCR 技术不但能有效地检测基因的突变,而且能准确检测癌基因的表达量,有助于肿瘤早期诊断、分型、分期和预后判断。

（四）原位杂交技术

原位杂交技术（in situ hybridization,ISH）是分子生物学、组织化学及细胞学相结合而产生的一项技术。将标记的已知序列的特定核酸为探针与细胞或组织切片中的核酸进行杂交,从而对特定核酸序列进行精确定量、定位测定。原位杂交技术可分为基因组原位杂交技术（genome in situ hybridization,GISH）、荧光原位杂交技术（fluorescence in situ hybridization,FISH）、多彩色荧光原位杂交技术（multicolor fluorescence in situ hybridization,mFISH）和原位 PCR。其中 FISH 技术检测时间短、检测灵敏度高、无污染,广泛应用于染色体的鉴定、基因定位和异常染色体检测。FISH 可以检测肿瘤染色体畸变或确定畸变染色体断裂点,在疑难肿瘤诊断、肿瘤复发监测、预后判断中具有重要的临床意义。

（五）生物芯片技术

生物芯片（biochip）是近些年在生命科学领域中迅速发展起来的一项新技术。生物芯片技术主要是指通过平面微加工技术在固体芯片表面构建微流体分析系统,实现对细胞、蛋白、核酸以及其他生物组分的检测,具有高通量、高敏感性、高准确率等优点。生物芯片根据检测分析的生物组分不同分为基因芯片、蛋白质芯片、组织芯片和细胞芯片。基因芯片（gene chip）又称 DNA 芯片或微阵列（DNA chip 或 DNA microarray），是最常用的一种生物芯片，可以迅速地读取基因序列，准确高效地破译遗传信息。基因芯片可精确检测肿瘤组织基因表达谱，检测肿瘤细胞突变基因及多态性，还可以用于肿瘤相关扩增基因、肿瘤标志物及肿瘤治疗药物的筛选，在阐明肿瘤的分子机制、肿瘤诊断及早期防治等方面有重要的意义，为实现肿瘤精准治疗提供可靠的依据。

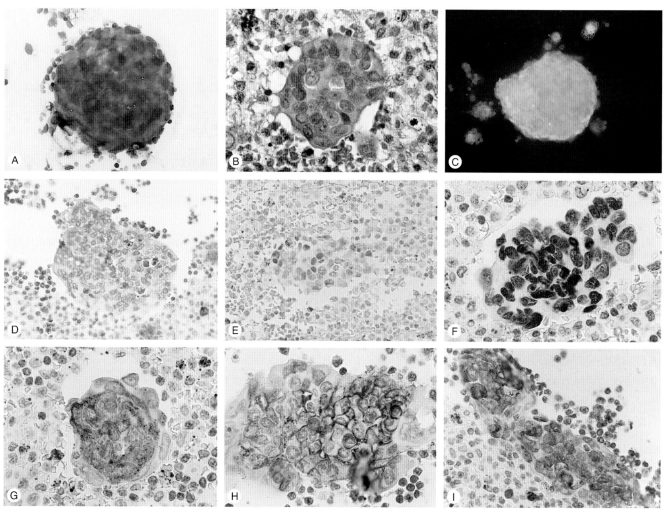

图 1-3　各种染色的神经内分泌肿瘤细胞
A. 瑞-吉染色：细胞成团，三维立体，排列紊乱，染色质细腻，无核仁；B. HE 染色；C. AIE 荧光染色：肿瘤细胞呈黄色强荧光，背景中的间皮细胞荧光强度较弱，呈绿色荧光；D. 新天冬氨酸蛋白酶 A（NapsinA −）；E. CR（−）；F. 甲状腺转录因子 -1（TTF-1 细胞核 +）；G. 突触素（Syn 细胞质 +）；H. CD56（细胞膜 +）；I. 嗜铬素 A（CgA 细胞质 +）（×400）

第二节　呼吸系统细胞学检验流程及质量控制

一、标本采集与处理

　　合格的标本是保证检验质量的前提，呼吸道所涉及的标本种类多样，包括痰液、BALF、支气管冲洗液、支气管刷片及各种穿刺液等，各种标本的采集方法及注意事项详见各章节。需要特别注意的是，呼吸道样本具有潜在的传染性，标本处理及制片应符合实验室生物安全管理要求，注意做好个人防护，废弃的样本需按照生物安全管理要求处理。

二、常用的制片方法

制片是细胞学检查比较重要的环节,常用的制片方法有推片法、涂片法、拉片法和印片法,以推片法最为常用;此外,细胞离心涂片机制片、液基薄层制片及细胞蜡块的组织切片现已广泛用于细胞学检查。根据标本类型、标本性状及检查目的选择合理的制片方法。

(一)推片法

推片法是体液细胞学最常用的一种制片方法,适用于胸腔积液或沉淀黏液较少的标本。若痰液或 BALF 标本含有大量黏液,可加入 Saccomanno 固定液(50% 乙醇、2% 聚乙二醇)和二硫苏糖醇(DTT)试剂进行预处理。标本离心后弃去上清液,留沉淀物制片,混匀后取 10~15μl 置于载玻片的一端,推片与载玻片成 30°~45° 夹角,注意推片速度,要求涂片厚薄均匀,头、体、尾清晰,注意不要将细胞推出片外。用于巴氏染色的涂片需及时固定;用于细胞学检查一般需要制片 4~6 张。

推片法制作的涂片细胞结构清晰,体积小的细胞分布在头部及体部,体积大的细胞或细胞团分布片尾或涂片两侧,片尾的细胞易被破坏。

(二)涂抹法

该种方法适用于有黏液的、标本不易离心沉淀的痰液或 BALF。用洁净小棒将标本均匀涂抹于载玻片上,涂片动作应轻柔,同方向涂抹,不要反向涂抹。气管刷检也常用涂抹法,注意涂片不宜过厚。

使用涂抹法制作的涂片,细胞含量相对偏少,细胞分布不均,而且部分细胞在涂抹过程易被破坏。

(三)拉片法

适用于黏液较多的样本,如痰液、支气管肺泡灌洗液等。取少许标本置于一张载玻片上,取另一张载玻片盖于标本之上,稍加压力均匀压开后,反向水平拉开,即成两张厚薄均匀的涂片。

使用拉片法制作的涂片,片膜较厚,细胞分布不均,部分细胞易被黏液包裹,细胞不易展开,染色效果不佳。

(四)细胞离心涂片机制片

通过离心直接在玻片上制成薄层细胞,适用于细胞及有形成分含量少的标本。制片按仪器说明书规范操作。注意操作过程中避免交叉污染;标本浊度不能过浓,否则细胞容易堆积;样品室加入的标本量不宜过多。

使用细胞离心涂片机制作的涂片,细胞比较集中,分布均匀,染色后的细胞结构清晰,易于鉴别。

(五)液基薄层细胞制片

液基薄层细胞制片已广泛应用于非妇科样本,目前已实现全自动制片和染色,操作按各仪器说明书进行。

优点是涂片细胞分布均匀,分布范围小,细胞比较集中,背景干净,细胞结构清晰;样本筛查简便、快速,一份样本可重复制作多张细胞涂片。

(六)细胞蜡块的组织切片

液体标本离心后形成的沉淀可直接包埋在石蜡内做组织切片,用于免疫细胞化学染色、原位杂交及特殊染色。细胞蜡块的制备方法不同,操作步骤略有不同,以下操作步骤仅供参考。

1. 取 50ml 新鲜液体样本离心,3 000r/min,离心 5 分钟,去掉上清液。

2. 将底部沉淀移至塑料软管内,离心后弃去上清液。

3. 加 95% 乙醇,再次离心,弃去上清液。

4. 加 10% 中性福尔马林固定,离心后静置 2 小时。

5. 常规石蜡组织包埋,切片。

三、常用的染色方法

细胞学的染色技术有手工染色法及仪器染色法,常用的有巴氏染色、HE染色、瑞-吉染色、免疫细胞化学染色。此外,铁染色(含铁血黄素染色)、体外沽体染色(SM染色、S染色)、荧光染色及苏丹III染色等在鉴别体液细胞方面有一定的诊断价值。本书主要基于瑞-吉染色对呼吸道各类细胞及有形成分进行全面的分析,收集并整理了大量经典的病例和图片,总结了瑞-吉染色在呼吸道细胞学检查的优点及局限性。

(一)优点

瑞-吉染色适用于有核细胞分类计数,染色后细胞结构清晰;适用于淋巴瘤细胞及白血病细胞的鉴别;瑞-吉染色的涂片可使用高倍镜或油镜观察细胞的细微结构;瑞-吉染色后的细胞颜色对比鲜明,胞质呈蓝色,胞核呈紫红色,核仁深染。

(二)局限性

受制片因素影响,如果涂片过厚或细胞堆叠,染色后的细胞结构不清晰;瑞-吉染色不适用于病毒感染后细胞的鉴别,细胞特征性变化不明显;只能发现细菌或真菌,无法判断种类。

注意事项:染色步骤同外周血染色;对于呼吸道标本染色时间需控制在5~10分钟,染色时间不宜过长,否则细胞着色较深,细胞结构不清晰。在特殊保存液或固定液中保存的标本,对瑞-吉染色效果会产生影响,可能存在颜色偏差。

四、镜检及阅片

检验人员应养成规范的阅片习惯,尤其对于瑞-吉染色后的标本,应遵守从低倍镜检到高倍镜检的原则(图1-4),综合分析整张涂片细胞,寻找典型细胞。此外,检验人员应努力提高个人专业水平,掌握正常和异常细胞特点,了解与疾病诊断相关的基础知识;在细胞鉴别方面,结合细胞形态特征,综合分析,避免过度诊断,必要时查阅患者病史资料、影像学检查结果等,有助于疾病的诊断。

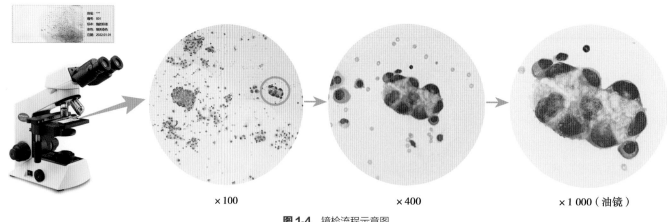

| ×100 | ×400 | ×1 000(油镜) |

图1-4 镜检流程示意图

(一)低倍镜检查

低倍镜浏览全片,观察细胞分布和排列;评估有核细胞数量;评价染色效果;使用推片方法制片时,特别要注意观察片尾或"海岸线"处有无体积大的异型细胞;低倍镜下选择细胞分布均匀区域分类计数。

(二)高倍镜或油镜检查

针对低倍镜下发现的异型细胞,转用高倍镜或油镜仔细观察细胞结构特征,包括:胞质量、胞核大小及数量、核质比及核仁大小等。观察细胞细微结构,包括胞质质地及内容物、细胞核的结构及染色质疏密程度,确定细胞的性质;观察微生物或其他体积较小的物质;分类计数有核细胞。

五、报告

规范的细胞学检验报告可以为临床提供便捷、快速、准确的诊断依据。细胞学检查可以是检验科人员,也可以是病理科诊断医生,使用的制片、染色方法以及阅片方式略有不同,报告形式略有区别,但检查的目的相同,是将标本所包含的全部信息准确地反馈给临床,用于疾病的诊断和治疗。如何从细胞学角度给出更科学、更合理的报告,需要根据所使用的检查方法及人员资质进行规范。

瑞-吉染色在体液细胞学中应用广泛,是检验科最常用的染色方法,染色后的细胞结构清晰,颜色对比鲜明,适合在油镜下观察细胞细微结构,不仅可以鉴别肿瘤细胞,还可以对有核细胞进行分类,发现细菌、真菌、寄生虫、结晶及其他有形成分,可以全面的反映标本所涵盖的细胞形态信息。

使用瑞-吉染色的标本,推荐使用五级报告格式。图文报告能够全面、详细地回报细胞学检查内容,包含的信息有图像、形态学描述及分级、合理的建议或提示等。

（一）图像

用图像采集系统在镜下选择细胞分布均匀、染色良好的部位,对诊断有价值的细胞或有形成分进行拍摄,选择合适的放大倍数并调节至合适的亮度,图片应清晰、彩色、有代表性,图片数量2~4张,备注制片方法、染色方法及细胞放大倍数。

（二）形态学描述

形态学描述是对肿瘤细胞、不典型细胞或其他异型细胞进行详细描述,包括细胞的分布与排列、细胞体积大小、胞质质地及着色情况、胞质量及其内容物、胞核大小、核质比、染色质疏密程度、核仁大小及数量,以及细胞所包含的其他有价值的信息。

（三）分级报告

1. 不满意样本

（1）适用范围:没有细胞可供评估;标本污染;镜检时发现退变的细胞无法辨别;无法执行让步检验的。

（2）注意事项:①标本采集不合格、标本污染或制片原因,可重新采集标本;②因细胞量少,可以增加标本留取量;③细胞溶解或标本凝固,提示临床及时送检或使用抗凝管留取等;④备注原因及注意事项。

2. 未见恶性肿瘤细胞

（1）适用范围:未见肿瘤细胞;可见白细胞、上皮细胞、组织细胞等非肿瘤细胞;非细胞成分:结晶、细菌、真菌、寄生虫以及对疾病有诊断价值的有形成分。

（2）注意事项:①瑞-吉染色后的标本需要对白细胞或有核细胞（非上皮类细胞）进行分类计数;②提示非细胞成分及数量;③描述有意义的细胞形态变化;④备注意见和建议。

3. 非典型细胞

（1）适用范围:镜下所见细胞形态与正常细胞不同,如上皮细胞反应性改变;不足以诊断但也不能完全排除肿瘤细胞。

（2）注意事项:①瑞-吉染色的标本需要描述非典型细胞形态特征,提示非典型细胞的数量;②建议进一步检查:反复送检、制作细胞蜡块（CB）、结合 ICC/IHC 染色进一步确认;③提出合理化建议及检查的方向。

4. 可疑恶性肿瘤细胞

（1）适用范围:镜下细胞高度怀疑（恶性）肿瘤;具有部分恶性肿瘤细胞特点,但不够典型;细胞形态典型,但数量太少或者观察效果欠佳的;没有病史及 ICC/IHC 或流式细胞术支持的淋巴造血系统肿瘤;不能除外恶性间皮瘤的;CB 中的细胞不典型或有较少典型细胞,但 ICC/IHC 结果不支持的。

（2）注意事项:①瑞-吉染色的标本需要描述细胞形态特征,以"查见可疑恶性肿瘤细胞,建议结合其他检查进一步明确";②建议多次送检或者结合 CB 以及 ICC/IHC 染色进一步确认;③不除外恶性淋巴瘤的,建议结合流式细胞术检查;④建议临床做其他相关检查。

5. 恶性肿瘤细胞

（1）适用范围:镜下形态具有典型的肿瘤细胞特征,根据细胞形态特点可以判断病变的性质。

（2）注意事项:瑞-吉染色发现典型的恶性肿瘤细胞,若根据形态特征可以判断肿瘤类型,以"可见恶性肿瘤细胞,细胞形态符合某种癌细胞"的形式报告;若根据形态特征无法分型,以"可见恶性肿瘤细胞,细胞形态符合非小细胞癌/小细胞癌,建议 ICC/IHC 染色进一步明确类型"的形式报告;检查见恶性淋巴瘤细胞或白血病浸润细胞,建议结合流式细胞术进一步分型;对于恶性肿瘤细胞,细胞形态不能明确类型,建议结合其他检查进一步明确。

（四）合理化建议

有时仅从细胞学不能明确诊断,检验人员可以结合临床资料和标本所包含的信息,提出合理化建议;还可以根据细胞形态,提出诊断方向及进一步检查的内容。合理化建议需要检验人员具有较强的专业能力,以检验医学为基础,了解相关的临床医学知识,融会贯通,严谨认真,才能给出高质量的检验报告。

第三节　呼吸系统细胞学检验的临床意义

呼吸道细胞学检查在呼吸系统疾病的诊断、鉴别诊断、疗效观察及预后判断等方面都有着重要的临床价值。因取材相对容易、准确度高,可以为临床提供快速、准确的诊断依据,得到广大临床医生的认可,但受多种因素的影响,细胞学检验也有一定的局限性。

一、优点

1. 标本容易获得　呼吸道标本采集相对容易,细胞学检查简便、快速、准确,包含的信息较广泛,是临床综合诊断不可或缺的重要部分。

2. 鉴别良恶性肿瘤细胞　是细胞学检查最主要内容,细胞学可以鉴别非小细胞癌与小细胞癌,提供进一步检查的依据;可根据患者的基本情况及发病部位,合理选择所要留取的标本类型,有针对性地筛查肿瘤细胞。

3. 肿瘤治疗后随诊　患者治疗后定期复查或确定是否复发,细胞学检查是最方便的方法之一。

4. 非肿瘤性疾病的辅助诊断　尽管细胞学主要围绕肿瘤而开展,但在实际应用中会遇到很多非肿瘤性疾病,呼吸道标本包含大量有诊断或参考价值的信息,可以诊断肺部炎症、结核、脓肿等疾病。

5. 其他细胞学联合其他检查,可以提高疾病诊断的准确率。

二、局限性

1. 虽然细胞学可以发现和鉴别肿瘤细胞,但是观察不到组织结构关系,在诊断上有一定的片面性和局限性。

2. 受到取材和制片的影响,有时不能提供足够的信息,因而难以做出明确的诊断。

3. 仅从细胞学角度分析,有时很难判断细胞的分化程度。低分化肿瘤诊断相对容易,但很难判断其组织类型;部分高分化的肿瘤细胞与正常组织细胞形态相似,细胞学很难鉴别。

4. 不典型增生细胞、组织修复细胞、退变细胞和某些良性病变细胞,一些特征与恶性肿瘤细胞类似,可能造成假阳性诊断。

5. 细胞学诊断有一定的不确定性,对于不确切诊断只能给出提示性意见,阴性报告并不意味着患者不存在阳性病变,临床医生需要结合临床表现、影像学检查以及组织病理学诊断,才能做出最终的诊断。

对于细胞学的局限性,可通过合理的选择取材、制片及染色方法,规范检验流程,加强技术人员培训,提高鉴别诊断能力;应用各种 ICC/IHC、分子生物学、基因检测技术、流式细胞技术及细胞遗传学等技术可以弥补细胞学不足之处,有助于疾病的诊断。

第二章 | 痰液细胞学检验与诊断

第一节 基础知识

痰液（sputum）是比较容易获得的呼吸道标本，常用于细胞学检查、微生物培养及寄生虫检查等，可以辅助诊断肺部炎症、支气管哮喘、肺结核及肺癌等多种疾病。在肿瘤细胞筛查方面，痰液细胞学检查通常用于有症状的患者，检查的灵敏度取决于恶性肿瘤的位置，中央型肺癌检出率高，周围型肺癌相对偏低；多次送检，可以提高阳性检出率，但阴性结果并不能排除恶性肿瘤。

一、痰液

痰液是由黏液、呼吸道下段的上皮细胞，以及来自口腔及呼吸道上段的分泌物组成，健康人无痰或仅有少量白色或灰白色黏液痰或泡沫痰。合格的痰液样本含有一定数量的肺泡巨噬细胞或尘细胞，表示用力咳嗽后得到的深部痰。

二、痰液种类

了解痰液标本的性状，有助于疾病的诊断。根据标本性状将痰液分为黏液性、浆液性、脓性、血性及其他种类的痰液（表 2-1）。

表 2-1　常见的痰液标本性状及评价

种类	标本性状	评　价
黏液性痰	黏稠、无色透明或呈灰白色	见于支气管炎、支气管哮喘、早期肺炎等
浆液性痰	稀薄、有泡沫	由于肺部淤血，毛细血管内液体渗入肺泡所致，见于肺水肿、肺淤血等
脓性痰	黄色或黄绿色，黏稠度略有不同	见于支气管扩张症、肺脓肿、脓胸向肺内破溃、活动性肺结核等
血性痰	带血丝或呈鲜红色泡沫样血痰	常见于肺结核、肺梗死、肺癌、肺吸虫病、支气管扩张等；血丝痰是支气管黏膜局部小血管破裂或肺泡内出血所致
其他	灰黑色胶冻样痰	涂片中可见较多尘细胞，见于重度吸烟者、慢性支气管炎或从事矿业开采的人员

三、痰液细胞学检验流程

痰液细胞学检验受多种因素影响，从患者准备到标本的采集和处理，再到制片和染色，每个环节都十分重要，合格的样本、标准的操作是保证痰液细胞学检验质量的前提。

（一）标本采集与保存

1. 标本采集　常用自然咳痰法，痰液留取的注意事项需要由医护人员提前告知患者。患者晨起后清洁口腔，用力咳深部痰，避免混入唾液、鼻咽分泌物或食物残渣等；无痰者可采用加温 45℃ 左右的 10% 的氯化钠溶液雾化吸入促进排痰；用于细胞学检查的标本以上午 9~10 时留取的痰液为宜,标本量 2~3ml。

2. 样本的保存 咳出后的痰液立即放入无菌的痰盒内,立即送检,建议在 1 小时内处理,避免细胞自溶或细胞变性；不能及时处理的标本 2~8℃冰箱保存不超过 4 小时；若标本不能当天处理,可加 50%~70% 乙醇保存,可以保持细胞的完整性。

（二）标本处理

1. 预处理 由于痰液标本常含有大量黏液,细胞被黏液包裹,不仅细胞分布不均,而且细胞在涂片时不能平展,结构不清,不利于镜检。通过 Saccomanno 固定液（50% 乙醇、2% 聚乙二醇）和二硫苏糖醇（DTT）试剂预处理的标本,可以有效去除黏液成分,而且不破坏细胞成分,处理后的样本可直接推片或用细胞离心涂片机制片。

DTT 预处理方法：加入 2 倍体积的 0.1%DTT 试剂（使用生理盐水配制）,置于恒温摇床,300rpm,37℃处理 30 分钟 ~1 小时。如没有配置恒温摇床,加入 0.1%DTT 试剂后置于 37℃水浴箱,每隔 10 分钟充分颠倒混匀,避免用力振荡,处理时间 30 分钟 ~1 小时。预处理后的标本无黏液、无大块絮状物。

2. 离心 离心的目的是浓缩标本中的有形成分。将预处理的标本移至离心管中,离心速度 1 000~1 500rpm,离心时间 5~10 分钟,用一次性吸管去除上清液,留底部沉淀物制片。

（三）制片与染色

1. 制片方法 常用的制片方法有推片法、涂片法、拉片法。其中,推片法适用于黏液较少的或已进行预处理的痰标本；涂片法和拉片法适用于含有黏液较多的痰标本。相对于这些传统法制作的涂片,新的液基薄片技术也逐渐应用于痰涂片的制作。

2. 制片要求 合格的制片是保证检验质量的前提,需要注意以下事宜：

（1）涂片薄厚适中,过厚细胞堆叠,影响镜检与诊断；过薄则细胞数量太少,容易漏检。

（2）涂片时,避免反复涂抹,动作轻柔,以免细胞破碎。

（3）每个标本制片数量在 2~4 张较为适宜。

（4）针对不同性状的痰液选用不同的制片方法,尽量挑选有代表性、有意义的痰液标本,以提高阳性检出率。

（5）用于巴氏染色的涂片,制片后立即将涂片置于 95% 乙醇中固定,不要让涂片干燥,可以加少量生理盐水保证细胞材料在制片过程中的湿润和软化。固定至少 30 分钟,再用蒸馏水或自来水冲洗 15~20 秒,立即染色或空气干燥后染色。

3. 染色 痰液细胞学常用的染色法有：①瑞 - 吉染色适用于白细胞分类、上皮细胞及肿瘤细胞的鉴别,还可以发现细菌或真菌；②巴氏染色适用于肿瘤细胞的筛查；③铁染色或含铁血黄素染色适用于石棉小体及含铁血黄素细胞的鉴别。

染色效果良好的判断标准：瑞 - 吉染色颜色无过深或过淡,无偏酸或偏碱,细胞结构清晰；其他染色无色差,细胞易于辨认。

（四）镜检

对于染色后的涂片,首先低倍镜浏览全片,评估染色效果,观察细胞分布,尤其在尾部观察有无成团、成片或体积较大的异常细胞；油镜下观察细胞结构,鉴定细胞类别；选择细胞分布均匀的部位,至少分类计数 100~200 个细胞（包括中性粒细胞、淋巴细胞、嗜酸性粒细胞、嗜碱性粒细胞、巨噬细胞等）,分类结果以百分比报告。注意观察病原微生物及其他有形成分。

四、痰液细胞学检验的临床意义

痰液细胞学检查常用于辅助诊断某些呼吸系统疾病,如支气管哮喘、支气管扩张症、慢性支气管炎等；确诊某些呼吸系统疾病,如肺结核、肺癌、肺吸虫病等；观察疾病的疗效和预后等。各种细胞及有形成分的临床意义详见本章第二节。

第二节 痰液细胞形态

痰液中细胞种类丰富,包括白细胞、巨噬细胞、上皮细胞及各种形态的肿瘤细胞。受标本因素及制片因素的影响,痰液中的细胞可发生形态改变,可以选择合适的染色方法,以达到鉴别目的。此外,除细胞成分外,还可能发现一些非细胞成分,这些物质意义不同,需在报告中提示。(注:文中图片未备注的均为瑞-吉染色,×1 000。)

一、痰液非肿瘤细胞形态

痰液中非肿瘤细胞包括白细胞、肺泡巨噬细胞、纤毛柱状上皮细胞及储备细胞等,以及呼吸道良性病变时脱落的非典型上皮细胞。

(一)白细胞(leukocyte)

1. 中性粒细胞(neutrophils) 是痰液标本最常见的白细胞(图 2-1),细胞易发生退变(图 2-2),出现肿胀、变形或者破碎,可吞噬大量细菌(图 2-3);制片时细胞受牵拉可形成不规则的核丝。中性粒细胞数量明显增多时,痰液呈黄色脓性,可伴上皮细胞及肺泡巨噬细胞增多(图 2-4)。痰液中性粒细胞增多常见于肺炎、支气管炎及支气管扩张等疾病。

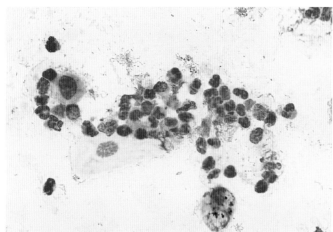

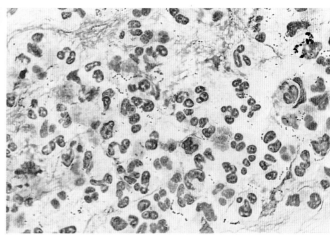

图 2-1 中性粒细胞,细胞被黏液包裹,成片或成堆分布,使得细胞结构不清,分叶核堆叠,容易误认为是单个核细胞

图 2-2 中性粒细胞,细胞数量明显增多,部分细胞胞体不完整,背景可见大量细菌,多见于化脓性炎症

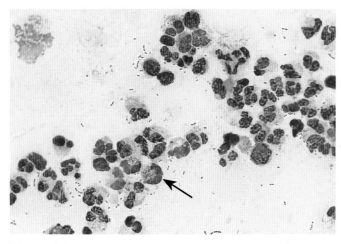

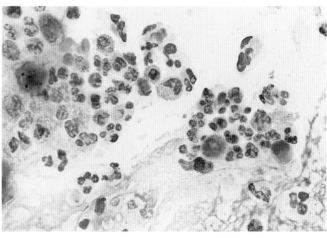

图 2-3 中性粒细胞,细胞数量增多,背景可见大量细菌,胞内菌(箭头所指)易见

图 2-4 中性粒细胞,伴肺泡巨噬细胞增多,背景可见大量黏液;来源于肺炎确诊病例

2. 嗜酸性粒细胞（eosinophils） 胞质内橘红色嗜酸性颗粒是鉴别该类细胞的主要依据（图 2-5），受标本黏液及制片的影响，部分病例中细胞结构不清或出现形态改变（图 2-6、图 2-7），细胞破碎后嗜酸性颗粒溢出胞外（图 2-8），可伴夏科 - 莱登结晶出现。嗜酸性粒细胞增多常见于支气管哮喘、呼吸道亚急性炎症、寄生虫感染等疾病，某些过敏性疾病也可导致嗜酸性粒细胞不同程度的增多。

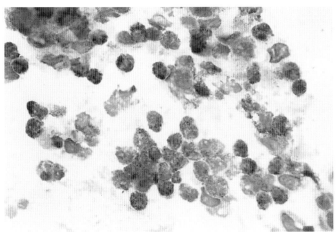

图 2-5 嗜酸性粒细胞，细胞结构立体，胞质内充满橘红色嗜酸性颗粒，胞核呈紫红色，需要与颗粒增粗的中性粒细胞进行区别

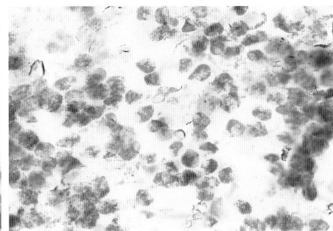

图 2-6 嗜酸性粒细胞，该类细胞常分布在涂片较厚的部位，细胞结构不清，胞核呈蓝色，但橘红色的嗜酸性颗粒是鉴别细胞的关键点

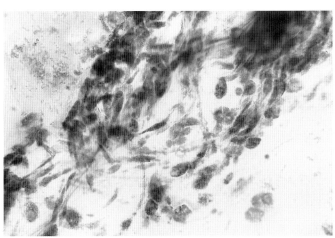

图 2-7 嗜酸性粒细胞，制片时细胞受到牵拉呈梭形，但仍可见胞质内橘红色的嗜酸性颗粒

图 2-8 嗜酸性粒细胞，细胞数量明显增多，标本中的黏液使得细胞成堆或成片分布；来源于支气管哮喘确诊病例

3. 淋巴细胞（lymphocytes） 以小淋巴细胞为主，体积偏小，胞质量少，核质比高，染色质厚重且着色较深（图 2-9、图 2-10）。因淋巴细胞体积变化不大，可作为衡量其他细胞体积大小的"标尺"。淋巴细胞增多常见于呼吸道慢性炎症、病毒性感染、结核、肺部肿瘤等疾病；成片分布的淋巴细胞需要与小细胞癌进行区别。

（二）鳞状上皮细胞

口腔黏膜被覆复层扁平上皮（stratified squamous epithelium）又称复层鳞状上皮，是痰液标本最常见的上皮细胞，可伴中性粒细胞大量脱落。

表层鳞状上皮细胞体较大，形态不规则，呈多边形，细胞边缘可折叠，胞质较薄，胞核较小，呈圆形或卵圆形，瑞 - 吉染色胞质淡粉色，胞核深紫红色（图 2-11）。脱落的中间层鳞状上皮细胞多为圆形（图 2-12、图 2-13），胞体较表层细胞体积稍小。越靠近基底层鳞状上皮细胞（图 2-14）体积越小，胞核增大，核质比增高，瑞 - 吉染色胞质灰蓝色或蓝色，胞核呈紫红色。基底层细胞较幼稚，具有较强的分裂能力，可不断分裂增殖，以补充脱落的表层细胞。痰液中有时会见到少量的退变鳞状上皮细胞（图 2-15 ）。

在炎症、创伤、真菌感染等疾病，以及放化疗后，痰液中可见非典型鳞状上皮细胞，该类细胞常成片分布，胞体与胞核出现不同程度的增大，核质比增高。此外，痰液中还可见化生性鳞状上皮（图 2-16 ），该类细胞与基底层鳞状上皮细胞及非典型鳞状上皮细胞形态相似，不易区别，结合病史及其他检查有助于细胞的鉴别。

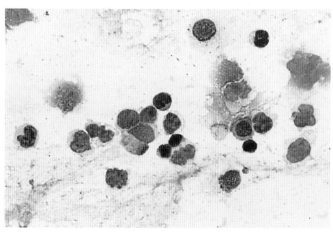

图 2-9 淋巴细胞，细胞体积偏小，胞质量少，推片时细胞易破碎从而形成涂抹细胞

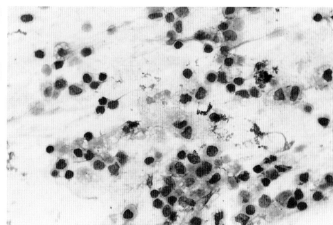

图 2-10 淋巴细胞，数量明显增多，体积偏小，单个核；来源于流感确诊病例（×400）

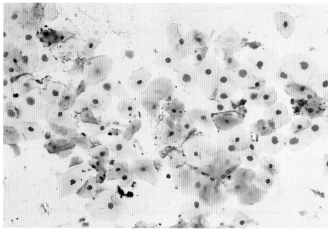

图 2-11 表层鳞状上皮细胞，体积大小不一，胞质呈淡粉色，胞核较小，呈深紫红色（×100）

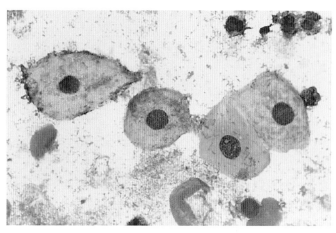

图 2-12 表层鳞状上皮细胞（红箭所指）、中间层鳞状上皮细胞（黑箭所指）

图 2-13 中间层鳞状上皮细胞，胞质比表层细胞厚重，着色偏深，呈灰蓝色，胞核圆形，无核仁

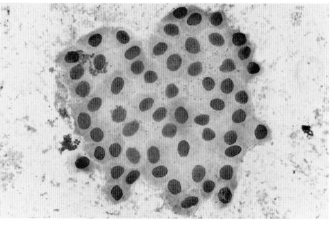

图 2-14 基底层鳞状上皮细胞，成片分布，胞质量相对表层细胞偏少，胞核规整且大小基本一致（×400）

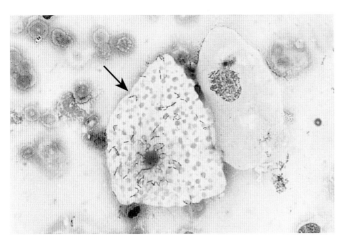

图 2-15　退变鳞状上皮细胞（箭头所指），胞质内可见大量颗粒，胞核溶解

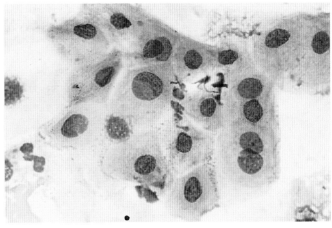

图 2-16　化生性鳞状上皮细胞，细胞体积大小不等，成片分布，胞质丰富，胞核大小不等，可见双核细胞

（三）其他种类细胞

痰液中肺泡巨噬细胞、尘细胞易见，纤毛柱状上皮细胞、杯状细胞及储备细胞较少，形态与支气管肺泡灌洗液中的细胞相同，所以本章节不做详细讲解，详见第三章。值得注意的是，痰液中的细胞受多种因素的影响，形态易发生变化。

（四）痰液非细胞成分

除细胞成分外，痰液中还可见一些非细胞成分，如结晶、柯斯曼（curschmann）螺旋体、石棉小体、钙化小体、硫磺样颗粒及黏液成分等，这些物质在肺部疾病的诊断方面有一定的参考价值；此外，痰液标本采集不规范，还可发现一些异物或食物残渣；制片时还可能污染环境中的一些花粉或异物颗粒等，了解这些物质，有助于痰液细胞的鉴别。

1. 夏科-莱登结晶（Charcot-Leyden crystal，CLCs）　1853 年，巴黎 Jean-Martin Charcot 医生在哮喘患者痰中发现了双锥形晶体；1872 年，Ernst von Leyden 医生也观察到了同样的晶体，此后这种结晶便被称为夏科-莱登结晶。最近几十年，根据 Emma Persson 等人的研究，明确了 CLCs 是由半乳糖凝集素-10（galectin-10，Gal-10）结晶形成。Gal-10 是从活化的嗜酸性粒细胞的细胞质中释放出来，是嗜酸性粒细胞中最丰富的蛋白质之一，能帮助人体产生炎症反应。Gal-10 在嗜酸性粒细胞中是可溶性的，只有在免疫防御时被释放后才会形成晶体。

未染色：CLCs 无色透明，双锥形，体积大小不一，散在分布于细胞外或被细胞吞噬（图 2-17、图 2-18）；瑞-吉染色：结晶不溶解，呈淡蓝色（图 2-19、图 2-20）；S 染色：结晶不溶解、不着色（图 2-21、图 2-22）。痰液中发现大量 CLCs，多见于支气管哮喘、肺部寄生虫感染及其他过敏性疾病。

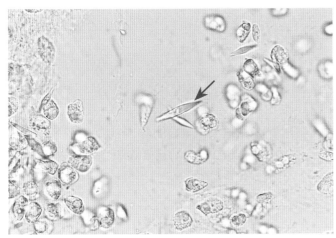

图 2-17　夏科-莱登结晶（箭头所指，未染色）

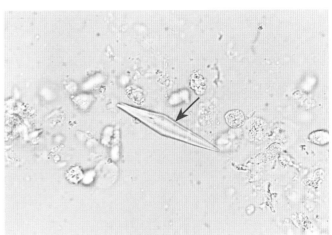

图 2-18　夏科-莱登结晶（箭头所指，未染色）

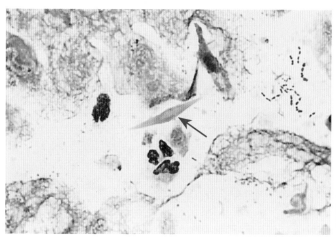

图2-19 夏科-莱登结晶(箭头所指),略带蓝色

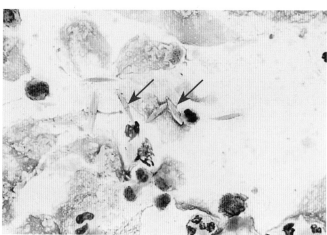

图2-20 夏科-莱登结晶(箭头所指)(×400)

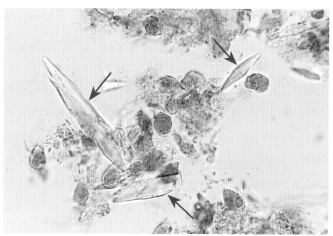

图2-21 夏科-莱登结晶(箭头所指,S染色)

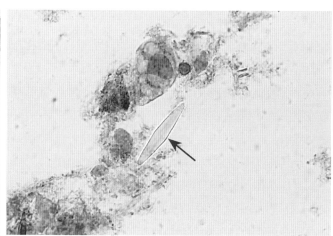

图2-22 夏科-莱登结晶(箭头所指,S染色)

2. 其他种类结晶

(1)胆固醇结晶(cholesterol crystals):无色,片状、长条形、针束状或不规则形,可多层重叠或聚集呈簇,常见于肺脓肿、脓胸、肺结核、肺肿瘤等疾病。

(2)血红素结晶(heme crystals):金黄色,针束状、细丝样或呈斜方体状,与胆红素结晶形态相似,多见于肺内陈旧性出血、肺脓肿、支气管扩张等疾病。

(3)药物结晶(drug crystals):在痰液中比较少见,若发现不明药物结晶(图2-23~图2-26),可能与患者服用或雾化吸入的药物有关,相关报道较少,仅供参考。

3. 黏液(mucus)

痰液涂片常有大量黏液,无固定形态,呈絮状、纤维状、片状(图2-27、图2-28)或形成管型样物质(图2-29、图2-30),瑞-吉染色呈紫红色。黏液常包裹大量细胞及其他有形成分,不利于制片,使得细胞不能平展,结构不清,不利于细胞的鉴别;此外,黏液包裹的细胞种类及数量可能不同,使细胞分布不均,造成细胞计数和分类不准确。黏液需要与细胞碎片、坏死颗粒及无定形颗粒进行区别,细胞碎片及坏死颗粒多见于化脓性炎症,而无定形颗粒见于肺蛋白沉积症。

黏液的处理一直是一个难题,以往黏液较多的标本常选用涂抹法或拉片法,但涂片薄厚不匀,细胞分布不均,细胞易破碎,不利于镜检,近年来新的细胞学制片技术及一些试剂(如DDT)的应用,可以减少黏液对制片的影响。

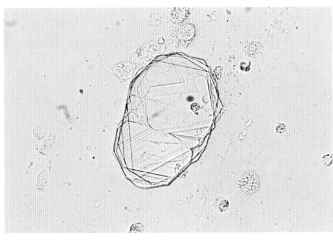

图 2-23 不明结晶,为无色的片状结构,多边形,需要与胆固醇结晶进行区别(未染色,×400)

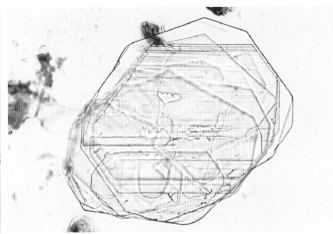

图 2-24 不明结晶,体积较大,多层片状,瑞-吉染色不着色、不溶解

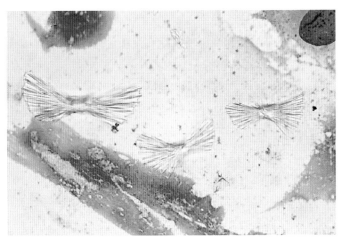

图 2-25 不明结晶,结晶不着色

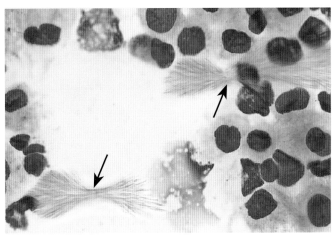

图 2-26 不明结晶,呈柴捆样

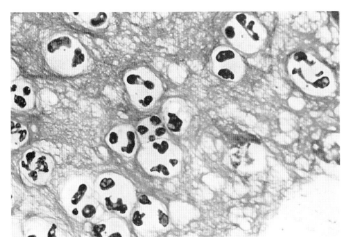

图 2-27 黏液,呈絮状或丝网状,包裹大量中性粒细胞

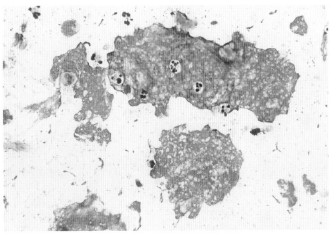

图 2-28 黏液,呈片状,瑞-吉染色呈紫红色,包裹少量中性粒细胞(×200)

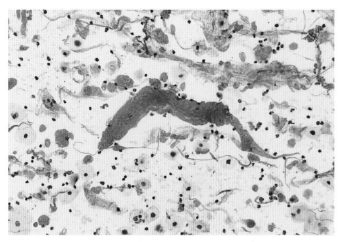 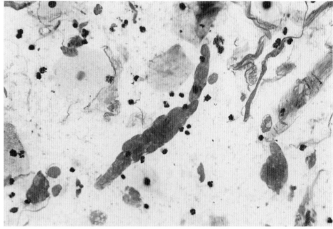

图 2-29 类管型物质，由于细小支气管分泌的黏液过多所致，与柯斯曼螺旋体形态不同（×100）

图 2-30 类管型物质，粗细、长短不一，瑞-吉染色呈紫红色，背景可见大量中性粒细胞；来源于慢性支气管炎确诊病例（×200）

二、痰液肿瘤细胞

因痰液标本容易获得，是最常见的用于细胞学检查的呼吸道样本，是早期诊断肺癌的重要方法之一，对有症状的或考虑肺部肿瘤的患者，可连续留取痰液标本筛查肿瘤细胞。肺部原发性肿瘤从细胞形态特征可分为非小细胞癌与小细胞癌，由于两类肿瘤治疗方案有所不同，所以准确鉴别两类细胞有较大的临床意义。脱落至痰液中的肿瘤细胞受多种因素的影响，易发生形态改变，有的肿瘤细胞仅从形态特征无法准确分型，需要结合病史、影像学、免疫细胞/组织化学染色或其他检查进行明确。

（一）非小细胞肺癌细胞

肺癌是世界范围内发病率和病死率最高的恶性肿瘤之一，其中非小细胞肺癌（non-small cell lung cancer, NSCLC）约占所有肺癌的 85%，包括鳞状细胞癌（鳞癌）、腺癌、大细胞癌等。吸烟是导致肺癌最主要的高危因素，此外，肺癌还与患者所从事的职业和接触的环境、电离辐射、既往肺部慢性感染、遗传等多种因素相关。

非小细胞肺癌细胞可以有以下特征：①腺癌细胞，异型性明显，细胞体积大或巨大，多成团或成片分布，也可见散在分布的肿瘤细胞，胞质丰富或量少，胞质厚重，有的细胞可见分泌泡（图 2-31~ 图 2-34）；②鳞癌细胞，胞体大，胞质薄且着色浅，胞核大，数目一个或多个，圆形或不规则，核膜不光滑，染色质厚重且致密；核仁大而明显，深染，数目一个或多个

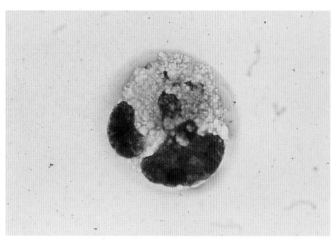

图 2-31 非小细胞肺癌细胞，具有肿瘤细胞基本特征，胞质丰富，呈泡沫样，胞核巨大且不规则，核仁大而明显；来源于肺腺癌确诊病例

图 2-32 非小细胞肺癌细胞，细胞成团分布，胞质边界不清，胞核大，核仁明显；来源于肺腺癌确诊病例

（图 2-35~ 图 2-40）；③低分化肿瘤细胞，散在或成团排列，胞质量少，强嗜碱性，核质比高，需要结合 ICC 明确类型（图 2-41~ 图 2-44）。不同类型的肿瘤细胞可有多种形态特征，需评估整张涂片中的细胞进行分析，准确报告。

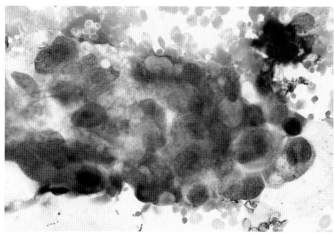

图 2-33 非小细胞肺癌细胞，细胞成团分布，结构立体，细胞排列紊乱，核仁巨大；来源于肺腺癌确诊病例

图 2-34 非小细胞肺癌细胞，从细胞分布、排列及形态特征可以判断为肿瘤细胞；来源于肺腺癌确诊病例

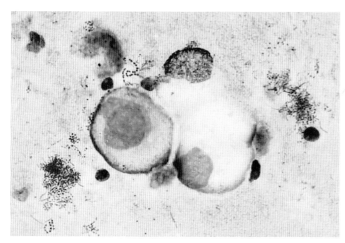
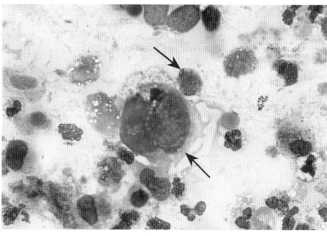

图 2-35 非小细胞肺癌细胞，胞体巨大，胞质丰富且质地较薄，胞核大，核仁明显，具有鳞癌细胞特点

图 2-36 非小细胞肺癌细胞（红箭所指），胞质量少，胞核巨大，核质比明显增高；黑箭所指为血红素结晶；来源于鳞癌确诊病例

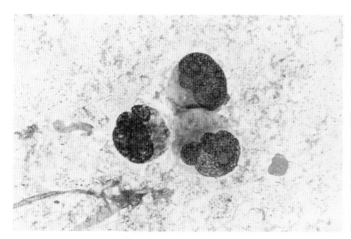
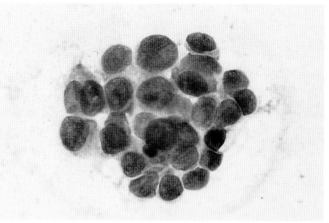

图 2-37 非小细胞肺癌细胞，该类细胞突出特征是胞核畸形，核仁大而明显；来源于支气管鳞癌确诊病例

图 2-38 非小细胞癌细胞，细胞成堆分布，细胞间有明显的界线，体积大小不等，胞质量偏少，胞核大，核质比高，染色质厚重；来源于鳞癌确诊病例

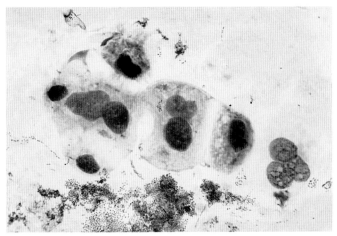

图 2-39 非小细胞肺癌细胞,细胞边界不清,胞质丰富且轻薄,多个核,仅从形态特征无法鉴别细胞种类,需结合免疫细胞化学染色进行明确;来源于鳞癌确诊病例

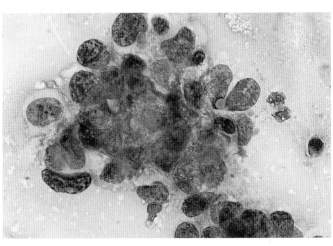

图 2-40 非小细胞肺癌细胞,细胞数量明显增多,成堆分布,排列紊乱,胞质量少,着色偏深,核质比增高,胞核大,核仁明显,免疫组化支持鳞癌细胞

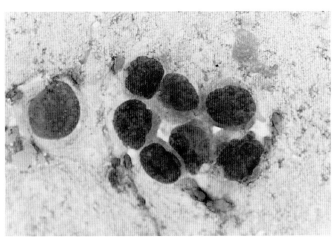

图 2-41 非小细胞肺癌细胞,细胞中等大小,胞质量偏少,核质比高,染色质致密,核仁明显;来源于低分化鳞癌确诊病例

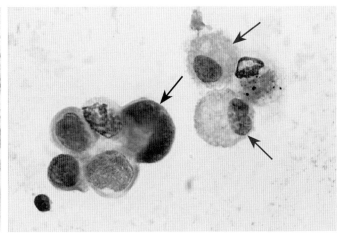

图 2-42 非小细胞肺癌细胞(黑箭所指),相对于肺泡巨噬细胞(红箭所指)胞体偏大,胞质量少且着色较深,胞核大、畸形,核质比高,染色质厚重且致密;来源于低分化鳞癌确诊病例

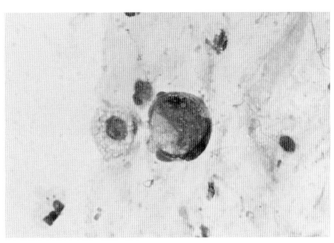

图 2-43 非小细胞肺癌细胞,细胞相互嵌合,胞质强嗜碱性,染色质厚重、致密,最终确诊为原发性支气管低分化鳞癌

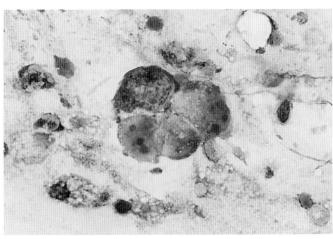

图 2-44 非小细胞肺癌细胞,细胞边界不清,胞质量偏少,核质比明显增高,核仁大而明显,免疫组化支持低分化鳞癌

（二）小细胞肺癌细胞

小细胞肺癌（small cell lung carcinoma, SCLC）是一种神经内分泌肿瘤，侵袭力强，恶性程度高，易发生早期转移。

痰液小细胞肺癌细胞形态特征：①细胞体积相对小，成堆或成片分布，排列极其紧密（图2-45、图2-46），也可呈列兵式排列；②胞质量极少，核质比极高，部分细胞呈裸核样（图2-47、图2-48）；③染色质细致，一般无核仁（图2-49、图2-50）；④背景可见坏死细胞或形成涂抹样细胞。

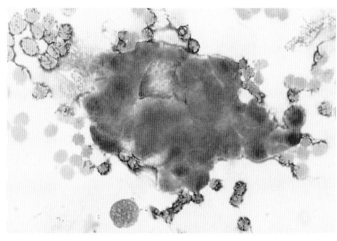

图 2-45 小细胞肺癌细胞，细胞成片分布，排列极其紧密，胞质量极少，染色质细腻，无核仁，常分布在涂片尾部，需要与基底细胞进行区别

图 2-46 小细胞肺癌细胞，细胞成片分布，与基底细胞不易鉴别，小细胞肺癌细胞排列紊乱，无极性，胞质极少，染色质细腻，无核仁；而基底细胞胞质量稍多，排列整齐，胞核呈圆形，可见小核仁

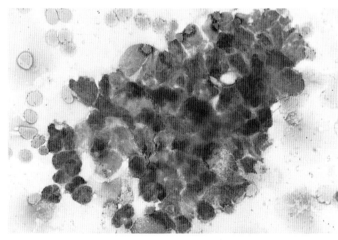

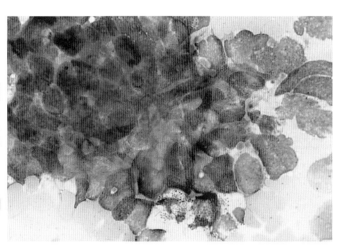

图 2-47 小细胞肺癌细胞，细胞体积较小，仅比小淋巴细胞略大，但该类细胞相互融合，胞质量极少，胞核畸形，染色质细腻

图 2-48 小细胞肺癌细胞，中心区域细胞完整，边缘细胞呈涂抹样或呈裸核样，形态典型

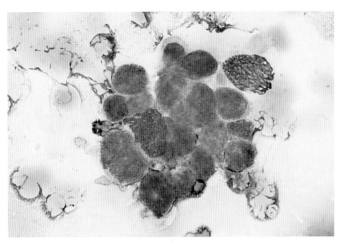
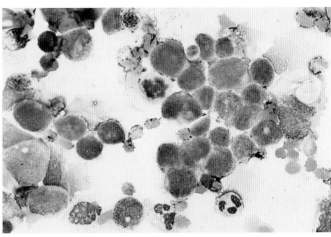

图 2-49 小细胞肺癌细胞,制片、染色满意,细胞结构清晰,具有小细胞癌特点

图 2-50 小细胞肺癌细胞,与淋巴瘤细胞不易鉴别,淋巴瘤细胞散在分布,而小细胞癌细胞成片分布且排列紧密,一般无核仁,必要时结合 ICC/IHC 结果进一步明确诊断

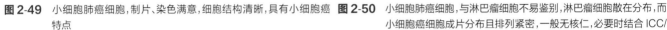

小细胞肺癌细胞与储备细胞、淋巴瘤细胞不易鉴别,需结合形态特征、ICC/IHC 结果进行确诊。以下图片均来自痰液发现的 SCLC 确诊病例,仅供参考。

三、污染物

痰液较呼吸道其他标本更容易被污染,镜检时可以发现多种形态的污染物,这些物质主要来源于口腔中的食物残渣或来源于外界环境的污染物,常见的有各种形态的植物细胞、花粉及真菌孢子等。有的污染物与细胞或寄生虫卵不易区别,了解这些物质的形态,有利于细胞的鉴别。

1. **植物细胞(plant cells)** 口腔清洁不干净,留取的痰液可见各种植物细胞(图 2-51~ 图 2-56)。植物细胞种类丰富,镜下观察有较厚实的细胞壁,看不清细胞核。有的植物细胞与恶性肿瘤细胞或巨细胞病毒感染的细胞不易鉴别。

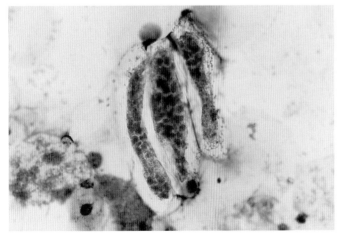
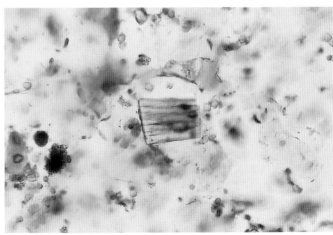

图 2-51 植物细胞,来源于食物残渣(×400)

图 2-52 栅状组织(×400)

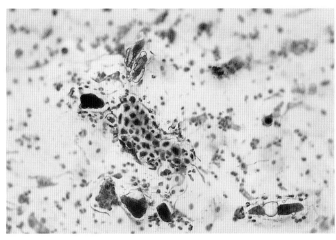

图 2-53 植物细胞（×100）

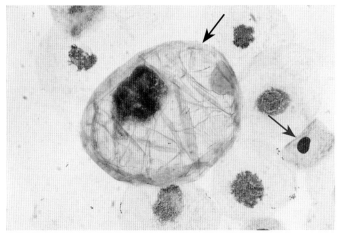

图 2-55 植物细胞（黑箭所指），鳞状上皮细胞（红箭所指）

图 2-54 植物细胞，内含淀粉颗粒

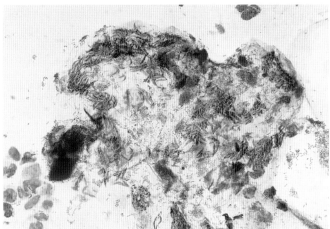

图 2-56 植物细胞，来源于食物残渣，内含金黄色物质，需要与胆红素结晶进行区别

2. **肉类纤维（meat fibbers）** 常来自口腔中的食物残渣，具有典型的横纹结构（图 2-57）。

3. **链格孢（alternaria）** 是一种在自然界广泛分布的真菌，95% 以上兼性寄生于植物上，只有少数链格孢小孢子种可感染人，可引起皮肤、呼吸道或眼部感染。链格孢的分生孢子呈棒状，表面有横隔和纵隔，未染色呈棕黄色。痰液中的链格孢多来自外界环境污染（图 2-58）。

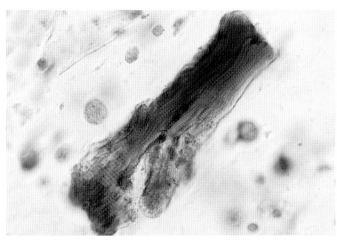

图 2-57 肉类纤维（×400）

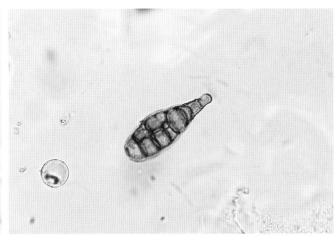

图 2-58 链格孢子（未染色）

4. 花粉（pollen） 花粉是比较常见的污染物之一，与季节有关。花粉种类丰富，形态多样，多为球形、卵圆形或呈特殊形态，花粉壁较厚（图2-59），无实质性的细胞核，可见萌发孔（图2-63）。瑞-吉染色花粉颗粒多呈深蓝色（图2-64）。在北方地区与呼吸系统疾病有关的是蒿草花粉（图2-60~图2-62），该类花粉可引起过敏性鼻炎或过敏性哮喘。

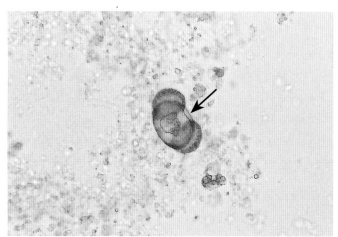

图2-59 松花粉（未染色，×400）

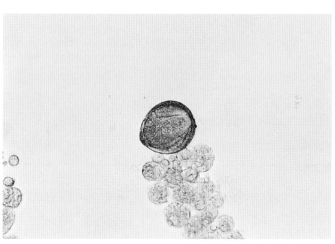

图2-60 蒿草花粉（未染色）

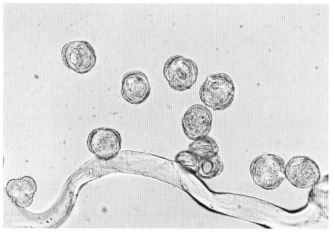

图2-61 蒿草花粉（未染色，×400）

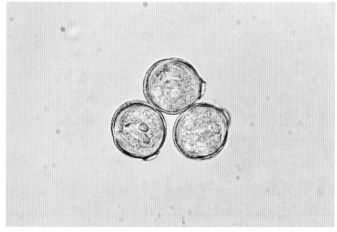

图2-62 蒿草花粉（未染色）

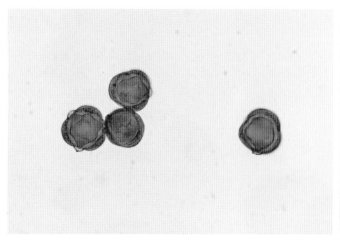

图2-63 蒿草花粉，萌发孔呈蓝色（S染色）

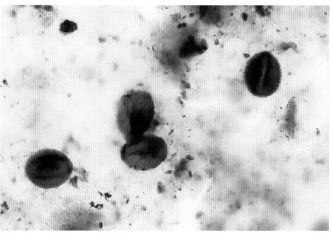

图2-64 花粉（瑞-吉染色）

第一节 基础知识

支气管肺泡灌洗术(bronchoalveolar lavage,BAL)是在纤维支气管镜基础上发展起来的一项检测技术,BAL能获得肺泡表面衬液,对一些下呼吸道疾病诊断、病情观察和预后判断有着重要的临床意义。

一、支气管肺泡灌洗液

支气管肺泡灌洗液(bronchoalveolar lavage fluid,BALF)是利用纤维支气管镜,对肺段和肺亚段灌洗后所收集到的肺泡表面衬液。BALF可用于细胞形态学、病原学、免疫学及分子生物学等一系列检查,在呼吸系统疾病,尤其是下呼吸道疾病的诊断、疗效观察、预后判断及发病机制研究等方面有着重要的意义。

BAL是一种相对安全的检查方法,需经过培训的专业人员操作,在准确评估患者适应证及禁忌证的情况下,较少发生严重的并发症,可能出现的并发症分为术中并发症和术后并发症,术中并发症主要包括低氧血症、出血、气道痉挛、喉头水肿、心律失常等,术后并发症以发热最为常见。

二、BALF检验的临床应用

1. **病原微生物检测** ①BALF样本可以进行细菌培养、真菌培养,鉴定致病菌;②抗酸染色找到结核分枝杆菌,有助于肺结核的确诊。③BALF样本检出肺孢子菌的概率高于痰液标本。

2. **细胞学检查** ①肿瘤细胞检查是BALF细胞学检查最主要的内容,尤其在周围型肺癌方面有着较高的检出率。②非肿瘤细胞计数及形态变化在诊断哮喘、肺部炎症及其他间质性肺病方面有着重要的临床意义。③病毒感染的辅助诊断:病毒感染的细胞形态发生变化,以胞核变化最为明显,可见病毒包涵体。形态学可以辅助诊断病毒感染,确诊需要结合病原学检查,包括病毒分离、血清学检查及病毒抗原和病毒基因检测等。

3. **流式细胞术** 用于诊断白血病及淋巴瘤肺部浸润;鉴别反应性淋巴细胞与淋巴瘤细胞;淋巴细胞亚群水平检测,对于肺部疾病的诊断、发病机制的研究、评估免疫功能及预后有一定的临床价值。

4. **可溶性物质检查** 包括各种蛋白质、脂类、酶类等物质检测,对肺部疾病诊断和治疗及研究其发病机制均有重要价值。

5. **核酸检测、聚合酶链反应(PCR)、高通量测序技术检查** 对多种细菌、病毒检测具有较高的敏感性和特异性。

6. **真菌抗原检测** BALF样本半乳甘露聚糖试验(GM试验)主要用于侵袭性曲霉菌感染的早期诊断。

7. **寄生虫检查** BALF样本更易发现寄生虫,而且可以做寄生虫免疫学相关检查。

三、BALF 细胞学检验流程及质量控制

规范的标本采集、满意的制片及染色、标准的镜检方法是保证 BALF 细胞学检验质量的前提。

（一）标本采集

BALF 由临床医生采集，合格的 BALF 标本：①回收率要 >40%；若选择下叶或其他肺叶肺段灌洗，回收率要 >30%；②不可混入血液，红细胞应 <10%、纤毛柱状上皮细胞或鳞状上皮细胞应 <5%；③多部位灌洗时，注明灌洗部位及标本类型；④儿童支气管肺泡灌洗液标本采集应严格按相应标准施行。

BALF 标本需用无菌容器收集，细胞学分析需选择塑料容器或硅化的玻璃容器以减少细胞的黏附；采集标本量成人应不少于 10ml，儿童应不少于 3ml；如考虑为大气道疾病，建议第一管回收液单独留取；非大气道疾病时，可将所有标本混合后送检。

（二）标本运送、接收与处理

1. 标本运送 采集结束后，备注采集部位，贴好标本信息标签，室温下保存，2 小时内送检，注意生物安全防护。

2. 标本接收 接收后的样本应及时制片，室温可保存 4 小时，未及时检测的标本置于 2~8℃冰箱保存。对于不合格标本，可执行让步检验，与临床进行沟通，说明标本状况对检验结果的影响；鳞状上皮细胞或柱状上皮细胞比例大于 5%，表明标本包含上呼吸道成分，应在报告中注明。

3. 标本处理

（1）标本预处理：BALF 标本中的黏液影响制片和镜检，以往的操作是使用纱布过滤，但此种方法不适用于特别黏稠的标本，而且在过滤的过程中，会丢失重要的有形成分。DTT 试剂可有效去除标本中黏液成分，方法同痰液标本；其他去除黏液的试剂按照试剂说明操作。

（2）标本离心：离心的目的是将 BALF 中的有形成分进行浓缩，离心速度 1 000~1 500rpm，离心时间 5~10 分钟，用一次性吸管去除上清液，留底部沉淀用于制片。

（三）制片

1. 手工法制片 常用的制片方法有推片法、涂抹法及拉片法。根据标本性状合理选择制片方法，推片法适合标本黏液较少或已进行预处理的标本；涂抹法及压拉法适用于黏液较多的 BALF 标本。合格的涂片要求薄厚适度。

2. 细胞离心涂片机制片 适用于有形成分较少或无黏液的标本。

3. 液基细胞制片 可以去除干扰和污染，涂片背景干净，而且可以重复制片，细胞结构清晰。

（四）染色

常用的染色方法有瑞-吉染色、革兰氏染色、抗酸染色、墨汁染色、铁染色及其他染色等。BALF 常规细胞学常用瑞-吉染色，根据所要鉴别的细胞，可加选其他染色，如涂片瑞-吉染色检出疑似含铁血黄素细胞，可用铁染色予以确证。

1. 瑞-吉染色 适用于白细胞分类；用于良恶性细胞的鉴别；鉴别肺部浸润的白血病细胞及淋巴瘤细胞；发现细菌或真菌。

2. 革兰氏染色 是细菌鉴定常用染色法，革兰氏阳性菌呈蓝紫色，革兰氏阴性菌呈红色。

3. 抗酸染色和弱抗酸染色 抗酸染色使用 3% 盐酸酒精脱色，用于检测分枝杆菌；弱抗酸染色使用 1% 硫酸水溶液脱色，主要用于检测诺卡菌。

4. 荧光染色 利用荧光染料及荧光标记抗体特异性结合不同种类病原体的特性来检测病原微生物，具有特异度高、敏感度高的特点；荧光染色还可以用于良恶性细胞的鉴别。

5. 六亚甲基四胺银（Gomori's methenamine silver, GMS）染色 常用于肺孢子菌的检测，也可用于隐球菌、念珠菌和丝状真菌的检测。真菌孢子和菌丝被染成黑褐色。

6. 墨汁染色 主要用于隐球菌的鉴别。镜下观察，黑色背景中可见隐球菌宽厚、透亮的荚膜。

7. 铁染色或含铁血黄素染色 主要用于含铁血黄素细胞的确认。

（五）镜检

BALF涂片镜检包括湿片直接镜检法和涂片染色镜检法,二者兼用可以提高阳性检出率。

1. 湿片直接镜检 将离心后的沉淀物混匀,取10~20μl滴于载玻片上,加盖玻片,避免出现气泡,观察镜下有形成分,包括细胞数量、活体的纤毛柱状上皮细胞或寄生虫等。

2. 涂片染色镜检 对于染色后的涂片,首先以低倍镜浏览全片,评估染色效果,观察细胞分布,尤其在尾部观察有无成团或体积较大的异常细胞;油镜下观察细胞结构并鉴定细胞类别,观察病原微生物及其他有形成分;选择细胞分布均匀的部位,分类计数100~200个有核细胞。

表3-1为健康非吸烟者BALF细胞参考区间。

表3-1 支气管肺泡灌洗液细胞分类参考区间

细胞种类	参考区间	细胞种类	参考区间
有核细胞数	$(90 \sim 260) \times 10^6/L$	中性粒细胞	<3%
肺泡巨噬细胞	85%~96%	嗜酸性粒细胞	<1%
淋巴细胞	6%~15%	鳞状上皮细胞或纤毛柱状上皮细胞	≤5%

第二节 支气管肺泡灌洗液细胞形态

一、BALF中的非肿瘤细胞

（一）白细胞（leukocyte）

1. 中性粒细胞（neutrophils） 是BALF中最常见的白细胞（图3-1）,细胞易退变,发生肿胀、变形或破碎（图3-2~图3-5）,可见吞噬细菌或真菌（图3-6）。中性粒细胞增多见于肺部炎症、肺脓肿及肺结核等;肿瘤表面坏死、破溃,也可出现大量中性粒细胞。

2. 淋巴细胞（lymphocytes） 分为小淋巴细胞与大淋巴细胞,在肺结核、慢性炎症或吸烟者的样本中淋巴细胞可出现不同程度的增多（图3-7~图3-9）;肺结核或病毒感染患者的BALF标本中可见反应性淋巴细胞（图3-10~图3-14）;淋巴细胞需要与小细胞癌细胞或淋巴瘤细胞进行区别。

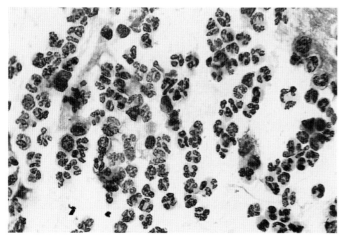

图3-1 中性粒细胞,细胞数量明显增多

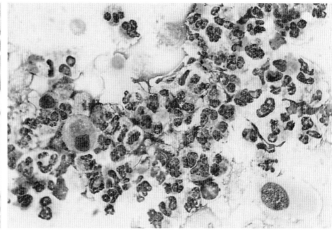

图3-2 中性粒细胞,胞体不完整

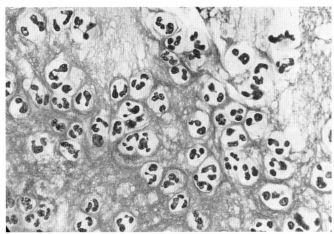

图 3-3 中性粒细胞，被黏液包裹，数量明显增多，在黏液较多的 BALF 标本中比较常见

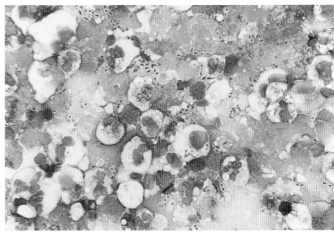

图 3-4 中性粒细胞，细胞肿胀、破碎，背景可见大量坏死物质，瑞-吉染色呈紫红色

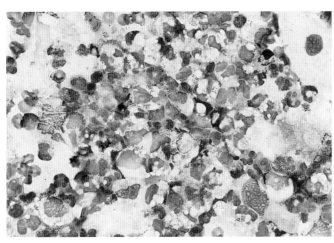

图 3-5 中性粒细胞，胞体不完整，形态不规则，背景可见大量细菌；来源于肺脓肿确诊病例

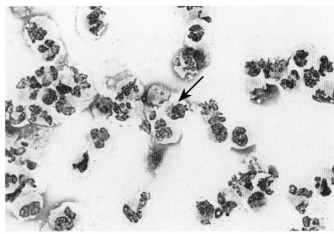

图 3-6 中性粒细胞吞噬细菌，多见于肺部炎症，需要微生物培养鉴定致病菌

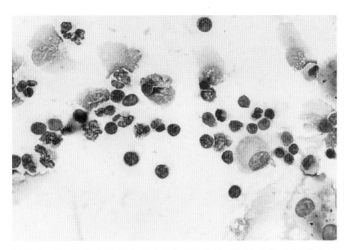

图 3-7 淋巴细胞，体积较小，散在分布，胞质量少，常用做判断其他细胞体积大小的"标尺"

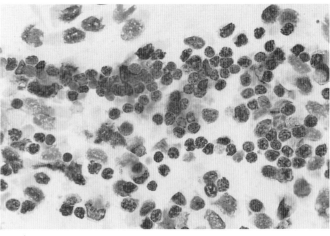

图 3-8 淋巴细胞，体积较小，数量明显增多，散在或成堆分布；来源于肺结核确诊病例

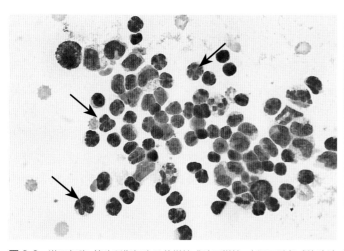

图 3-9 淋巴细胞,箭头所指细胞呈花样核或脑回样核;来源于肺部感染确诊病例

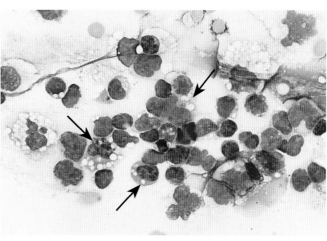

图 3-10 反应性淋巴细胞,体积偏大,形态不规则,胞质着色偏深,胞质内可见小空泡,胞核不规则

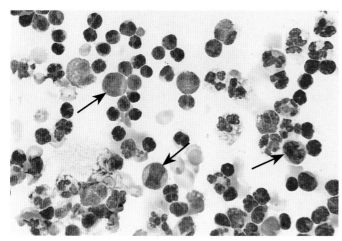

图 3-11 反应性淋巴细胞(箭头所指),与背景中的小淋巴细胞相比,体积偏大,胞质着色偏深,胞核大,染色质厚重,无核仁

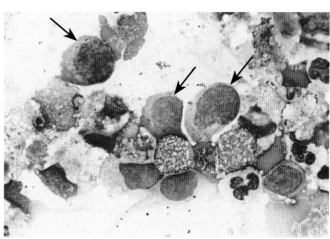

图 3-12 反应性淋巴细胞(箭头所指),数量明显增多,体积增大,与淋巴瘤细胞不易区别;来源于病毒感染病例(剪切后的图片)

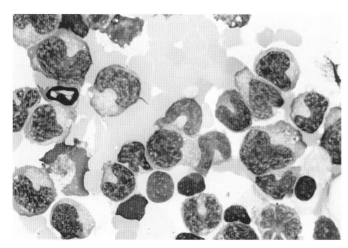

图 3-13 反应性淋巴细胞,胞体增大,胞质深蓝色,胞核不规则,无核仁;来源于儿童白血病化疗、移植后的鼻病毒严重感染的 BALF

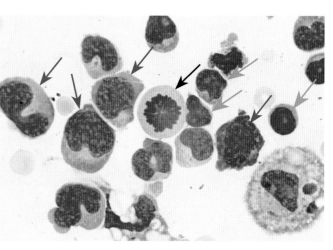

图 3-14 反应性淋巴细胞(红箭),成熟淋巴细胞(蓝箭)、分裂象(黑箭);来源于儿童 EB 病毒感染的 BALF

3. **单核细胞（monocytes）** 与外周血单核细胞形态相似，单个核，胞核不规则，需要与肺泡巨噬细胞进行区别（图3-15、图3-16）。多见于慢性肺部炎症、支气管哮喘等疾病。

4. **嗜酸性粒细胞（eosinophils）** 嗜酸性粒细胞胞质内可见大量橘红色嗜酸性颗粒。因标本中常含有大量黏液，可包裹细胞，制片时细胞不易展开；此外，制片方法及标本取材也可使细胞发生形态改变。嗜酸性粒细胞增多常见于过敏性疾病、支气管哮喘、寄生虫感染或嗜酸性粒细胞增多症（图3-17~图3-22）。

5. **嗜碱性粒细胞（basophils）** 常与嗜酸性粒细胞同时出现，但数量相对较少（图3-23）。嗜碱性粒细胞需要与肥大细胞（图3-24）进行区别，前者细胞核分叶或呈"S"形，胞质内含大小不等、分布不均的蓝黑色嗜碱性颗粒，这些颗粒可覆盖在细胞核上面，部分细胞颗粒较少；肥大细胞胞体偏大，胞核圆形或不规则，胞质内的嗜碱性颗粒粗大，颗粒中含组胺、肝素和各种酶类。

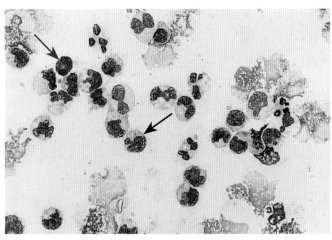

图3-15 单核细胞（黑箭所指），胞体15~20μm，比嗜酸性粒细胞（红箭所指）体积略大，胞质灰蓝色，胞核畸形。从细胞体积及胞核形状，可以与肺泡巨噬细胞进行区别

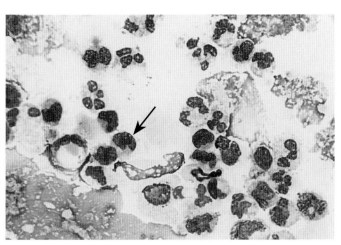

图3-16 单核细胞（箭头所指），胞质灰蓝色，单个核，核不规则，背景可见大量中性粒细胞

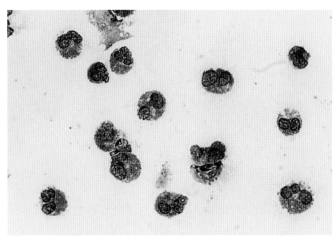

图3-17 嗜酸性粒细胞，制片及染色满意，胞质内可见橘红色嗜酸性颗粒；来源于过敏性哮喘病例

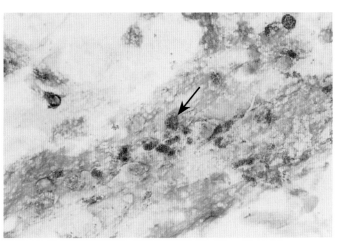

图3-18 嗜酸性粒细胞（箭头所指），细胞被黏液包裹，使得细胞不易着色，制片时细胞受到牵拉，细胞易变形或破碎

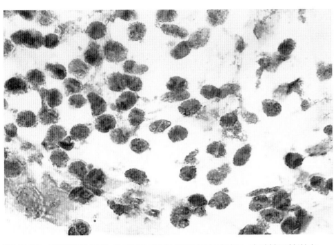

图 3-19 嗜酸性粒细胞,数量明显增多,部分细胞破碎后,嗜酸性颗粒溢出

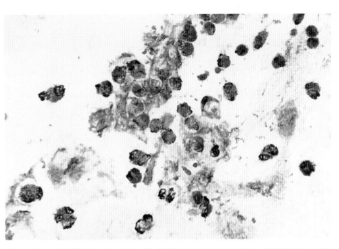

图 3-20 嗜酸性粒细胞,受取材和制片等多种因素的影响,细胞出现不同程度的退变,胞核退变现象明显

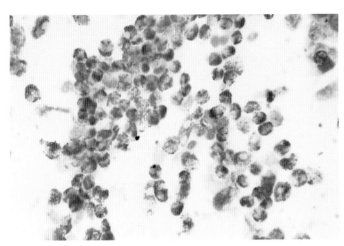

图 3-21 嗜酸性粒细胞,受标本中黏液的影响,在制片过程中细胞未被推开,但胞质内的嗜酸性颗粒清晰可见

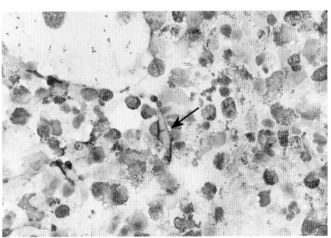

图 3-22 嗜酸性粒细胞伴夏科 - 莱登结晶(箭头所指)增多,部分细胞破碎,嗜酸性颗粒溢出细胞外

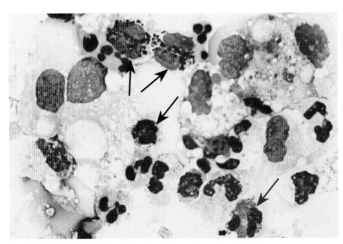

图 3-23 嗜碱性粒细胞(黑箭所指)、嗜酸性粒细胞(红箭所指)

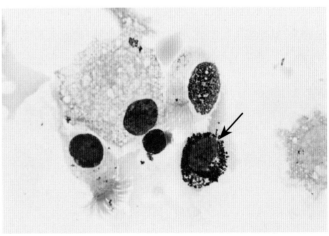

图 3-24 肥大细胞(箭头所指),胞核圆形,胞质内充满蓝紫色的嗜碱性颗粒

（二）上皮细胞

气管和支气管黏膜由上皮和固有层构成，上皮为假复层纤毛柱状上皮（pseudostratified ciliated columnar epithelium），由纤毛细胞（纤毛柱状上皮细胞），杯状细胞、刷细胞、基细胞和散在的神经内分泌细胞组成。

1. 纤毛柱状上皮细胞（ciliated columnar epithelium cell）

（1）正常的纤毛柱状上皮细胞：是呼吸道最常见的良性上皮细胞，纤毛柱状上皮细胞散在分布或呈栅栏样排列，长柱形或长圆锥形，胞核椭圆形，靠近一侧，染色质颗粒状，部分细胞可见小核仁；纤毛长短不一，是良性细胞的标志，纤毛根部与细胞连接处为终板（terminal plate）结构，瑞-吉染色呈深紫红色。未染色湿片镜检时，活的纤毛上皮细胞（图3-25）随纤毛摆动与滴虫（图3-26）不易区别，可通过染色法鉴别。

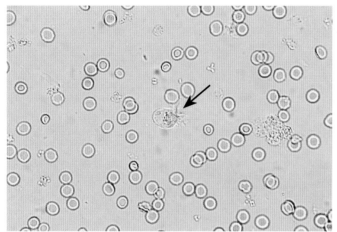

图 3-25　纤毛上皮细胞（箭头所指，未染色）

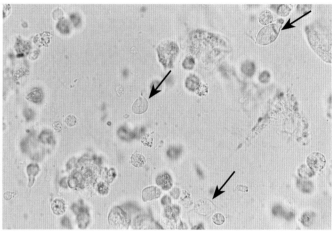

图 3-26　滴虫（箭头所指，未染色）

不同部位的纤毛柱状上皮细胞有较大的差异（图3-27~图3-38），大小、长短不一。来自大支气管的纤毛柱状上皮细胞呈长圆锥形，细胞基底部细尖，胞核向外膨胀，纤毛较长；来自小支气管的纤毛柱状上皮细胞为圆柱形，胞核不向外膨胀，纤毛短小；终末细支气管来源的纤毛细胞体积较小，呈矮柱状，细胞扁平，胞质量少，纤毛短小或无纤毛。成片脱落的纤毛柱状上皮细胞从顶面观，呈蜂窝状排列，需要与基细胞进行区别。

纤毛柱状上皮细胞有清除异物和净化吸入空气的功能，纤毛有规律地定向摆动，可将气管表面的黏液、颗粒及细菌等异物推向咽部并排出。慢性支气管炎较为严重时，纤毛运动减弱，净化功能减弱。长期吸烟者也可使纤毛柱状上皮细胞减少、退变或消失。此外，慢性支气管炎时细胞也可发生鳞状上皮化生。

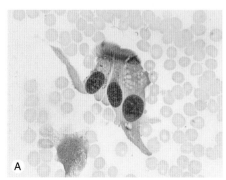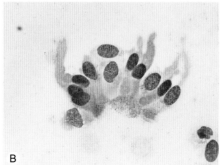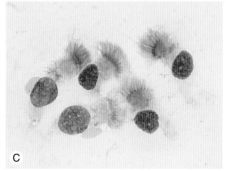

图 3-27　纤毛柱状上皮细胞
A~C. 纤毛柱状上皮细胞呈长柱状，胞核椭圆形，染色质颗粒状，可见纤毛结构

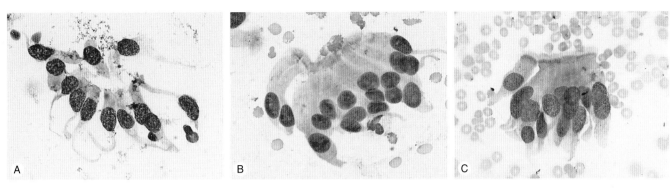

图 3-28 纤毛柱状上皮细胞
A~C. 纤毛柱状上皮细胞,栅栏样排列,尾部尖细,胞核椭圆形,偏基底侧,染色质细颗粒状

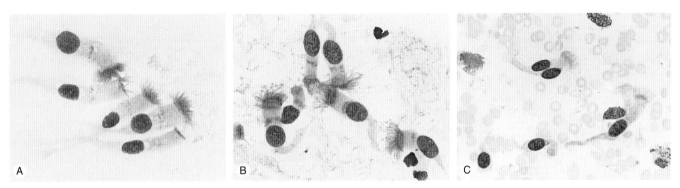

图 3-29 纤毛柱状上皮细胞
A~C. 纤毛柱状上皮细胞,散在分布,纤毛较长

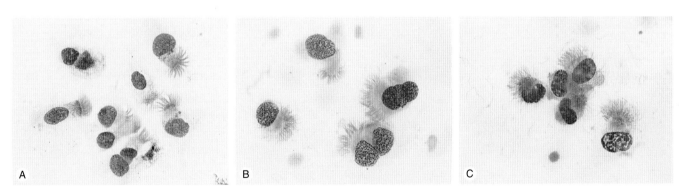

图 3-30 纤毛柱状上皮细胞
A~C. 纤毛柱状上皮细胞,细胞短粗,纤毛较长

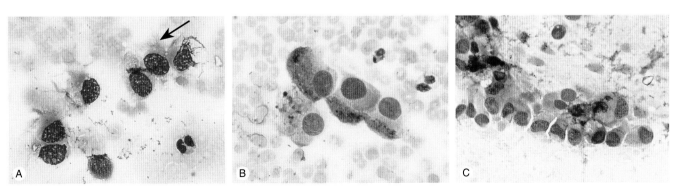

图 3-31 纤毛柱状上皮细胞
A~C. 纤毛柱状上皮细胞,呈矮柱状,纤毛较短

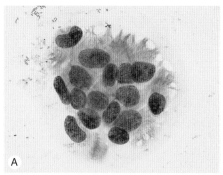
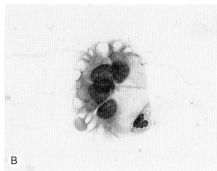
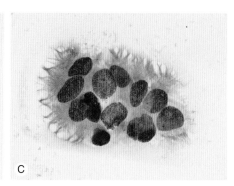

图 3-32 纤毛柱状上皮细胞
A~C. 纤毛柱状上皮细胞,成簇分布,可见较长的纤毛

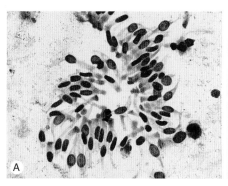
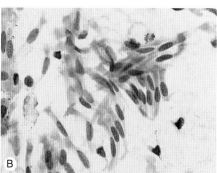
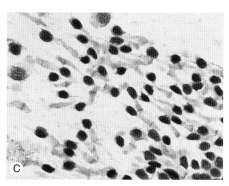

图 3-33 纤毛柱状上皮细胞
A~C. 纤毛柱状上皮细胞,数量明显增多,体积偏小,细胞尖细

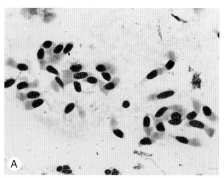
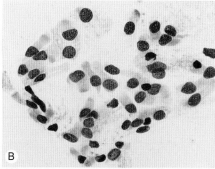
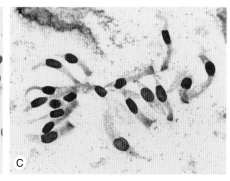

图 3-34 纤毛柱状上皮细胞
A~C. 纤毛柱状上皮细胞,细胞体积偏小,纤毛脱落,可见终板结构

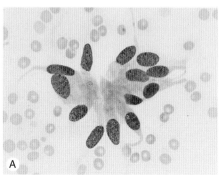
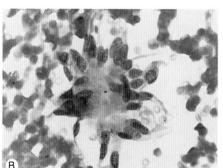
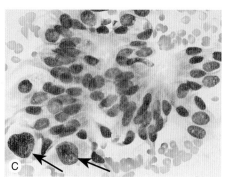

图 3-35 纤毛柱状上皮细胞
A、B. 纤毛柱状上皮细胞,细胞体积偏小,细胞呈花样排列;C. 纤毛柱状上皮细胞呈花样排列,箭头所指细胞为肿瘤细胞

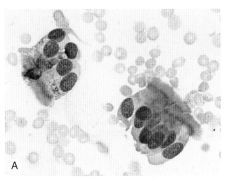
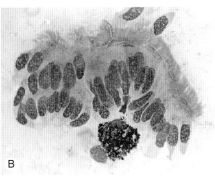
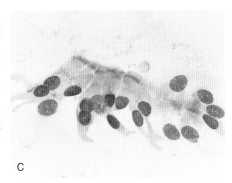

图 3-36 纤毛柱状上皮细胞
A~C. 纤毛柱状上皮细胞,细胞成片脱落,呈栅栏样排列,可见整齐的纤毛

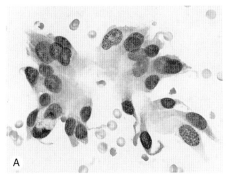
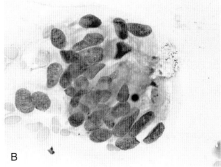
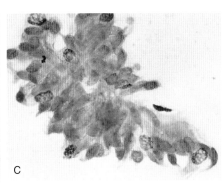

图 3-37 纤毛柱状上皮细胞
A~C. 纤毛柱状上皮细胞,排列紧密,纤毛脱落

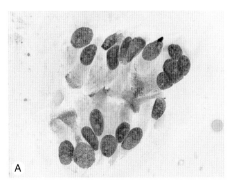
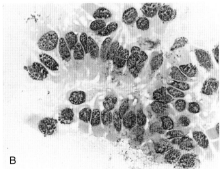
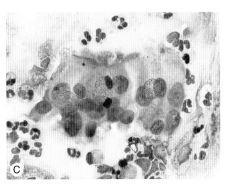

图 3-38 纤毛柱状上皮细胞
A、B. 纤毛柱状上皮细胞,成堆分布;C. 细胞呈栅栏样排列,胞核圆形,可见小核仁,纤毛结构清晰

（2）退变的纤毛柱状上皮细胞:当细胞脱落时间较长或受某些刺激时,细胞可出现退化变性(图 3-39~ 图 3-43),该类细胞多见于支气管炎、病毒性肺炎等炎性疾病中。退变的纤毛柱状上皮细胞形态特征:①胞体:肿胀性退变的细胞胞体可出现不同程度的增大。②胞质:胞质着色变浅,有的细胞内可见变性颗粒;细胞发生脂肪变性时,瑞 - 吉染色后胞质内可见大量脂质空泡。③胞核:固缩性退变细胞胞核可出现核固缩、核碎裂或核溶解;肿胀性退变细胞胞核增大,细胞崩解可形成裸核。

退变的纤毛柱状上皮细胞纤毛易脱落,终板依然存在,借此可与其他的细胞进行鉴别。

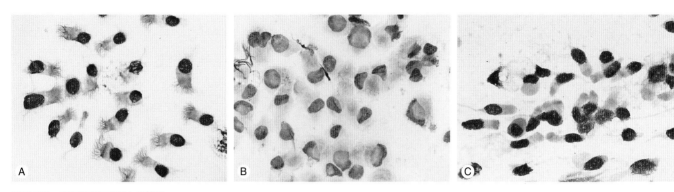

图 3-39　退变的纤毛柱状上皮细胞
A~C. 退变的纤毛柱状上皮细胞,细胞肿胀,体积增大,部分细胞胞体不完整

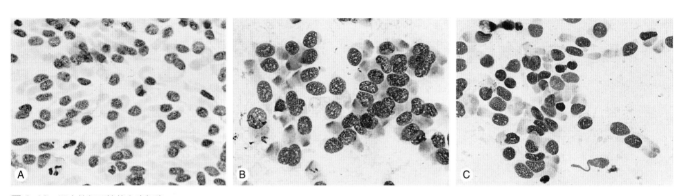

图 3-40　退变的纤毛柱状上皮细胞
A~C. 退变的纤毛柱状上皮细胞,胞核肿胀,染色质疏松呈网状,纤毛脱落

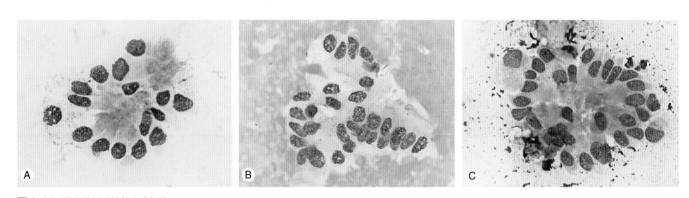

图 3-41　退变的纤毛柱状上皮细胞
A~C. 退变的纤毛柱状上皮细胞,制片造成的细胞破碎

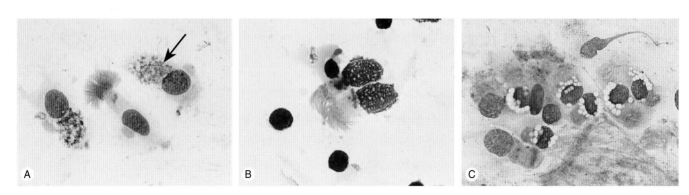

图 3-42　退变的纤毛柱状上皮细胞
A、B. 退变的纤毛柱状上皮细胞,胞质颗粒变性,颗粒增多、增粗;C. 胞质可见小的脂质空泡

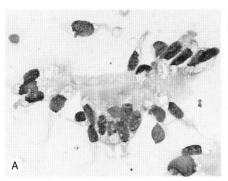
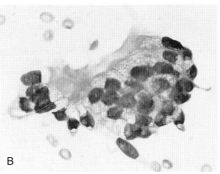
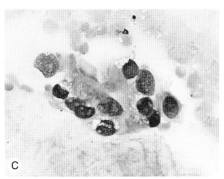

图 3-43 退变的纤毛柱状上皮细胞
A~C. 退变的纤毛柱状上皮细胞,胞质脂肪颗粒变性,瑞 - 吉染色后可见大量脂质空泡

（3）纤毛柱状上皮细胞不典型增生：当纤毛柱状上皮细胞受各种刺激（如支气管镜检查后或插管麻醉后），或在支气管炎、支气管扩张或支气管哮喘等疾病，纤毛柱状上皮细胞可出现不典型增生或核异质改变。

不典型增生的纤毛柱状上皮细胞形态特征：脱落的细胞数量增多，胞体增大或明显增大，纤毛清晰可见，即使纤毛脱落，亦可见终板结构（图 3-44~ 图 3-47）；细胞成堆或成片排列，相互重叠（图 3-48），常与基底细胞同时脱落；胞核增大，可见双核或多核细胞（图 3-49、图 3-50），染色质增厚、变粗，核仁隐约或明显可见（图 3-51）。

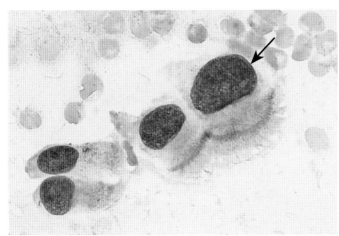

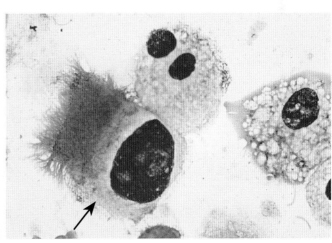

图 3-44 纤毛柱状上皮细胞不典型增生（箭头所指），体积明显增大，胞核大，可见粉红色的纤毛

图 3-45 纤毛柱状上皮细胞不典型增生（箭头所指），体积巨大，但仍可见纤毛结构

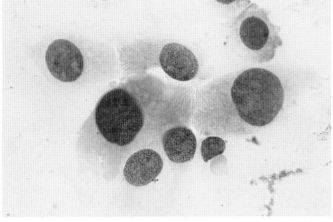

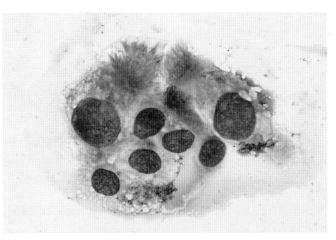

图 3-46 纤毛柱状上皮细胞不典型增生，细胞大小不等，胞核圆形，染色质细颗粒状，无核仁，纤毛结构清晰

图 3-47 纤毛柱状上皮细胞不典型增生，细胞明显大小不等，部分细胞体积巨大

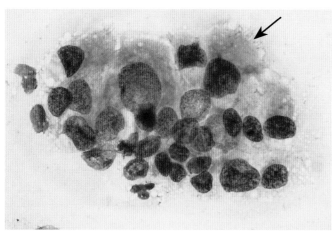

图 3-48 纤毛柱状上皮细胞不典型增生（箭头所指），体积增大，胞核大，染色质增厚、变粗，可见小核仁，纤毛较短

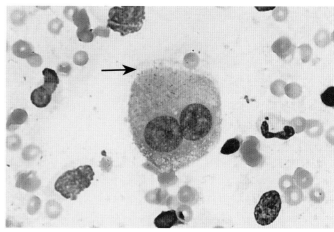

图 3-49 纤毛柱状上皮细胞不典型增生，体积增大，双核，核仁明显，在细胞一侧可见短小的纤毛（箭头所指）

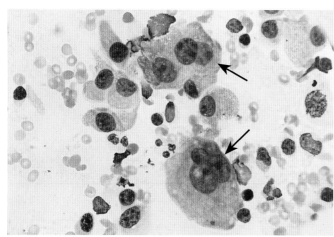

图 3-50 纤毛柱状上皮细胞不典型增生（箭头所指），细胞体积巨大，多个核，核仁明显，无纤毛，结合病史及 ICC 结果可排除肿瘤细胞

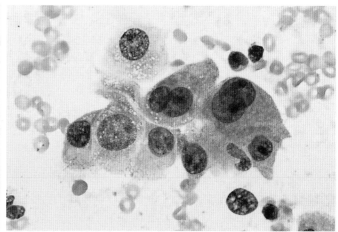

图 3-51 纤毛柱状上皮细胞不典型增生，细胞异型性明显，与腺癌细胞不易区分，但部分细胞仍呈柱状，可见较短的纤毛

发现异型性明显的细胞，可以从细胞形态、终板及纤毛等结构判定细胞的良恶性。

（4）多核纤毛柱状上皮细胞：在呼吸道标本中偶见多核纤毛柱状上皮细胞，多为非特异性反应。该类细胞体积巨大（图 3-52），呈不规则形或多边形，胞质丰富，呈灰蓝色（图 3-53~ 图 3-55），胞核数个或数十个（图 3-56），圆形或椭圆形，大小基本一致，染色质颗粒状，无核仁或核仁较小，可见纤毛或终板结构（图 3-57）。

多核纤毛柱状上皮细胞在支气管灌洗液或刷片中多见，痰涂片中少见，需要与多核肺泡巨噬细胞进行区别。该类细胞增多常见于病毒感染、创伤及放射性治疗后。

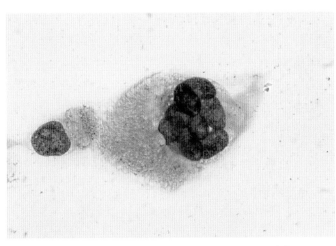

图 3-52 多核纤毛柱状上皮细胞,胞体巨大,多个核,纤毛结构清晰

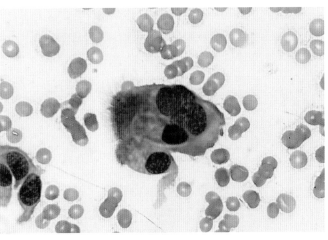

图 3-53 多核纤毛柱状上皮细胞,胞体偏大,多个核,染色质呈粗颗粒状,可见小核仁

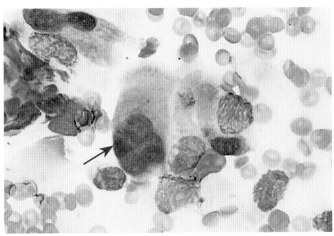

图 3-54 多核纤毛柱状上皮细胞(箭头所指),体积偏大,呈柱状,胞质蓝色,多个核,纤毛结构清晰

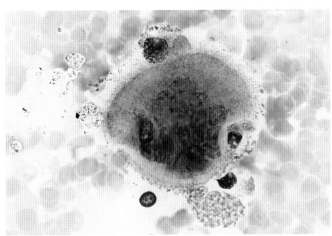

图 3-55 多核纤毛柱状上皮细胞,体积巨大,多个核,终板清晰可见

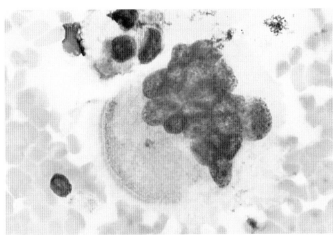

图 3-56 多核纤毛柱状上皮细胞,体积巨大,多个核,胞核排列紧密,可见纤毛及终板;来源于病毒感染病例

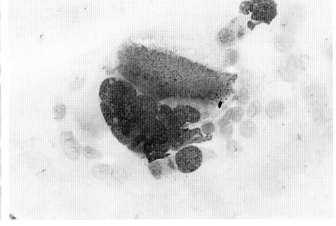

图 3-57 多核纤毛柱状上皮细胞,体积巨大,多个核,可见长而密集的纤毛

2. 杯状细胞(goblet cell) 杯状细胞呈高柱状,胞质含大量的黏液性空泡,使得胞质呈泡沫状(图 3-58、图 3-59),胞核被推向一侧,靠近基底部,常与纤毛柱状上皮细胞共存,一般 5~10 个纤毛柱状上皮细胞伴有 1 个杯状细胞(图 3-60~图 3-63)。常见于支气管刷检或支气管灌洗采集的样本,痰液中少见。

　　杯状细胞的功能是分泌黏液,可以在纤毛柱状上皮表面形成黏液层,黏附灰尘等异物颗粒。慢性肺疾病,如哮喘、慢性支气管炎或支气管扩张等肺部疾病杯状细胞数量可明显增多。

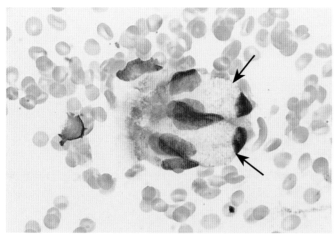

图 3-58　杯状细胞(箭头所指),分布在纤毛柱状上皮细胞之间,胞质泡沫样着色较浅,胞核靠近基底部

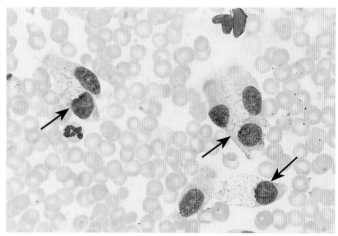

图 3-59　杯状细胞(箭头所指),胞质呈泡沫样,胞核偏一侧,无纤毛

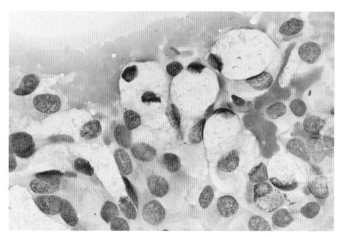

图 3-60　杯状细胞,数量增多,胞质呈空泡样,胞核被推挤到一侧

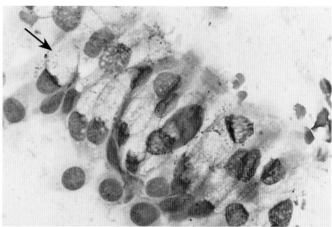

图 3-61　杯状细胞(箭头所指),数量增多,与纤毛柱状上皮细胞呈栅栏样排列

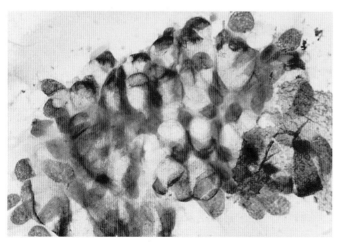

图 3-62　杯状细胞增生,细胞成片脱落,从基底侧观察,胞体非柱状,胞质呈空泡样,需要与腺癌细胞进行鉴别

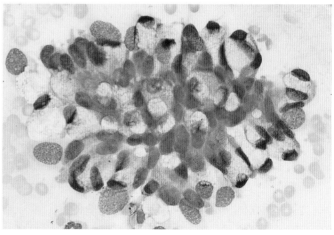

图 3-63　杯状细胞增生,细胞数量明显增多,成片脱落;来源于慢性支气管炎确诊病例

3. 刷细胞(brush cell) 刷细胞是分布在气管和支气管黏膜上的无纤毛柱状细胞,游离面有微绒毛(microvillus),普通光学显微镜见不到此结构,需要在电镜下观察。该类细胞呈柱状,无纤毛、无终板结构,大小不一,胞质着色偏深,胞核圆形或椭圆形,偏基底侧,染色质颗粒状,核仁较小(图3-64、图3-65)。刷细胞的功能尚有争议,可能有感受刺激的作用。

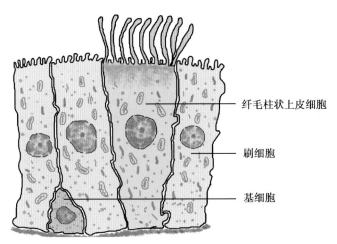

图3-64 刷细胞模式图

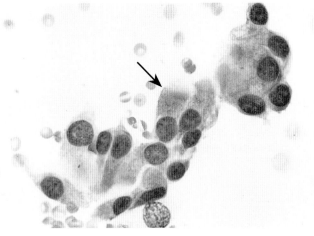

图3-65 刷细胞(箭头所指),呈柱状,无纤毛;来源于肺部感染病例

4. 克拉拉细胞(Clara cell) 主要分布在细支气管、终末细支气管和呼吸性细支气管黏膜中,是一种分泌细胞(图3-66),分泌物稀薄,含有蛋白水解酶,可分解管腔中黏液,降低分泌物黏稠度利于排出。克拉拉细胞与刷细胞在普通光学显微镜下不易鉴别,也是一种无纤毛柱状细胞,游离面向管腔内凸出,呈圆顶状,胞质着色较浅(图3-67)。

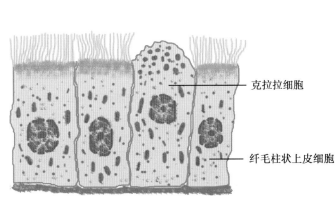

图3-66 克拉拉细胞模式图

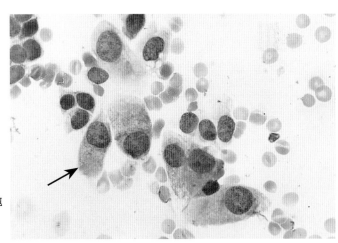

图3-67 克拉拉细胞(箭头所指),无纤毛柱状细胞,胞质着色较浅,该类细胞无纤毛及终板结构

5. 基细胞(basal cell)/储备细胞(reserve cell) 基细胞又称储备细胞,正常情况储备细胞不易脱落,是一种未分化细胞,有增殖能力,可分化形成纤毛细胞或杯状细胞。细胞形态特征:细胞体积较小,成片或成团分布(图3-68、图3-69),呈圆形、卵圆形或不规则形,排列紧密(图3-70、图3-71),胞质量中等或偏少,深蓝色,胞核大小基本一致,圆形或椭圆形,无核分裂象,染色质呈均匀细颗粒状,无核仁或可见小核仁(图3-72~图3-74)。有时在细胞群中间分布少量杯状细胞(图3-75)。

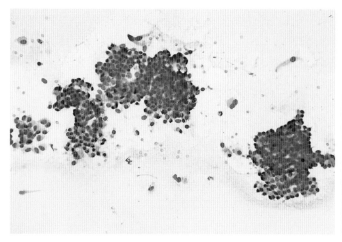

图 3-68 储备细胞,细胞体积较小,大小基本一致,成片脱落;来源于支气管炎确诊病例(气管刷片,×100)

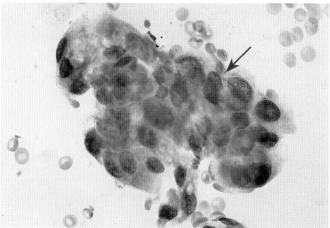

图 3-69 储备细胞(箭头所指),成团脱落,细胞异型性较小

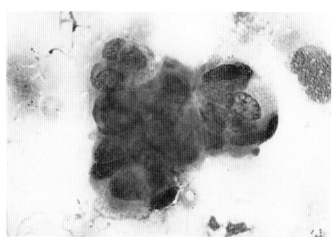

图 3-70 储备细胞,这类细胞在 BALF 及刷片中很常见,细胞排列紧密,结构不清,但边缘的细胞可见短小的纤毛

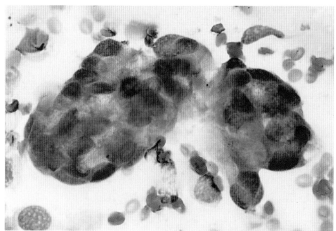

图 3-71 储备细胞,成团分布,胞核椭圆形,染色质薄、呈颗粒状,无核仁

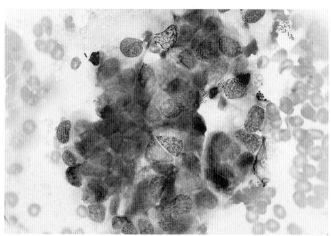

图 3-72 储备细胞,细胞排列紊乱,容易误认为是肿瘤细胞,但观察单个细胞,细胞结构简单,染色质呈颗粒状,无核仁

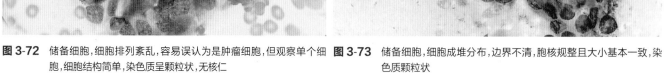

图 3-73 储备细胞,细胞成堆分布,边界不清,胞核规整且大小基本一致,染色质颗粒状

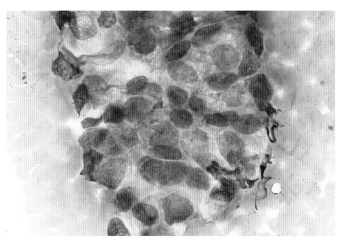
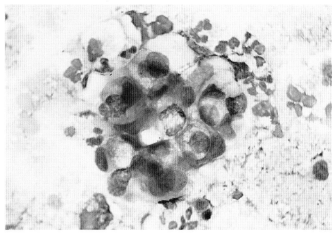

图 3-74 储备细胞不典型增生,成片分布,细胞边界不清,排列紊乱,与小细胞癌细胞不易鉴别,但该类细胞染色质偏薄、呈颗粒状

图 3-75 储备细胞,细胞群中间分布少量杯状细胞,容易误认为是腺癌细胞

　　基细胞常与纤毛柱状上皮细胞紧密连接,基本可以排除是肿瘤细胞的可能;独立成团的基细胞结构立体,排列不规则,与肺小细胞癌、腺癌细胞不易鉴别,基细胞异型性较小,细胞相对规整,结构简单,必要时结合病史及其他检查综合分析。在慢性支气管炎、支气管扩张、结核及肺部肿瘤等疾病均可出现储备细胞增生,细胞常成团分布,胞体及胞核均可增大,核质比增高,核仁明显;也可伴中性粒细胞增多。

　　6. 神经内分泌细胞(neuroendocrine cell) 又称小颗粒细胞(small granule cell),细胞数量少,散在分布于整个呼吸道的黏膜上皮内。细胞呈锥形或卵圆形,基底部位于基膜上(图 3-76A)。胞质内有许多分泌颗粒,含 5- 羟色胺、蛙皮素、降钙素和脑啡肽等物质,可调节呼吸道平滑肌的收缩和腺体的分泌。瑞 - 吉染色不易鉴别该类细胞,图 3-76B 仅供参考。

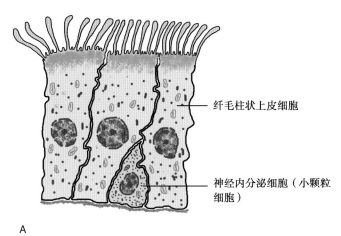

纤毛柱状上皮细胞

神经内分泌细胞（小颗粒细胞）

A

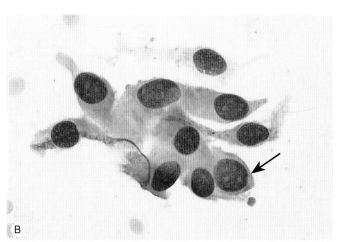

B

图 3-76 神经内分泌细胞
A. 神经内分泌细胞(小颗粒细胞)模式图;B. 瑞 - 吉染色后的神经内分泌细胞

　　7. 肺泡上皮细胞(pulmonary epithelial cell) 分为 I 型肺泡细胞和 II 型肺泡细胞(图 3-77、图 3-79),在支气管肺泡灌洗液中数量较少,瑞 - 吉染色后与肺泡巨噬细胞不易鉴别。

　　I 型肺泡细胞占肺泡表面积的 95%,细胞扁平或呈内皮样,胞质量少且质地偏薄,是进行气体交换、参与构成肺泡毛细血管膜的细胞,无再生能力,损伤后由 II 型肺泡细胞增殖分化补充。

　　II 型肺泡细胞又称分泌细胞(secretory cell),占肺泡表面积的 5% 左右,细胞呈圆形或立方形,核呈圆形,有再生能力。电镜下,细胞游离面有少量微绒毛,胞质内富含线粒体和溶酶体,有较发达的粗面内质网和高尔基复合体,细胞内含有平行排列的嗜锇性板层小体(osmiophilic multilamellar body),内容物以二棕榈酰磷脂酰胆碱(dipalmitoyl phosphatidyl choline,DPPC)为主(图 3-78)。瑞 - 吉染色:Ⅱ型肺泡细胞胞体圆形,胞质丰富,呈蓝色或灰蓝色,胞核比肺泡巨噬细胞略大,核偏位,染色质细颗粒状(图 3-80~图 3-83)。

Ⅱ型肺泡细胞可以合成表面活性物质(surfactant),覆在肺泡表面,降低表面张力,稳定肺泡大小,防止肺泡塌陷。Ⅱ型肺泡细胞在 BALF 数量较少,增多见于肺炎、败血症(弥漫性肺泡损伤)、肺栓塞与梗死、化疗或放疗、吸入性损伤、间质性肺病等疾病(图 3-84)。当机体出现弥漫性肺泡损伤时,Ⅱ型肺泡细胞可显著增生(图 3-85~图 3-87),细胞呈团状,胞核增大,核质比增高,核仁明显,与腺癌细胞不易区别,需结合病史及影像学检查综合分析,避免过度诊断。

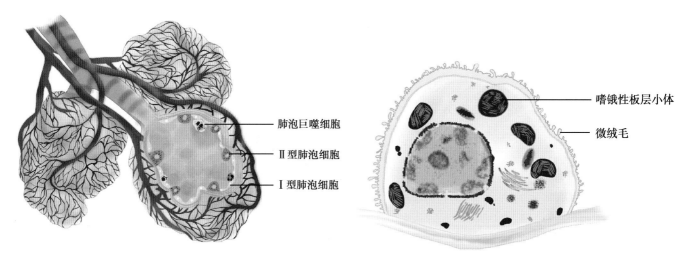

图 3-77　肺泡模式图

图 3-78　Ⅱ型肺泡细胞超微结构模式图

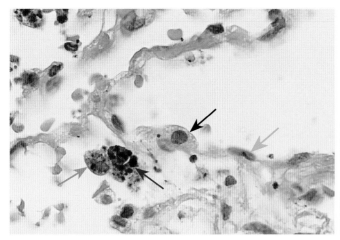

图 3-79　Ⅱ型肺泡细胞(黑箭所指),Ⅰ型肺泡细胞(绿箭所指),尘细胞(红箭所指),肺泡巨噬细胞(蓝箭所指)(组织切片,HE 染色)

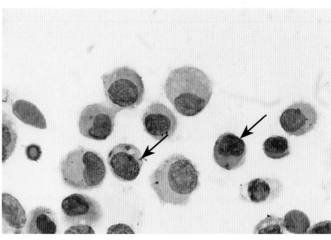

图 3-80　Ⅱ型肺泡细胞(箭头所指),胞质丰富,灰蓝色,胞核大、偏位;箭头所指肺上皮细胞内可见粗大颗粒

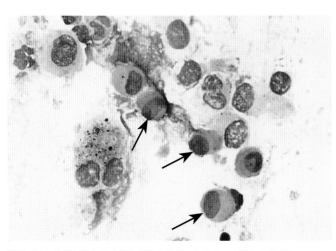

图 3-81 Ⅱ型肺泡细胞(箭头所指),胞体 15~30μm,背景可见黏液

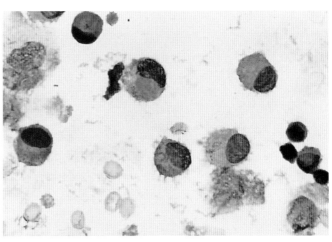

图 3-82 Ⅱ型肺泡细胞,与肺泡巨噬细胞不易鉴别,可从细胞核大小、染色质疏密程度等方面进行鉴别,Ⅱ型肺泡细胞核大、明显偏位,染色质细致

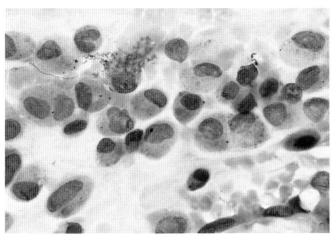

图 3-83 Ⅱ型肺泡细胞,细胞数量明显增多;来源于重症肺炎确诊病例

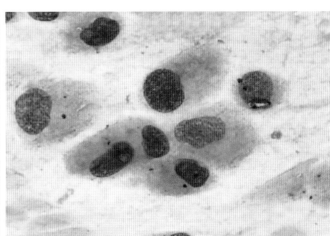

图 3-84 Ⅱ型肺泡细胞不典型增生,细胞数量增多,胞体增大,胞质丰富,胞核偏大;来源于放疗患者的 BALF 标本

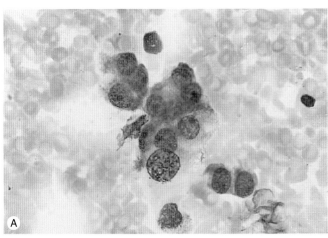

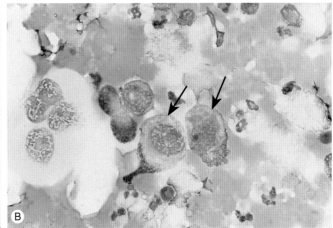

图 3-85 A. Ⅱ型肺泡细胞不典型增生,细胞边界不清,与储备细胞形态相似,但该类细胞体积偏大,胞质更丰富;B. Ⅱ型肺泡细胞不典型增生,细胞体积偏大,胞质嗜碱性增强,核质比增高,核仁增大;注意出现此类细胞需要排除肿瘤细胞

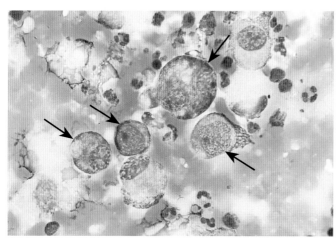

图 3-86 Ⅱ型肺泡细胞不典型增生,胞体大小不等,胞质丰富,着色偏深,核仁明显;炎性背景

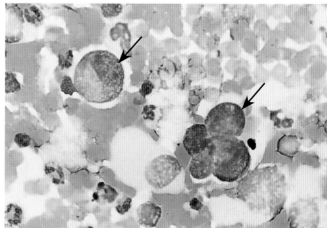

图 3-87 Ⅱ型肺泡细胞不典型增生,胞体增大,部分细胞边界不清,与腺癌细胞不易鉴别

8. **Creola 小体** 是由呼吸道黏膜在哮喘、支气管扩张和慢性支气管炎等慢性炎症刺激下,支气管上皮增生,出现皱褶并形成的乳头状突起。1962 年,Naylor 在哮喘患者的痰液中发现了这种细胞团,第一个被观察到这种细胞的病人叫"Creola",故命名为 Creola 小体。该类细胞排列紧密,表面有纤毛,断裂的横截面无纤毛(图 3-88、图 3-89),由支气管纤毛柱状上皮细胞、杯状细胞和基细胞所组成。

在支气管冲洗液或 BALF 中可以发现此类细胞簇,由于细胞体积小,成团分布,与乳头状腺癌细胞或小细胞癌细胞形态相似。Creola 小体结构立体,细胞排列紧密,有时瑞 - 吉染色的细胞看不清细胞结构(图 3-90、图 3-91),但细胞簇边缘可见粉红色的纤毛(图 3-92、图 3-93),只要观察到纤毛结构,就可以排除恶性细胞。

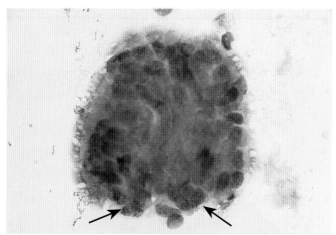

图 3-88 Creola 小体,可见断裂面(箭头所指),断裂面的细胞无纤毛,小体内的细胞排列紧密,胞核大小基本一致

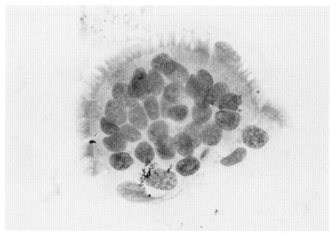

图 3-89 Creola 小体,细胞排列松散,可见断裂面;来源于慢性支气管炎确诊病例

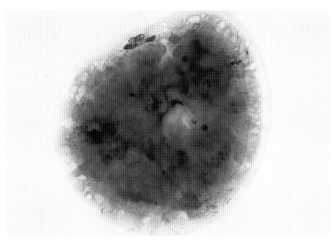

图3-90 Creola小体,细胞团内部结构不清,但细胞簇边缘纤毛结构清晰

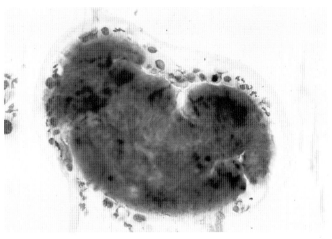

图3-91 Creola小体,细胞排列紧密,边缘可见粉红色纤毛(×400)

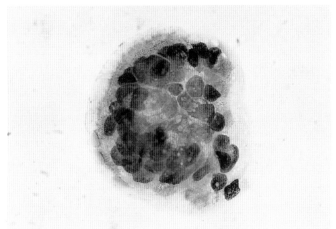

图3-92 Creola小体,细胞簇外部轮廓可见粉红色纤毛

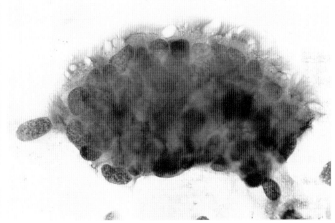

图3-93 Creola小体,边缘细胞结构清晰,断裂面细胞无纤毛

（三）非上皮细胞

肺组织中的巨噬细胞根据所处组织环境不同,主要分为支气管巨噬细胞、间质巨噬细胞及肺泡巨噬细胞,其功能各不相同。肺泡巨噬细胞分布于肺泡腔内,健康人以肺泡巨噬细胞为主,占肺巨噬细胞90%以上。

1. 肺泡巨噬细胞(alveolar macrophages, AMs) 位于肺泡腔内,是呼吸道的第一道防线,对于缺乏纤毛结构的终末细支气管和肺泡非常重要,只能借助肺泡巨噬细胞来吞噬外源性灰尘颗粒或其他异物颗粒,然后转移到淋巴结中。肺泡巨噬细胞不仅有极强的吞噬能力,还可以处理并提呈抗原,产生细胞因子,参与人体多种免疫反应,是重要的免疫细胞,与肺纤维化、支气管哮喘、慢性阻塞性肺疾病(COPD)、肺泡蛋白病(PAP)、急性呼吸窘迫综合征(ARDS)、病毒感染及细菌感染等多种肺部疾病密切相关。此外,肺泡巨噬细胞还参与胆固醇代谢、脂肪酸的氧化以及脂质的运输、存储和降解等生理过程。

在不同病理阶段,肺泡巨噬细胞发挥着维持肺组织环境稳定及宿主防御重要的作用,扮演着促炎和抗炎的双重角色。正常的情况下,对于组织碎片或无害抗原,肺泡巨噬细胞主要发挥抗炎作用,这一过程是通过白介素-10受体(IL-10R)、转化生长因子-β受体(TGF-βR)、CD200受体(CD200R)及Toll样受体(TLR)等信号通路调控的。对于致病微生物或组织损伤,肺泡巨噬细胞的促炎作用强于抗炎作用,肺泡巨噬细胞启动有效的免疫反应,产生并释放大量的炎症介质,如细胞因子、趋化因子、补体、危险信号分子等,这些炎症介质可促使单核细胞和中性粒细胞增多,并激活肺上皮细胞和间质巨噬细胞,从而建立肺部炎症环境。

近年来的研究表明,肺泡巨噬细胞源自胚胎衍生的胎儿单核细胞,并在出生后形成高度依赖于粒细胞-巨噬细胞集落刺激因子的自我复制,保持细胞稳态。BALF中的肺泡巨噬细胞单个散在分布,也可被黏液包裹成群或成堆分布,细胞体积大小不一(图 3-94~图 3-97),呈圆形或卵圆形,胞质丰富,灰蓝色或蓝色(图 3-98、图 3-99),胞质内可见吞噬的灰尘颗粒及其他颗粒(图 3-100~图 3-103),细胞核呈圆形或椭圆形,染色质薄、呈颗粒状,部分细胞可见核仁(图 3-104~图 3-107)。肺泡巨噬细胞可发生退变,表现为胞体肿胀,胞质颗粒变性或呈泡沫样,胞核疏松呈网状或破碎(图 3-108、图 3-109)。

肺泡巨噬细胞是支气管肺泡灌洗液中最常见的一类细胞,气管刷片标本少见;肺泡巨噬细胞也是确定痰液标本是否合格的一个重要指标。

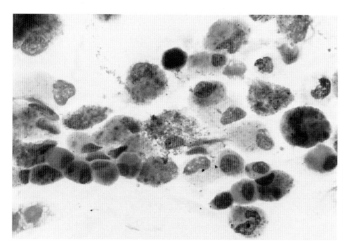

图 3-94 肺泡巨噬细胞,散在分布,体积大小不一,胞质内可见大量灰蓝色颗粒

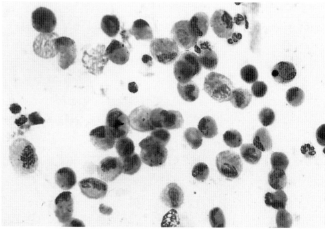

图 3-95 肺泡巨噬细胞,体积偏小,胞核小,分布于涂片较厚的区域(×400)

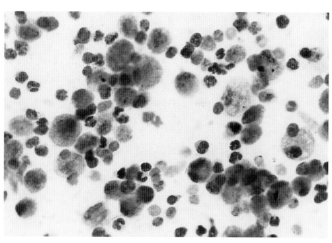

图 3-96 肺泡巨噬细胞伴中性粒细胞及嗜酸性粒细胞增多;来源于肺部感染病例(×400)

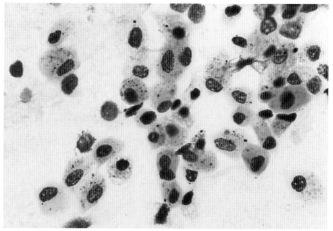

图 3-97 肺泡巨噬细胞,胞体偏小,胞质内可见少量黑色尘埃颗粒(×400)

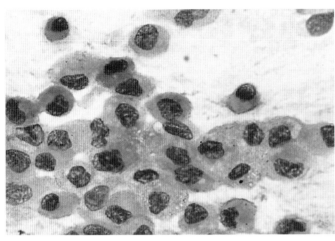

图 3-98 肺泡巨噬细胞,与Ⅱ型肺泡细胞不易区分,该类细胞胞体偏小,胞核偏小,染色质粗颗粒状

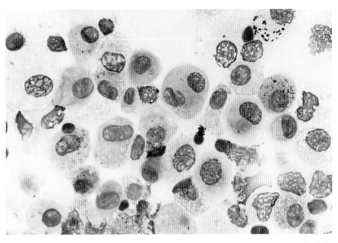

图 3-99 肺泡巨噬细胞,胞体大小不等,胞质丰富、颗粒较少,可见双核肺泡巨噬细胞

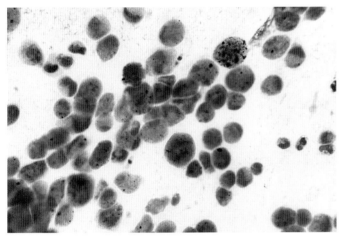

图 3-100 肺泡巨噬细胞,体积大小不一,结构不清,这类细胞常分布在涂片头部,或因细胞被黏液包裹未被推开所致

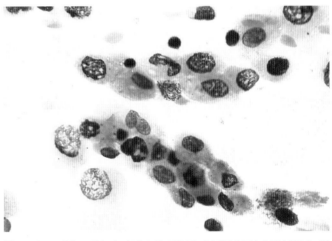

图 3-101 肺泡巨噬细胞,部分细胞呈梭形,主要是由于在制片过程中,细胞被牵拉造成的

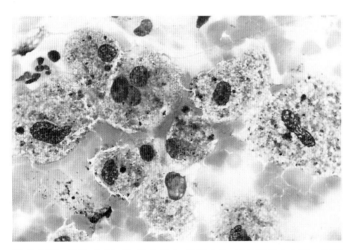

图 3-102 肺泡巨噬细胞,胞体偏大,胞质丰富,其内可见大小不一的颗粒,胞核较小

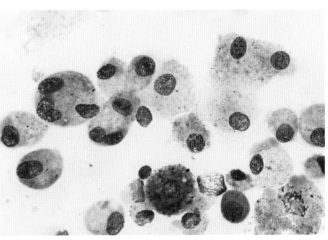

图 3-103 肺泡巨噬细胞,胞体大小不等,部分细胞多个核,胞核大小一致,圆形或类圆形

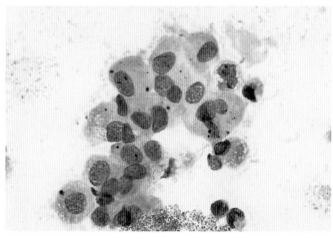

图 3-104 肺泡巨噬细胞,成片或散在分布,注意与储备细胞进行区别,该类细胞胞质丰富,呈灰蓝色,其内可见少量尘埃颗粒

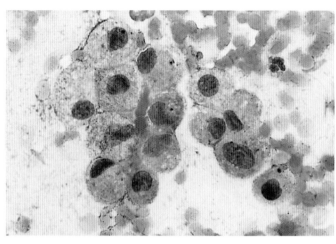

图 3-105 肺泡巨噬细胞,细胞成堆分布,胞体呈圆形,胞质灰蓝色,胞核偏位,染色质颗粒状,无核仁

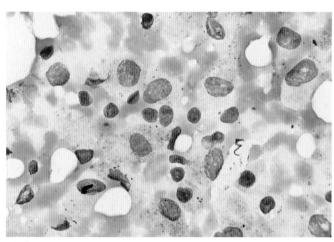

图 3-106 肺泡巨噬细胞,细胞大小不一,胞质内可见细小的蓝色颗粒

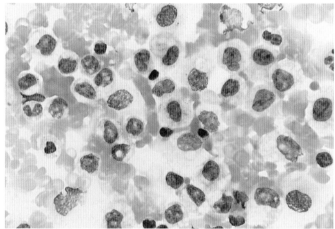

图 3-107 肺泡巨噬细胞,体积偏小,与血液中的单核细胞不易鉴别,该类细胞胞质丰富,胞核圆形或椭圆形,而单核细胞胞核不规则

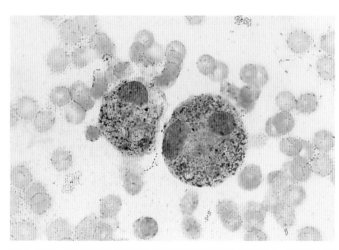

图 3-108 退变肺泡巨噬细胞,细胞退变现象明显,胞体增大,胞质发生颗粒变性,细胞核变化不大

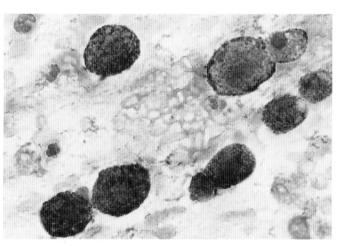

图 3-109 退变肺泡巨噬细胞,细胞数量增多,胞体大小不等,胞质内可见粗大的颗粒,细胞核碎裂

在病毒性肺炎、间质性肺病及尘肺等肺部疾病的BALF或痰液中可见多核肺泡巨噬细胞,该类细胞体积巨大(图3-110),胞质丰富且质地厚重,呈灰蓝色,其内可见吞噬的颗粒(图3-111),胞核数个或数十个,呈圆形,大小基本一致(图3-112~图3-115)。该类细胞易发生退变,胞体增大或破裂,胞核疏松呈网状(图3-116~图3-119)。多核肺泡巨噬细胞需要与朗汉斯巨细胞(Langhans giant cell)进行鉴别。

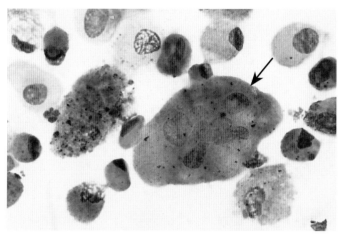

图 3-110 多核肺泡巨噬细胞(箭头所指),胞体巨大,胞质丰富,呈灰蓝色,多个核,背景可见大量单核肺泡巨噬细胞

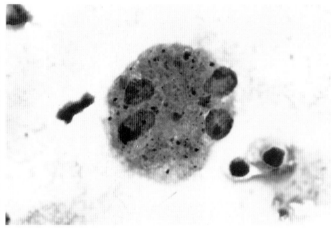

图 3-111 多核肺泡巨噬细胞,胞体大,胞质丰富,其内可见少量棕褐色碳素颗粒

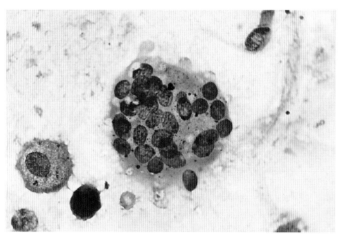

图 3-112 多核肺泡巨噬细胞,体积巨大,胞核数十个,大小基本一致

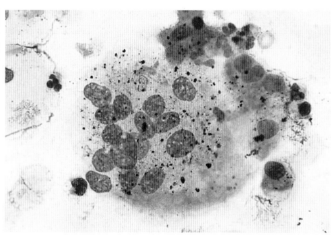

图 3-113 多核肺泡巨噬细胞,胞体不完整,胞质丰富,胞核椭圆形,染色质粗颗粒状,可见小核仁

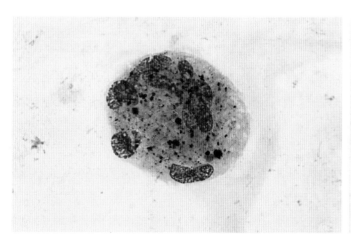

图 3-114 多核肺泡巨噬细胞,胞质丰富,其内可见大小不一的尘埃颗粒

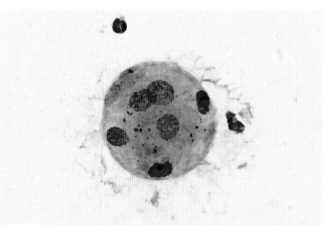

图 3-115 多核肺泡巨噬细胞,胞体呈圆形,胞质丰富,多个核,散在分布于细胞内

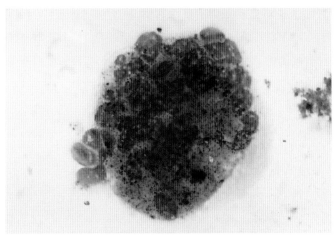
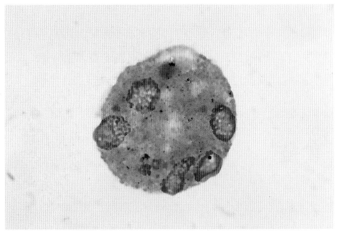

图 3-116 多核肺泡巨噬细胞,胞体巨大,胞质厚重,其内可见吞噬的尘埃 颗粒,胞核数十个

图 3-117 多核肺泡巨噬细胞,胞质灰蓝色,胞核退化,染色质呈疏松网状

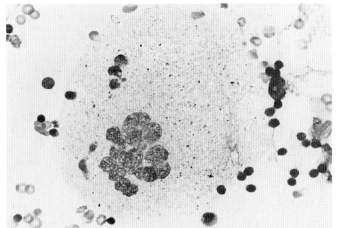
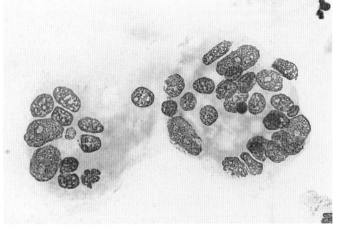

图 3-118 退变多核肺泡巨噬细胞,胞体巨大,胞质丰富,着色较浅,细胞核 肿胀,染色质呈网状(×400)

图 3-119 退变多核肺泡巨噬细胞,胞体不完整,细胞核肿胀,染色质疏松呈 网状

2. **尘细胞(dust cell)** 又称碳沉积巨噬细胞(carbon-laden macrophages),是由肺泡巨噬细胞吞噬大量尘埃颗粒(灰尘颗粒)或其他异物颗粒形成的,该类细胞胞体大小不一,胞质内含有棕色或黑色的颗粒,未染色时胞核结构不清,细胞破碎后尘埃颗粒释放至细胞外(图 3-121~图 3-125)。含铁血黄素染色/铁染色是鉴别尘细胞和含铁血黄素细胞重要方法,尘埃颗粒不着色,含铁血黄素颗粒呈蓝色(图 3-126、图 3-127);瑞-吉染色后,胞核呈紫红色,尘埃颗粒不着色(图 3-128~图 3-139)。含有大量尘细胞的 BALF 标本,离心后的外观呈棕褐色或黑色(图 3-120)。

尘细胞常见于吸烟者或长期接触粉尘的人群,特征是细胞内可见棕黑色的尘埃颗粒。可根据胞质中的颗粒来区别 BALF 中的巨噬细胞与肺泡上皮细胞。恶性黑色素瘤细胞与尘细胞胞质内都可见黑色的颗粒,不易区别,前者细胞体积巨大,异型性明显,具有肿瘤细胞特征;而尘细胞异型性较小,无肿瘤细胞特征,免疫细胞化学有助于细胞的鉴别。

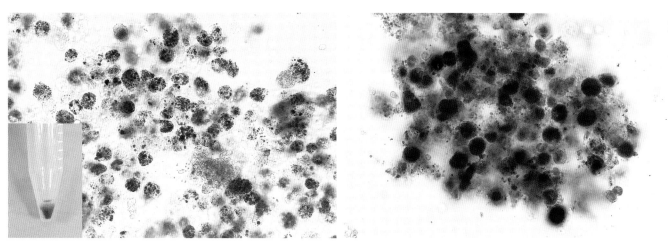

图 3-120 尘细胞,细胞数量明显增多,离心沉淀呈黑色(未染色,×400)

图 3-121 尘细胞,成堆分布,细胞内外可见大量棕黑色颗粒;来源于长期吸烟者的 BALF(未染色,×400)

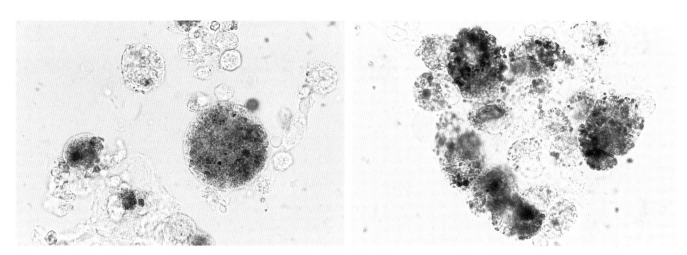

图 3-122 尘细胞,体积大小不一,胞质内充满黄褐色颗粒,铁染色可区别尘细胞与含铁血黄素细胞;来源于长期吸烟者的 BALF(未染色)

图 3-123 尘细胞,数量较多,成堆分布,未染色看不清胞核(未染色)

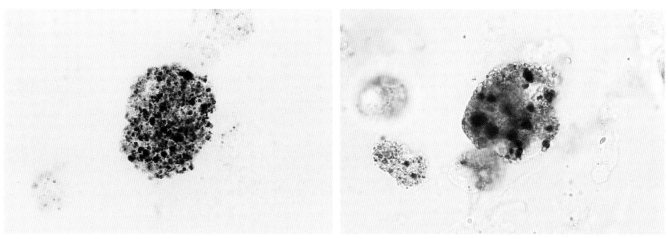

图 3-124 尘细胞,体积巨大,胞质内的尘埃颗粒粗大,看不清细胞核(未染色)

图 3-125 尘细胞,胞体偏大,胞质内可见大小不一的棕黑色颗粒,与含铁血黄素颗粒不易鉴别,后者未染色呈金黄色或黄褐色(未染色)

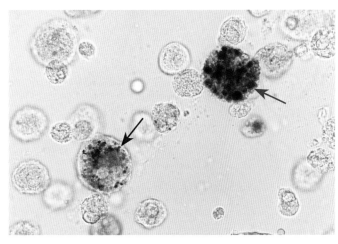

图 3-126 尘细胞（黑箭所指），胞质内颗粒呈黑色；含铁血黄素细胞（红箭所指）胞质内颗粒呈蓝色（含铁血黄素染色）

图 3-127 尘细胞（黑箭所指）含铁血黄素染色阴性；含铁血黄素细胞（红箭所指）染色阳性

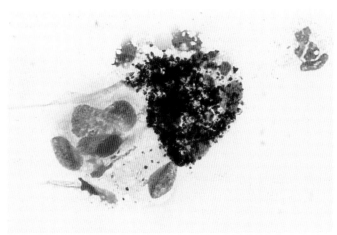
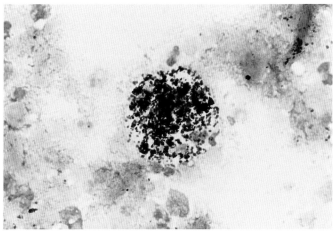

图 3-128 尘细胞，胞体巨大，胞质内可见大量黑色尘埃颗粒及少量蓝色油漆类颗粒，胞核呈紫红色；患者近期有油漆接触史

图 3-129 尘细胞，细胞退化，胞核碎裂，背景可见大量坏死细胞；来源于肺脓肿确诊病例

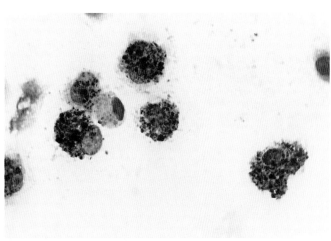
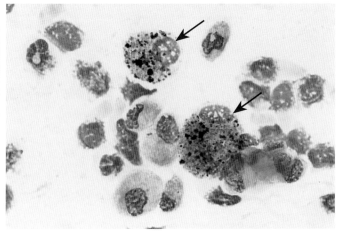

图 3-130 尘细胞，体积中等大小，胞核偏大，胞质内充满粗大的黑色尘埃颗粒

图 3-131 尘细胞（箭头所指），体积偏大，背景可见大量肺泡巨噬细胞

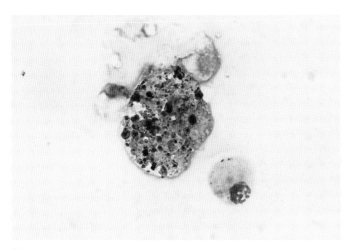

图 3-132 尘细胞,胞体偏大,胞质内可见粗大的棕褐色颗粒,需要与含铁血黄素细胞进行区别

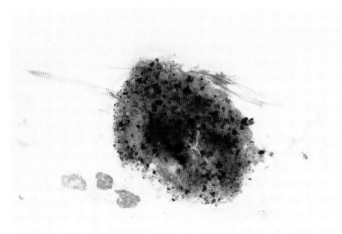

图 3-133 多核尘细胞,胞体巨大,多个核,胞核退化,细胞内可见大量黑色尘埃颗粒

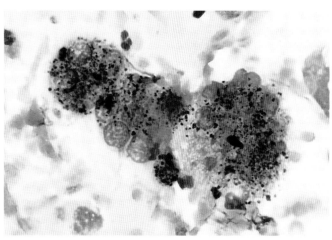

图 3-134 多核尘细胞,胞体巨大,多个核,胞质内可见大量尘埃颗粒

图 3-135 多核尘细胞,胞体巨大,需要与朗汉斯巨细胞进行区别,后者胞质内无尘埃颗粒

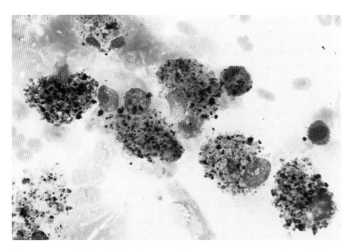

图 3-136 尘细胞,胞体偏大,胞质丰富,其内可见吞噬的黑色或棕黄色的尘埃颗粒

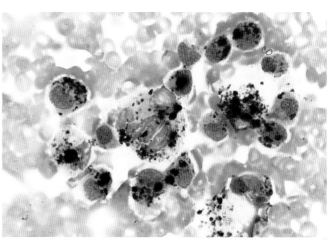

图 3-137 尘细胞,胞体偏小,胞质内黑色的尘埃颗粒较粗大,胞核偏位,呈紫红色

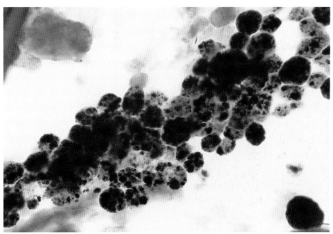 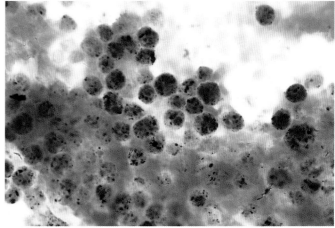

图 3-138 尘细胞,细胞被黏液包裹,成堆分布,胞体较小,看不清细胞核,整个细胞呈黑色　**图 3-139** 尘细胞,细胞体积较小,分布于涂片较厚的区域,背景可见大量红细胞

3. 脂沉积巨噬细胞(lipid-laden macrophage) 又称噬脂细胞,是肺泡巨噬细胞吞噬大量脂质形成的细胞,细胞体积增大,胞质内可见大小不等、折光性较强的脂肪颗粒(图 3-140、图 3-141);苏丹Ⅲ或油红 O 染色脂肪颗粒呈橘黄色或橘红色(图 3-142~ 图 3-144);SM 染色脂肪颗粒不着色,胞核呈紫红色(图 3-145);若瑞 - 吉染色时间较短,细胞内脂类物质不易被溶解(图 3-146)。

瑞 - 吉染色后的脂沉积巨噬细胞,胞质内的脂类被染液中的甲醇溶解,形成大量空泡,使得胞质呈泡沫样,所以这类细胞又称为泡沫细胞(foam cells)(图 3-147~ 图 3-151)。与腺癌细胞区别:噬脂细胞的异型性较小,胞核小,退化现象明显,染色质呈疏松网状;腺癌细胞的胞质也可呈泡沫样,但细胞异型性明显,胞核大,核仁明显,具有肿瘤细胞特征。

脂沉积巨噬细胞增多常见于慢性肺部炎症、黄色瘤、脂质性肺炎、病毒感染等疾病。镜检时发现该类细胞应在报告中说明或进行提示。

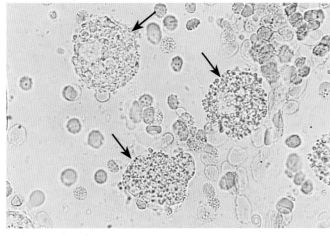 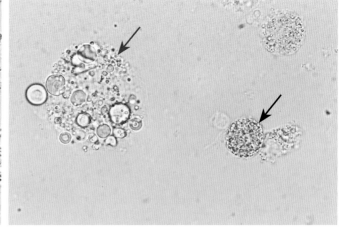

图 3-140 脂沉积巨噬细胞(箭头所指),细胞数量增多,胞质内可见大量脂肪颗粒(未染色)　**图 3-141** 脂沉积巨噬细胞(红箭所指),体积偏大,胞质内可见大小不一、折光性强的脂肪颗粒;肺泡巨噬细胞(黑箭所指),体积偏小,胞质内可见小颗粒(未染色)

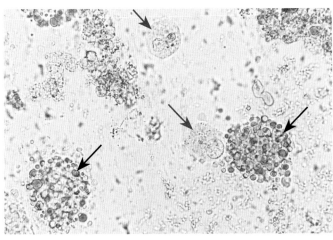

图 3-142 脂沉积巨噬细胞（黑箭所指），胞体偏大，胞质内的脂肪颗粒呈橘黄色，肺泡巨噬细胞（红箭所指）不着色（苏丹Ⅲ染色）

图 3-143 脂沉积巨噬细胞，细胞内充满橘黄色脂肪颗粒，右下角可见游离的脂肪滴（苏丹Ⅲ染色）

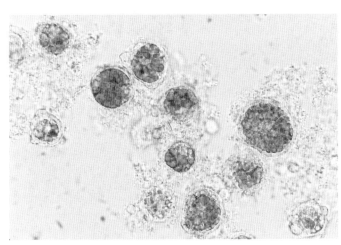

图 3-144 脂沉积巨噬细胞，胞质内的脂肪颗粒排列紧密，充满整个胞质，油红 O 染色脂肪颗粒呈橘红色（油红 O 染色）

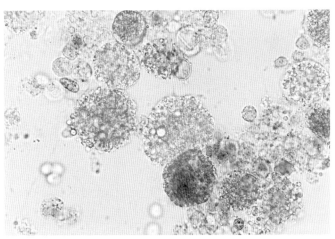

图 3-145 脂沉积巨噬细胞，胞质内的脂肪颗粒不着色，折光性较强（SM染色）

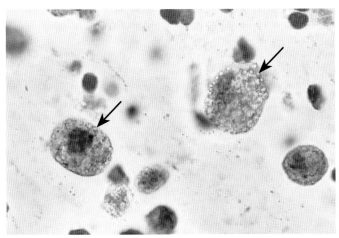

图 3-146 脂沉积巨噬细胞，染色时间短，细胞内的脂类物质尚未溶解，胞质内可见折光性稍强的脂肪颗粒，胞核呈紫红色

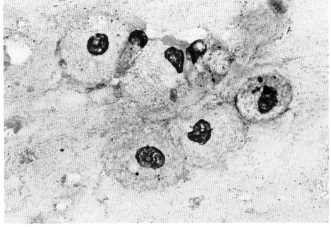

图 3-147 泡沫细胞，胞质丰富，呈泡沫样，胞核偏小，染色质疏松呈网状

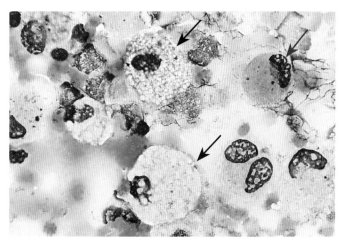

图 3-148　泡沫细胞（黑箭所指），与肺泡巨噬细胞（红箭所指）相比，泡沫细胞体积偏大

图 3-149　泡沫细胞，细胞数量较多，胞质呈泡沫样，胞核较小，染色质疏松呈网状

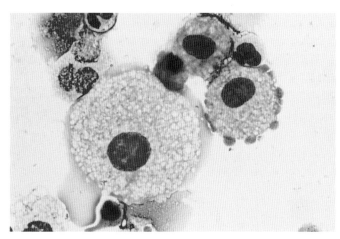

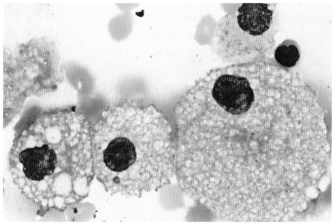

图 3-150　泡沫细胞，胞体大小不等，胞质泡沫样，着色较浅，胞核圆形，染色质颗粒状

图 3-151　泡沫细胞，细胞体积差异性较大，胞质内的空泡大小不一；来源于呼吸道病毒感染确诊病例

　　4. 含铁血黄素细胞（hemosiderin cells）　巨噬细胞吞噬的红细胞被溶酶体降解，血红蛋白分解的 Fe^{3+} 与蛋白质结合形成铁蛋白微粒，铁蛋白微粒在胞质内聚集形成含铁血黄素（hemosiderin），即为含铁血黄素细胞。含铁血黄素是一种不稳定的铁蛋白聚合体，未染色时金黄色或黄褐色，颗粒大小不一，数量不等，散在分布于细胞内或充满整个细胞，也可因细胞破碎释放到细胞外（图 3-152~ 图 3-156，图 3-158）。含铁血黄素颗粒可与尘埃颗粒同时出现在一个细胞内（图 3-157）。

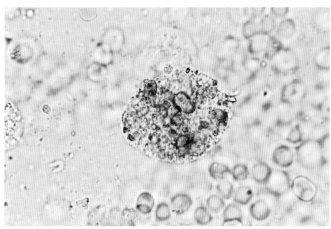

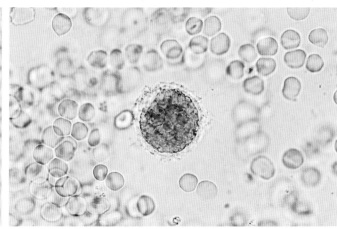

图 3-152　含铁血黄素细胞，体积偏大，胞质内的含铁血黄素颗粒大小不一，呈金黄色（未染色）

图 3-153　含铁血黄素细胞，细胞内可见大量的含铁血黄素颗粒，排列紧密，聚集成块；来源于肺出血病例（未染色）

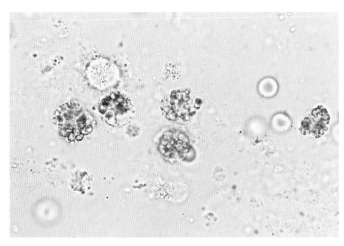

图 3-154 含铁血黄素细胞,胞体偏小,胞质内可见含铁血黄素颗粒,呈金黄色(未染色)

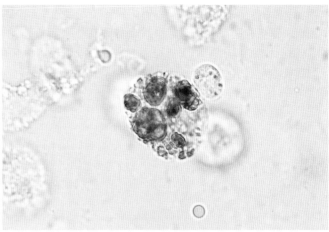

图 3-155 含铁血黄素细胞,胞质内可见块状的含铁血黄素颗粒,瑞-吉染色时块状颗粒不易着色(未染色)

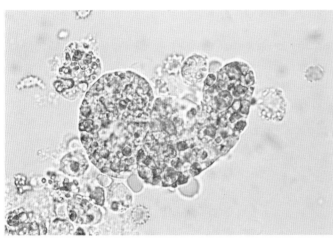

图 3-156 含铁血黄素细胞,细胞数量明显增多,体积巨大,胞质内的含铁血黄素颗粒呈金黄色(未染色)

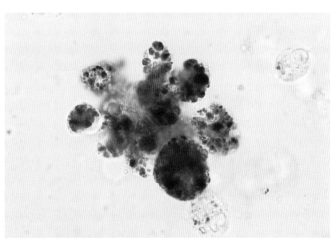

图 3-157 含铁血黄素细胞,细胞内不仅含有含铁血黄素颗粒,还吞噬了大量的尘埃颗粒(未染色)

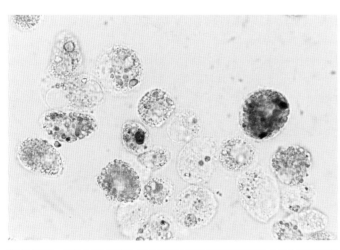

图 3-158 含铁血黄素细胞,每个细胞内都含有数量不等的含铁血黄素颗粒(未染色)

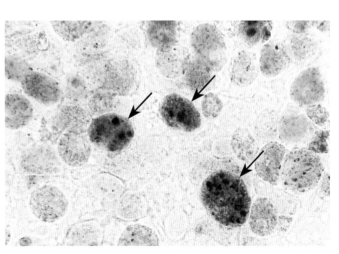

图 3-159 含铁血黄素细胞(箭头所指),与图 3-158 来自同一个病例,含铁血黄素染色阳性,胞质内的颗粒呈蓝色(含铁血黄素染色)

含铁血黄素染色多用试管法,标本离心后,弃去上清液,直接在离心沉淀中加入配制好的染液,染色10~15分钟,再次离心,取1滴沉淀物加在载玻片上观察。在酸性条件下,铁蛋白中的Fe^{3+}与亚铁氰化钾作用,产生蓝色的亚铁氰化铁颗粒(图3-159~图3-165);铁染色与含铁血黄素染色原理相同,染色方法同骨髓铁染色,需要注意的是,涂片干燥后再进行染色,染色后含铁血黄素颗粒呈深蓝色(图3-166、图3-167)。瑞-吉染色后的含铁血黄素细胞,胞质内颗粒不易着色或呈蓝色颗粒(图3-168~图3-175)。HE染色含铁血黄素颗粒不着色(图3-176、图3-177)。

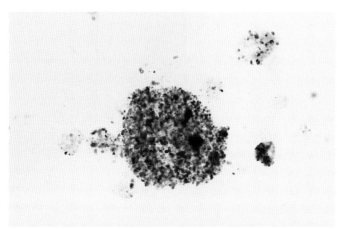

图 3-160　含铁血黄素细胞,巨噬细胞内同时含有尘埃颗粒及含铁血黄素颗粒,染色后,尘埃颗粒不着色,而含铁血黄素颗粒呈深蓝色(含铁血黄素染色)

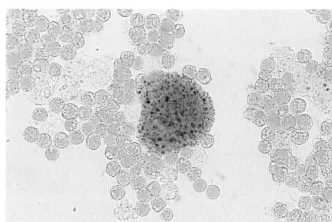

图 3-161　含铁血黄素细胞,胞质呈蓝色,棕黑色的尘埃颗粒不着色(含铁血黄素染色)

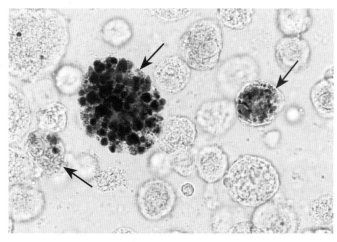

图 3-162　含铁血黄素细胞(黑箭所指),胞质内含铁血黄素颗粒呈深蓝色,而尘细胞(红箭所指)内的颗粒为黑色(含铁血黄素染色)

图 3-163　含铁血黄素细胞(黑箭所指),尘细胞(红箭所指)(含铁血黄素染色)

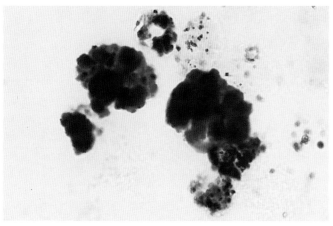

图 3-164　含铁血黄素细胞,胞质内的含铁血黄素颗粒呈块状,呈深蓝色(含铁血黄素染色)

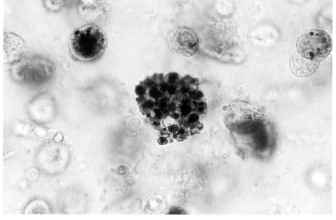

图 3-165　含铁血黄素细胞,体积大小不一,含铁血黄素颗粒粗大(含铁血黄素染色)

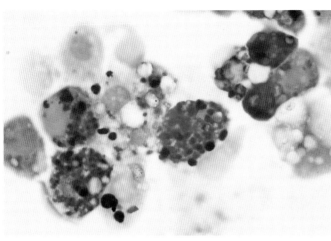

图 3-166 含铁血黄素细胞,体积大小不一,胞质充满含铁血黄素颗粒(铁染色,方法同骨髓铁染色)

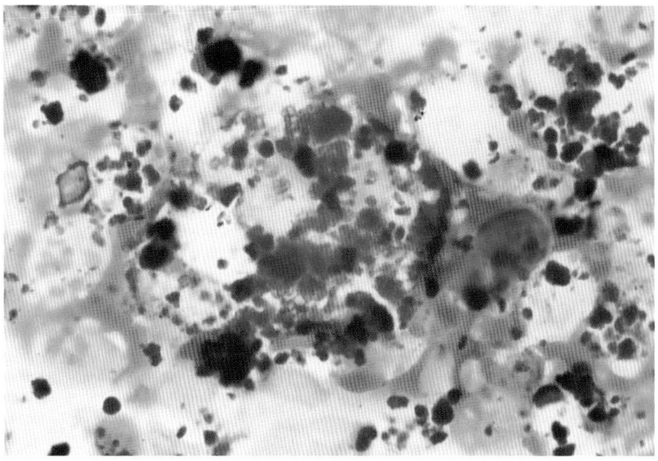

图 3-167 含铁血黄素细胞,部分细胞破碎,细胞外可见大量蓝色的含铁血黄素颗粒(铁染色,方法同骨髓铁染色)

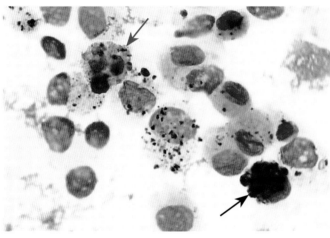

图 3-168 含铁血黄素细胞(红箭所指),含铁血黄素颗粒不易着色;尘细胞(黑箭所指)

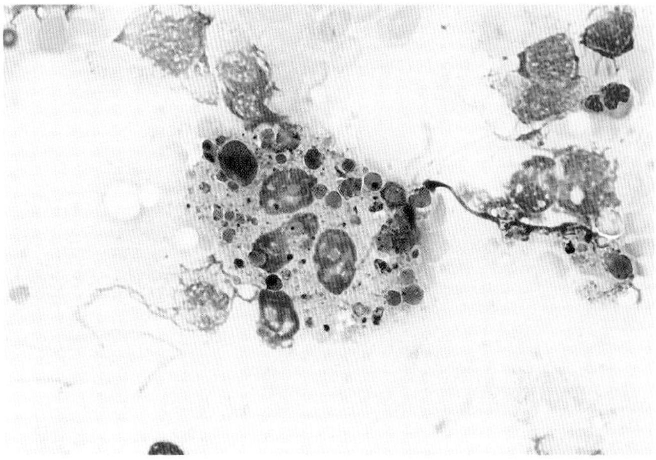

图 3-169 含铁血黄素细胞,胞体巨大,多个核,细胞内可见粗大的含铁血黄素颗粒,呈金黄色

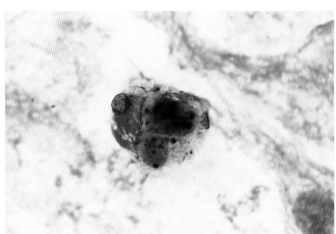

图 3-170 含铁血黄素细胞,胞质内的含铁血黄素颗粒体积巨大,呈块状

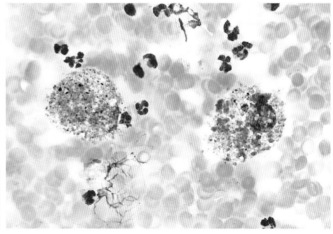

图 3-171 含铁血黄素细胞,小颗粒的含铁血黄素瑞-吉染色呈蓝色,胞核呈紫红色,注意与海蓝细胞进行区别

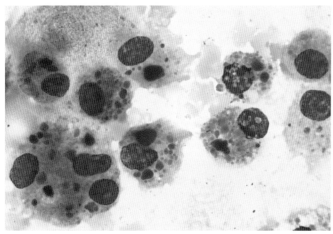

图 3-172 含铁血黄素细胞,体积大小不一,胞质内的含铁血黄素颗粒着色深浅不一;来源于弥漫性肺泡出血确诊病例

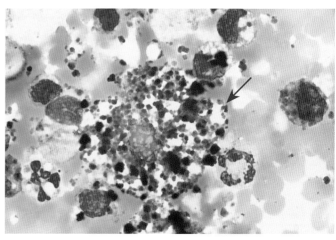

图 3-173 含铁血黄素细胞(箭头所指),体积巨大,含铁血黄素颗粒灰蓝色,部分颗粒溢出细胞外

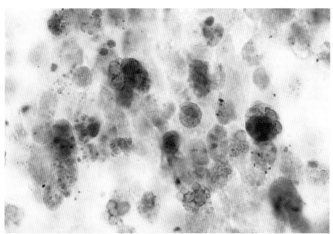

图 3-174 含铁血黄素细胞,数量明显增多,粗大的含铁血黄素颗粒分布于细胞内外

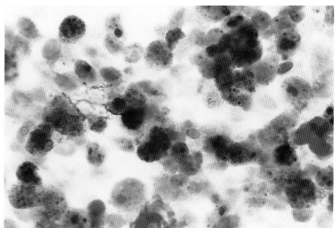

图 3-175 含铁血黄素细胞,分布于涂片较厚的区域,细胞堆积

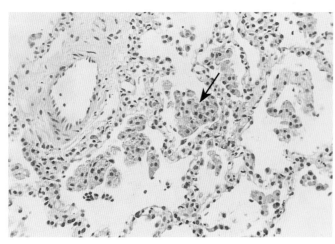

图 3-176 含铁血黄素细胞,成片分布,胞质内的含铁血黄素颗粒呈金黄色(组织切片,HE 染色,×100)

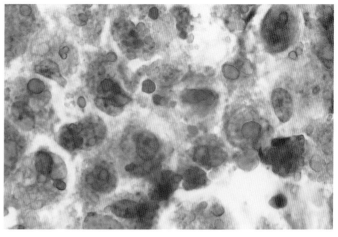

图 3-177 含铁血黄素细胞,粗大的含铁血黄素颗粒不着色,分布在细胞内外(HE 染色)

当慢性充血性心力衰竭导致肺淤血时,大量红细胞由肺泡毛细血管渗出进入肺间质,被巨噬细胞吞噬形成的含铁血黄素细胞又称为心衰细胞(heart failure cells)。需要注意的是其他引起肺出血的疾病也可出现此类细胞,所以细胞学检验只需要报告含铁血黄素细胞的数量及比例即可,无需报告心衰细胞。

含铁血黄素细胞未染色时需要与尘细胞进行区分(表3-2);瑞-吉染色后需要与海蓝细胞进行鉴别。

表3-2 含铁血黄素细胞与尘细胞鉴别要点

	含铁血黄素细胞	尘细胞
分布	散在或成堆	散在或成堆
体积	偏大	偏大或巨大
胞质	胞质丰富,含铁血黄素颗粒呈金黄色或黄褐色	尘埃颗粒呈棕褐色或黑色
胞核	不规则,易退化	圆形或不规则,体积大小不等
瑞-吉染色	含铁血黄素颗粒不易着色或呈蓝色	尘埃颗粒不着色
铁染色或含铁血黄素染色	阳性,呈深蓝色	阴性

5. **朗汉斯巨细胞(langhans giant cell)** 朗汉斯巨细胞胞体巨大,胞质丰富,着色较浅,胞核数个到数十个不等(图3-178),有的可达上百个(图3-179、图3-180),胞核圆形或椭圆形,常分布在近细胞膜外周,呈"马蹄铁"状排列,染色质细颗粒状,无核仁(图3-181)。该类细胞需要与体积巨大的多核肺泡巨噬细胞相鉴别,后者胞质厚重,其内可见吞噬的尘埃颗粒,胞核偏大,染色质致密。朗汉斯巨细胞多见于肉芽性炎症,如肺结核(pulmonary tuberculosis)、结节病(sarcoidosis)等。

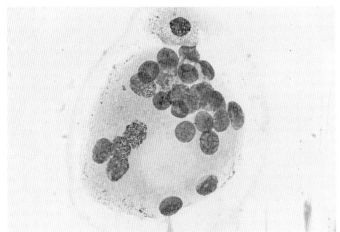

图 3-178 朗汉斯巨细胞,体积巨大,胞质丰富,着色较浅,胞核数十个

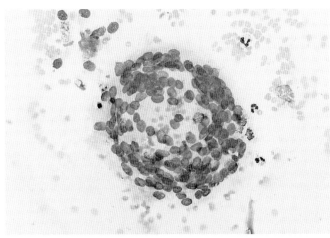

图 3-179 朗汉斯巨细胞,体积巨大,胞核可达上百个,大小基本一致,染色质细颗粒状,无核仁(×400)

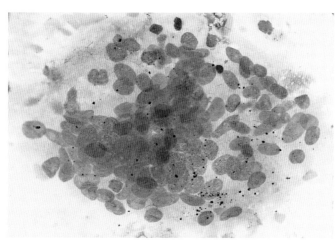

图 3-180 朗汉斯巨细胞,体积巨大,胞核上百个

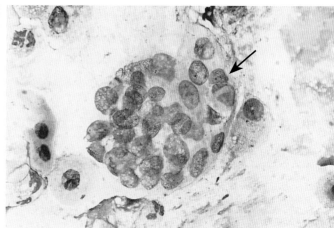

图 3-181 朗汉斯巨细胞(箭头所指),细胞退化,染色质疏松呈网状

在支气管肺泡灌洗液中可发现不同种类的多核巨细胞,如多核纤毛柱状细胞(图 3-182A)、朗汉斯巨细胞(图 3-182B)、多核肺泡巨噬细胞(图 3-182C)及单纯疱疹病毒感染的细胞(图 3-182D)等,这些细胞形态特征及临床意义各不相同。瑞 – 吉染色适用于多核纤毛柱状细胞、朗汉斯巨细胞和多核肺泡巨噬细胞的鉴别;巴氏染色及活体染色适用于鉴别单纯疱疹病毒感染后的细胞。

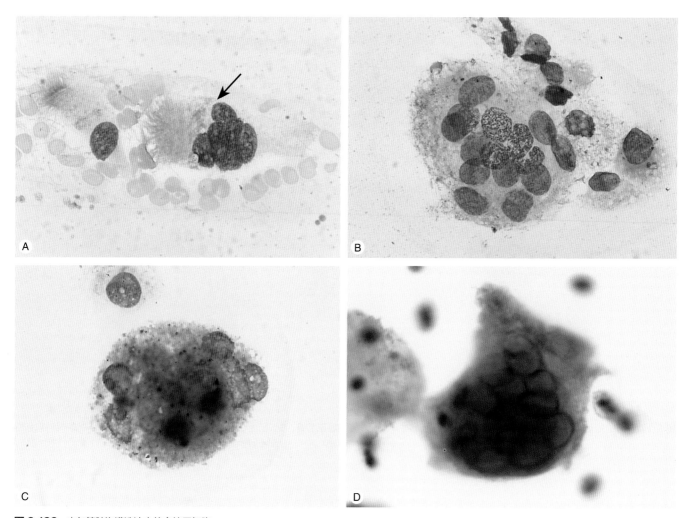

图 3-182 支气管肺泡灌洗液中的多核巨细胞
A. 多核纤毛柱状上皮细胞(箭头所指);B. 朗汉斯巨细胞;C. 多核肺泡巨噬细胞;D. 单纯疱疹病毒感染后的细胞(巴氏染色,彭振武提供)

6. **吞噬异物的巨噬细胞** 该类细胞与患者的职业、工作环境及接触的物质有关。由于环境中某种物质浓度较高，并飘浮于空气中，可被患者吸入，长期接触可在肺内存集，被巨噬细胞吞噬（图 3-183）。吞噬异物的巨噬细胞体积大小不一，常散在分布，胞质内可见吞噬的各类物质，颜色不同，颗粒大小不一，包括一些石棉纤维（图 3-184）、矿物微粒（图 3-185）、金属颗粒（图 3-186）、油漆颗粒（图 3-187、图 3-188）及其他物质，可引起肺部急性或慢性炎症，也可以诱发肺部肿瘤。

7. **海蓝细胞（sea-bule cell）** 又称海蓝组织细胞，见于海蓝组织细胞增生症（sea-blue histiocytosis），是一种常染色体隐性遗传病，起病年龄从婴儿到老年均可见。是由于神经鞘磷脂酶活性降低，受累组织或细胞中神经鞘磷脂和神经糖脂积聚，瑞-吉染色后呈海蓝色颗粒。海蓝细胞肺部浸润时，可在 BALF 标本中发现大量海蓝细胞。

未染色时，海蓝细胞与肺泡巨噬细胞形态、大小相似，不易鉴别，胞体圆形或类圆形，胞质内充满大量颗粒，胞核被颗粒覆盖（图 3-189、图 3-190）。海蓝细胞内的颗粒无色，体积大小不一，与脂肪颗粒类似，瑞-吉染色脂肪颗粒溶解，而海蓝细胞内的颗粒不溶解，呈蓝色均质状（图 3-191~图 3-194）；与含铁血黄素颗粒区别，含铁血黄素颗粒未染色为金黄色或黄褐色，含铁血黄素染色或铁染色呈蓝色，而海蓝细胞内的颗粒不着色。此外，海蓝细胞苏丹黑及糖原染色呈阳性反应。

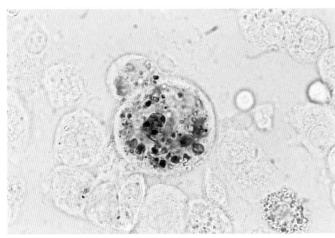

图 3-183 吞噬异物的巨噬细胞，胞质内可见吞噬的尘埃颗粒，还能见到一些无色的针束状物质，可能与患者接触的某种物质有关

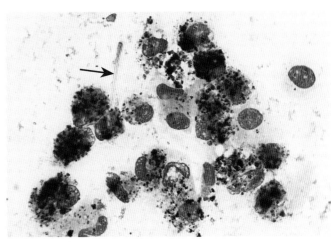

图 3-184 巨噬细胞吞噬石棉纤维（箭头所指），石棉纤维较长，一端在细胞内，另一端裸露于细胞外，瑞-吉染色不着色

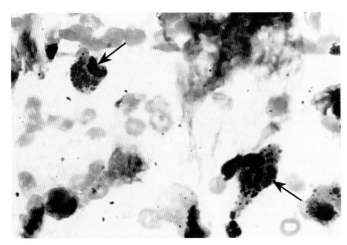

图 3-185 吞噬异物的巨噬细胞（箭头所指），胞质内吞噬的颗粒呈棕黄色，该患者长期从事稀土矿开采工作

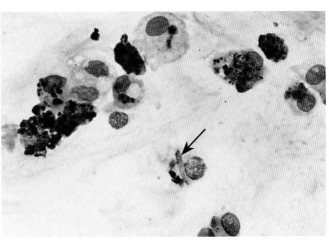

图 3-186 吞噬异物的巨噬细胞（箭头所指），吞噬的异物颗粒不着色，有一定的折光性

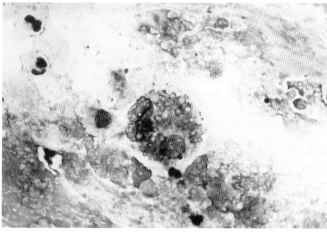

图 3-187 吞噬异物的巨噬细胞,患者长期从事油漆喷涂工作,细胞内可见大量蓝色球状颗粒

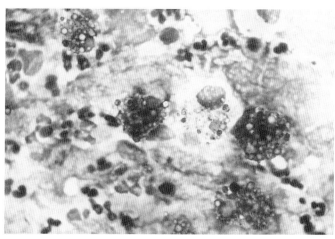

图 3-188 吞噬异物的巨噬细胞,胞质内可见大量体积大小不一蓝色球状颗粒,折光性较强,患者长期接触油漆及树脂类物质

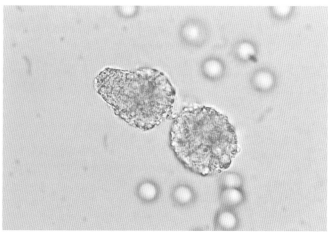

图 3-189 海蓝细胞,胞质内可见大小不一的颗粒,未染色时与脂沉积细胞不易鉴别(未染色)

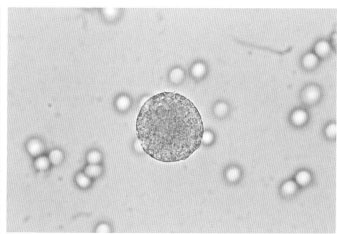

图 3-190 海蓝细胞,胞体圆形,胞质内充满颗粒,胞核被颗粒覆盖(未染色)

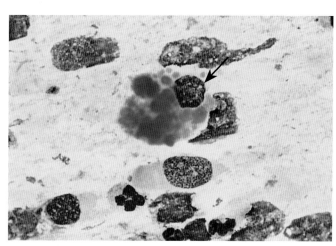

图 3-191 海蓝细胞,瑞-吉染色后胞质内的颗粒呈蓝色均质状,胞核呈紫红色,染色质粗颗粒状

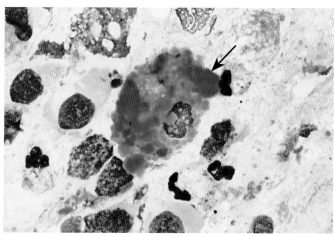

图 3-192 海蓝细胞,胞质内的颗粒粗大,瑞-吉染色呈蓝色,含铁血黄素染色或铁染色呈阴性

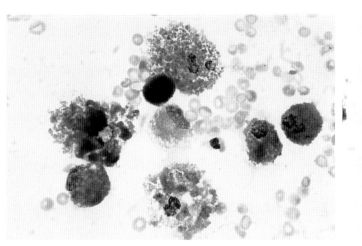

图 3-193 海蓝细胞,数量增多,胞质充满大小不一的蓝色颗粒,胞核退化

图 3-194 海蓝细胞,体积大小不一,胞质粗颗粒状,深蓝色,结合病史及其他检查有助于疾病的确诊

二、BALF 中的非细胞类成分

（一）柯斯曼螺旋体

柯斯曼螺旋体的形成与小支气管分泌的黏液过多和纤毛活动较差有关,黏液在小支气管内长时间滞留,浓缩形成较长的螺旋状管型样物质,未染色时为无色或淡黄色（图 3-195、图 3-196）,中轴区域折光性略强（图 3-197、图 3-198）;瑞-吉染色呈紫红色,中轴着色偏深,边缘可有稀薄的黏液包绕（图 3-199~图 3-206）,需要与标本中的黏液、核丝及弹力纤维等成分进行区别。

柯斯曼螺旋体可伴大量肺泡巨噬细胞或杯状细胞增多,对疾病的诊断无特异性,常见于慢性阻塞性肺疾病、支气管炎或支气管哮喘、重度吸烟者和老年人的痰液或支气管肺泡灌洗液中。

（二）石棉小体（asbestos body）/含铁小体（ferruginous bodies）

石棉是一种天然矿物纤维,早在 1987 年,国际癌症研究组织（IARC）已经宣布石棉是致癌物质。石棉纤维非常细小,可长时间飘浮在空气中,能被人体吸入并在肺部沉积,表面包裹铁蛋白形成石棉小体。石棉小体长短、粗细不一,金黄色或橘黄色,呈棒状、串珠状、竹节状、哑铃形或不规则形（图 3-207~图 3-222）,有时在小体中心区域可见裸露的石棉纤维（图 3-223、图 3-224）。

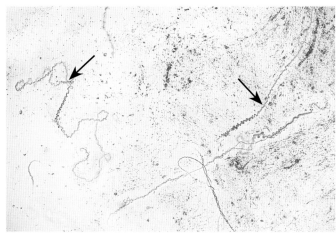

图 3-195 柯斯曼螺旋体（箭头所指）,数量较多（未染色,×40）

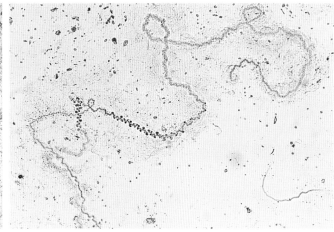

图 3-196 柯斯曼螺旋体（箭头所指,未染色,×100）

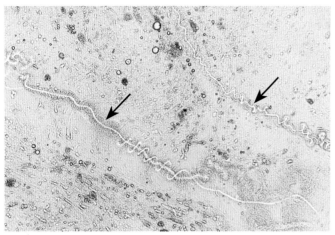

图 3-197 柯斯曼螺旋体（箭头所指），中轴区域折光性略强（未染色，×200）

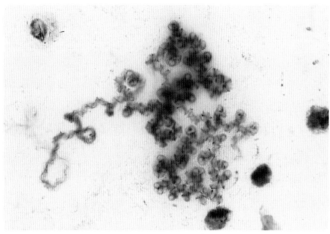

图 3-198 柯斯曼螺旋体（箭头所指），中轴区域折光性略强（未染色，×400）

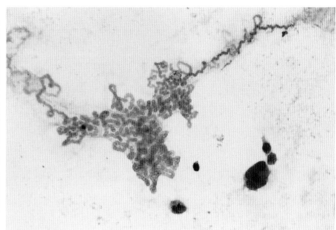

图 3-199 柯斯曼螺旋体，螺旋、扭曲，瑞 - 吉染色呈紫红色（×400）

图 3-200 柯斯曼螺旋体，较长（×200）

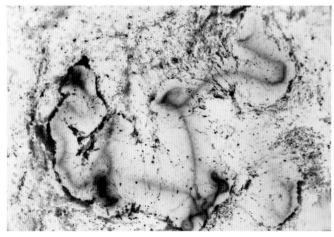

图 3-201 柯斯曼螺旋体（×200）

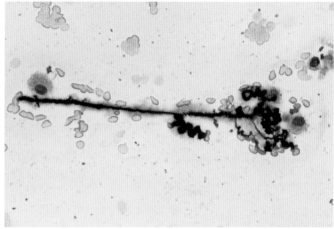

图 3-202 柯斯曼螺旋体（×400）

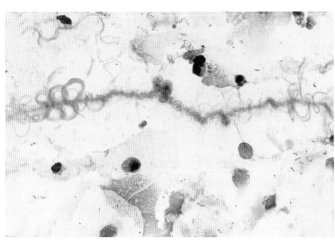

图 3-203　柯斯曼螺旋体

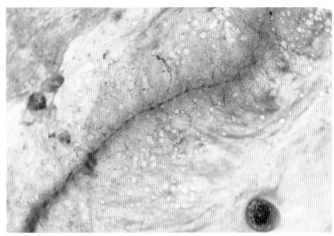

图 3-204　柯斯曼螺旋体，中轴着色偏深，呈螺旋状，外周包裹大量黏液

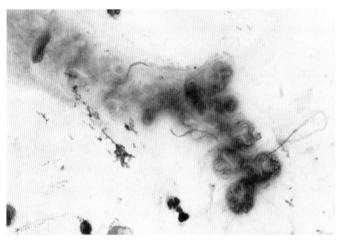

图 3-205　柯斯曼螺旋体

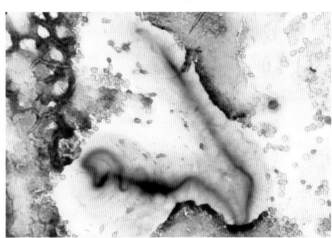

图 3-206　柯斯曼螺旋体

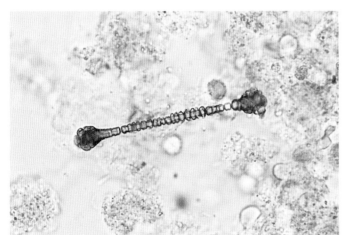

图 3-207　石棉小体，细长，两端膨大（未染色）

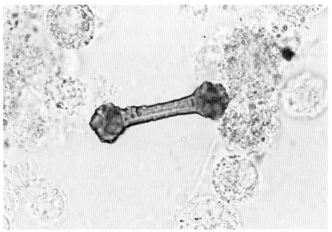

图 3-208　石棉小体，短粗（未染色）

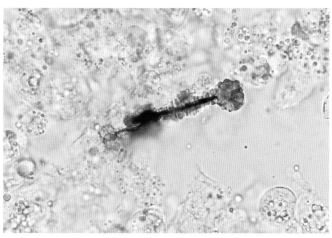

图 3-209 石棉小体,中轴区域的石棉纤维呈黑色,包裹的铁蛋白呈金黄色(未染色)

图 3-210 石棉小体,金黄色,两端包裹大量铁蛋白(未染色)

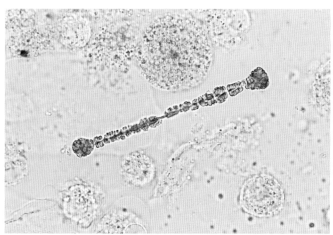

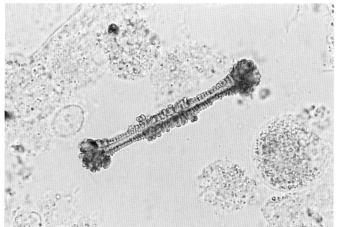

图 3-211 石棉小体,中心区可见裸露的石棉纤维;背景可见大量肺泡巨噬细胞(未染色)

图 3-212 石棉小体,形态典型,石棉纤维表面包裹大量铁蛋白(未染色)

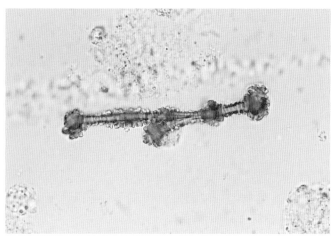

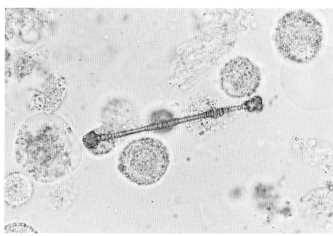

图 3-213 石棉小体,两条石棉纤维聚集在一起(未染色)

图 3-214 石棉小体,细长,一端被细胞吞噬,背景可见大量肺泡巨噬细胞(未染色)

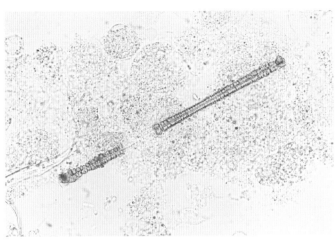

图 3-215 石棉小体,金黄色,两端无膨大(未染色)

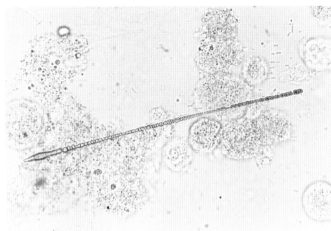

图 3-216 石棉小体,呈长矛状,石棉纤维仅包裹少量铁蛋白(未染色)

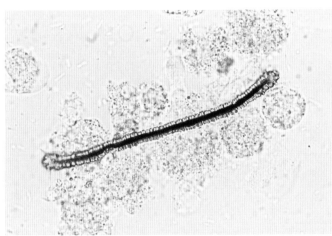

图 3-217 石棉小体,中轴呈黑色,外周包裹的铁蛋白呈金黄色,比较少见(未染色)

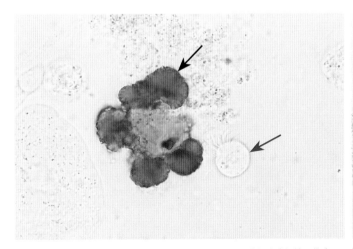

图 3-218 石棉纤维,无色透明,未包裹铁蛋白(未染色)

图 3-219 石棉小体(黑箭所指),形态不典型;纤毛上皮细胞(红箭所指)

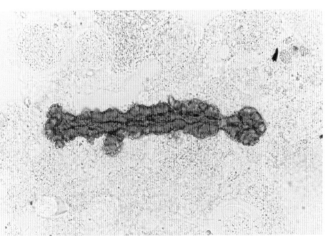

图 3-220 石棉小体,较粗,形态不典型,呈橘黄色(未染色)

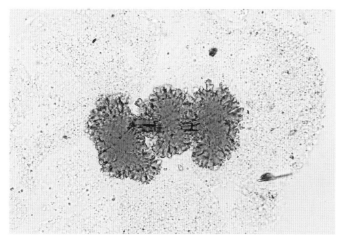

图 3-221 石棉小体,形态不规则,两端及中心区域聚集大量的铁蛋白(未染色)

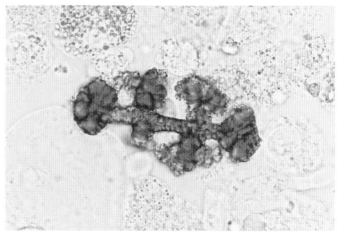

图 3-222 石棉小体,形态不典型(未染色)

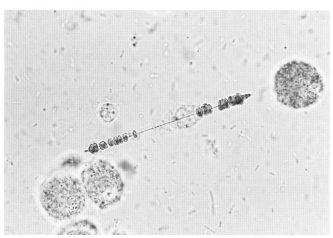

图 3-223 石棉小体,呈串珠样,石棉纤维清晰可见(未染色)

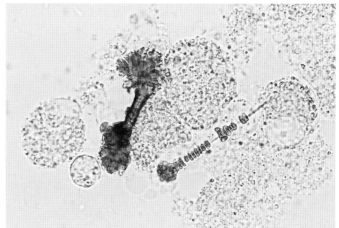

图 3-224 石棉小体,两种形态同时出现(未染色)

　　瑞-吉染色石棉小体不着色(图 3-225~ 图 3-229);含铁血黄素染色或铁染色石棉小体呈深蓝色(图 3-232~图 3-240),故又称含铁小体(ferruginous bodies),可被巨噬细胞吞噬(图 3-229~ 图 3-236)。石棉小体常见于支气管灌洗液中,痰液少见,查见石棉小体,只能说明患者有石棉接触史,但不一定就是石棉沉着病(asbestosis),必须具备典型的临床表现和影像学特征,才能考虑此病。此外,石棉小体还与间皮瘤及支气管源性肿瘤有一定相关性。

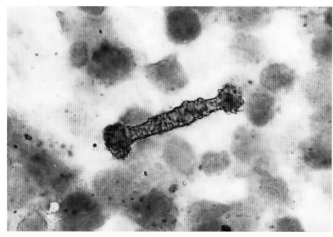

图 3-225 石棉小体,不被染色(瑞-吉染色)

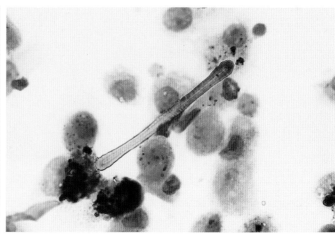

图 3-226 石棉小体,呈棒状(瑞-吉染色)

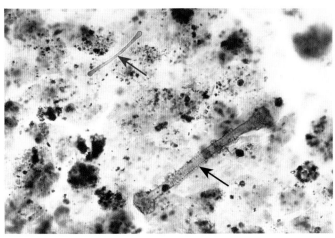

图 3-227 石棉小体(黑箭所指),石棉纤维(红箭所指),背景可见大量肺泡巨噬细胞及尘细胞

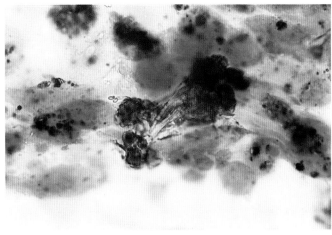

图 3-228 石棉小体,呈束状,背景可见大量肺泡巨噬细胞(瑞-吉染色)

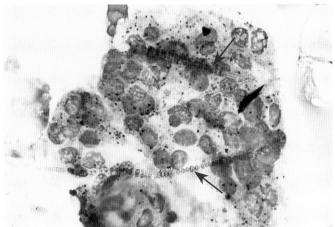

图 3-229 石棉小体(箭头所指),呈串珠样,被多核肺泡巨噬细胞吞噬

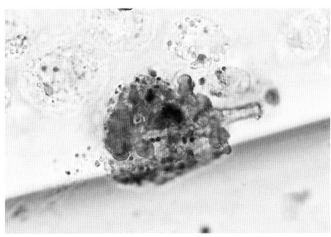

图 3-230 石棉小体,呈金黄色,被巨噬细胞吞噬,细胞内可见大量棕黑色的尘埃颗粒(未染色)

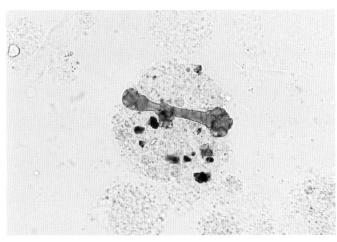

图 3-231 石棉小体,金黄色,被巨噬细胞吞噬,细胞内可见少量尘埃颗粒(未染色)

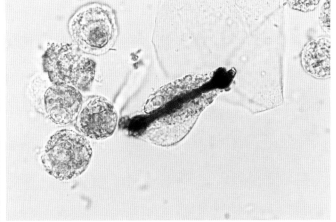

图 3-232 石棉小体,被巨噬细胞吞噬,呈深蓝色(含铁血黄素染色)

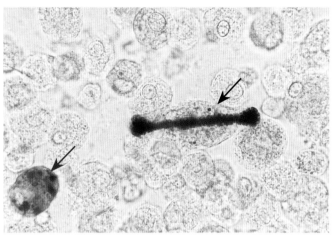

图 3-233 石棉小体(黑箭所指)被巨噬细胞吞噬,含铁血黄素细胞(红箭所指)(含铁血黄素染色)

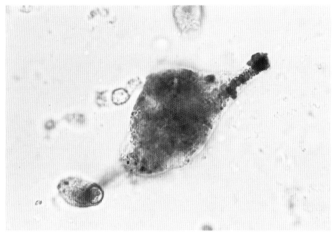

图 3-234 石棉小体,裸露在细胞外的部分着色偏深,中心区的石棉纤维清晰可见(含铁血黄素染色)

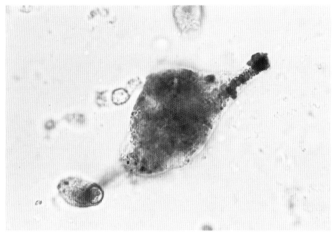

图 3-235 石棉小体被巨噬细胞吞噬,两端裸露在细胞外(含铁血黄素染色)

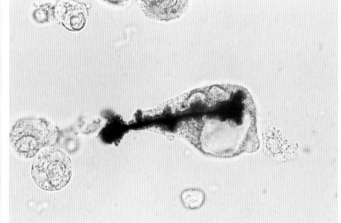

图 3-236 石棉小体,铁染色呈深蓝色,被巨噬细胞吞噬(含铁血黄素染色)

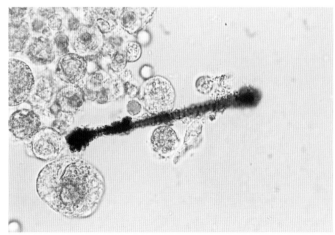

图 3-237 石棉小体,含铁血黄素染色阳性,呈深蓝色(含铁血黄素染色)

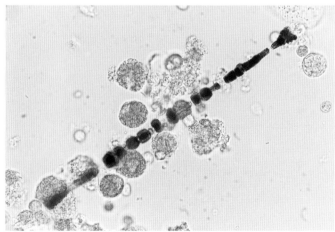

图 3-238 石棉小体,呈串珠样(含铁血黄素染色)

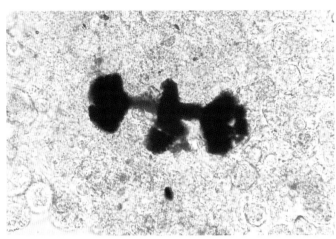

图 3-239 石棉小体,形态不典型,比较罕见(含铁血黄素染色)

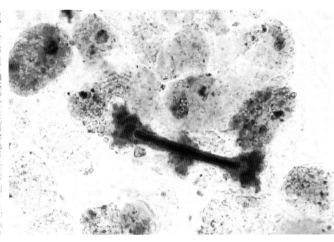

图 3-240 石棉小体,中轴的石棉纤维着色较深,背景可见大量含铁血黄素细胞(含铁血黄素染色)

（三）夏科-莱登结晶

夏科-莱登结晶外观呈狭长的双锥形晶体,无色透明(图3-241、图3-242),瑞-吉染色结晶体表面略带蓝色(图3-243、图3-244),S染色不着色(图3-245)。夏科-莱登结晶多见于支气管哮喘、寄生虫感染、真菌感染患者的支气管肺泡灌洗液或痰液中,常伴嗜酸性粒细胞同时出现(图3-246)。

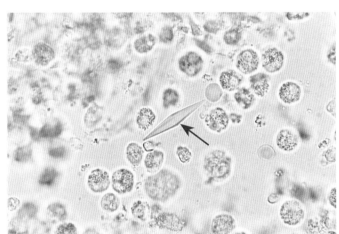

图 3-241 夏科-莱登结晶(箭头所指),无色透明(未染色)

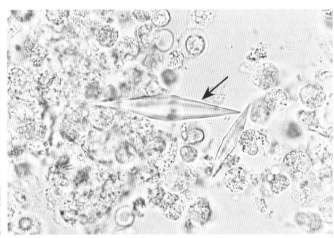

图 3-242 夏科-莱登结晶(箭头所指),体积巨大,背景可见大量嗜酸性粒细胞(未染色)

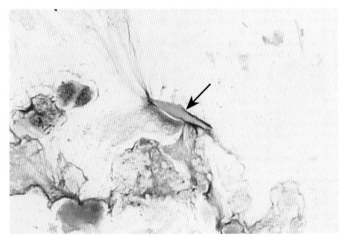

图 3-243 夏科-莱登结晶(箭头所指),瑞-吉染色略带蓝色

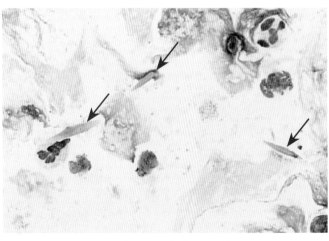

图 3-244 夏科-莱登结晶(箭头所指),数量明显增多

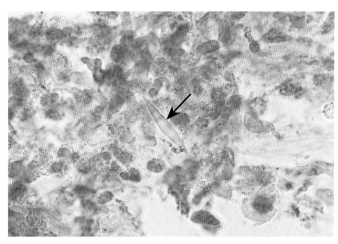

图 3-245　夏科 - 莱登结晶（箭头所指），结晶不着色（S 染色）

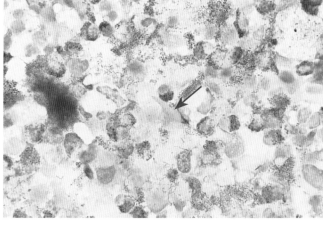

图 3-246　夏科 - 莱登结晶（箭头所指），背景可见大量嗜酸性粒细胞

（四）血红素结晶（heme crystals）

　　血红素结晶，又称橙色血质，是红细胞破坏后释放的血红素在无氧或缺氧环境下聚集形成的结晶体。与胆红素结晶颜色、形态相似，呈斜方体（图 3-247、图 3-248）、针束状或细丝状（图 3-249、图 3-250），可聚集呈菊花样（图 3-251）或束状（图 3-252）。临床意义与胆红素结晶不同，BALF 中的血红素结晶多见于化脓性炎性、肺脓肿或肺部陈旧性出血等疾病。

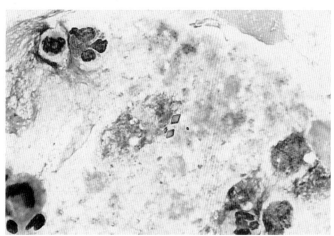

图 3-247　血红素结晶，颗粒较小，斜方体样

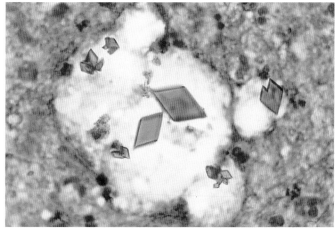

图 3-248　血红素结晶，菱形，体积大小不一

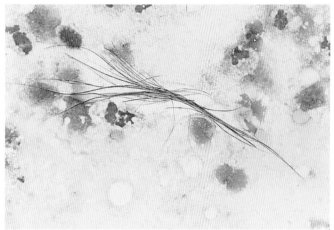

图 3-249　血红素结晶，呈金黄色，细丝状；来源于化脓性炎症病例

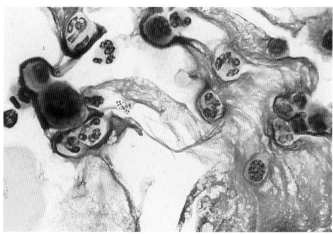

图 3-250　血红素结晶，背景可见肺泡巨噬细胞及中性粒细胞

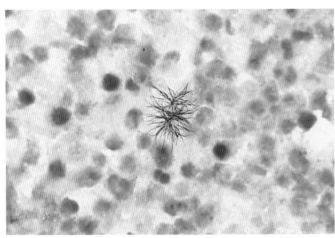

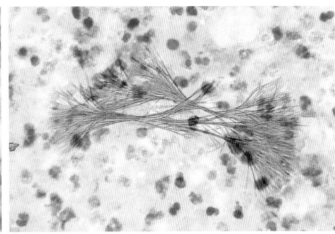

图 3-251 血红素结晶,细丝状,聚集呈花样,背景可见大量坏死的中性粒细胞;来源于肺脓肿确诊病例

图 3-252 血红素结晶,金黄色,聚集成束,背景可见大量中性粒细胞;来源于化脓性炎症确诊病例

（五）无定形颗粒与富磷脂蛋白聚集体

无定形颗粒见于肺泡蛋白沉积症（pulmonary alveolar proteinosis，PAP）。PAP 是一种以不溶性磷脂蛋白进行性沉积为特征的综合征,根据发病机制分为原发性、继发性和先天性,原发性以自身免疫性 PAP 多见。各年龄均可发病,大多数患者起病隐匿,主要表现为咳嗽和进行性劳力性呼吸困难。胸部 X 线片呈双肺弥漫性肺部浸润阴影。肺泡灌洗液标本有助于诊断 PAP,外观呈乳白色,呈豆腐渣样或米汤样,静置或离心后可见明显沉淀物。镜下背景脏乱,可见大量块状或颗粒状无定形颗粒,瑞 - 吉染色呈紫红色（图 3-253）,过碘酸希夫（PAS）染色阳性（图 3-254）。

富磷脂蛋白聚集体是不溶性磷脂蛋白聚集形成的均质状物质,见于 PAP。该类物质体积巨大,无固定形态,未染色时无色或略带黄色（图 3-255）,均质状;瑞 - 吉染色呈深蓝色（图 3-256）;PSA 染色呈蓝紫色（图 3-257）;油红 O 染色呈橘黄色（图 3-258）。

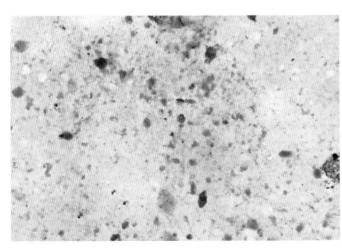

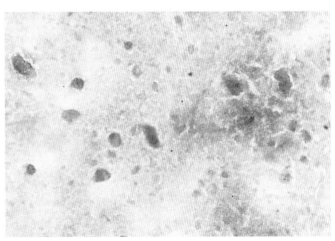

图 3-253 无定形颗粒,体积大小不一,呈紫红色（瑞 - 吉染色）

图 3-254 无定形颗粒（PAS 染色,++）

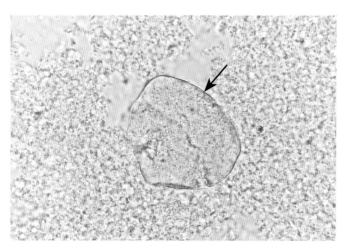

图 3-255 富磷脂蛋白聚集体(箭头所指),体积巨大,均质状,背景可见大量无定形颗粒(未染色)

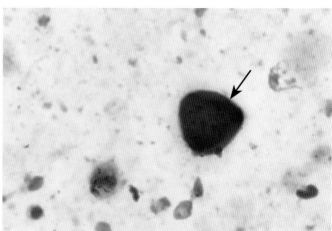

图 3-256 富磷脂蛋白聚集体(箭头所指),呈深蓝色(瑞-吉染色)

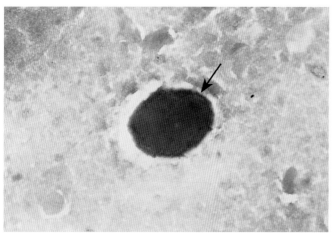

图 3-257 富磷脂蛋白聚集体(箭头所指),呈蓝紫色,背景可见大量无定形颗粒(PAS 染色,++)

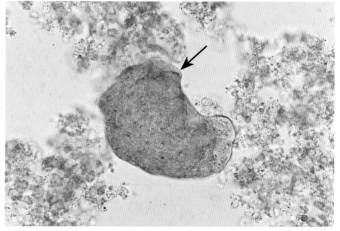

图 3-258 富磷脂蛋白聚集体(箭头所指),均质状,呈橘红色,背景无定形颗粒呈橘红色(油红 O 染色)

（六）钙化小体

在痰涂片中偶尔可见到同心圆排列的深蓝色的钙化小体或颗粒,见于慢性钙化性结核病。

（七）干酪样坏死颗粒

干酪样坏死(caseous necrosis)发生在结核病时,是凝固性坏死的一种类型。因病灶组织分解较彻底,内含较多脂质,肉眼观均匀细腻、呈淡黄色,状似干酪,称为干酪样坏死。

肺结核病收集的 BALF 标本,镜下可见大量无结构颗粒状物质,颗粒细小,常成堆或成片分布,瑞-吉染色呈紫红色(图 3-259),即为干酪样坏死颗粒。与无定形颗粒相比,干酪样坏死颗粒更细小,更容易聚集成堆。在成堆分布的干酪样坏死颗粒中可以发现结核分枝杆菌,瑞-吉染色不着色,呈透明状(图 3-260),需结合抗酸染色进一步明确。

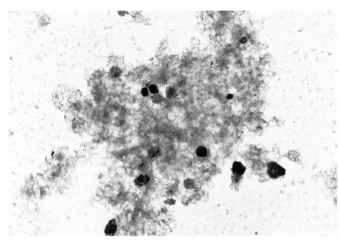

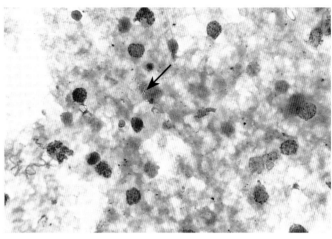

图 3-259 干酪样坏死颗粒,聚集成堆,瑞－吉染色呈紫红色

图 3-260 干酪样坏死颗粒,呈紫红色;箭头所指为结核分枝杆菌,瑞-吉染色不着色

（八）弹力纤维

弹力纤维(elastic fibers, EFs)是肺泡及支气管的构成骨架,肺泡壁中的 EFs 参与构成气 - 血屏障,也是肺能够呼吸的结构基础。肺泡隔内的 EFs 退变,肺泡弹性将减弱,可影响肺的气体交换。BALF 中的 EFs 来源于小支气管壁、肺泡壁坏死脱落,为粗细均匀、细长、弯曲、轮廓清晰的丝条状物(图 3-261、图 3-262)。见于肺部炎症、肺脓肿、肺癌及肺结核等,尤其多见于肺结核。

EFs 需要与 Curschmann 螺旋体、黏液及核丝等成分进行区别。

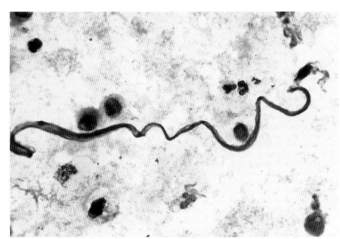

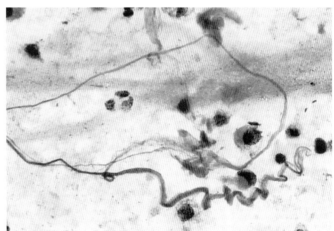

图 3-261 弹力纤维,细长,瑞 - 吉染色呈紫红色;来源于肺结核确诊病例

图 3-262 弹力纤维,需要与核丝进行区别

三、BALF 肿瘤细胞形态特征

呼吸道肿瘤以原发性肺癌最为常见,多数肺癌起源于支气管上皮和细支气管上皮,少部分起源于肺泡被覆的上皮细胞。2021 版 WHO 胸部肿瘤分类(第 5 版)将肺癌组织分型重新进行规范,但细胞学只能通过细胞的排列方式及形态特征进行鉴别,不能从组织结构角度判断,因此细胞学分型不可能同组织学一样具体。肺癌从细胞学角度分为小细胞肺癌(small cell lung carcinoma, SCLC)和非小细胞肺癌(non-small cell lung carcinoma, NSCLC),非小细胞癌进一步分为鳞状细胞癌、腺癌、腺鳞癌、大细胞癌等。

（一）原发性肿瘤细胞

1. 腺癌（adenocarcinomas） 腺癌是支气管肺泡灌洗液中最常见的 NSCLC，起源于呼吸道的柱状或立方状上皮细胞，是外周型肺癌最常见的类型。肺腺癌根据细胞的分化程度分为高分化腺癌细胞和低分化腺癌细胞。

（1）高分化腺癌细胞：细胞异型性明显，成团、成堆或乳头状排列（图 3-263~ 图 3-266），成团排列的细胞外轮廓边界清晰，结构立体，细胞排列混乱，不同病例肿瘤细胞体积差异性较大；胞质量丰富，强嗜碱性，部分细胞可见黏液空泡（图 3-267、图 3-268）；胞核大，呈圆形、椭圆形或不规则，单核或多个核，染色质厚重、致密，核仁明显（图 3-269）。在有些病例中，腺癌细胞呈花样、桑葚样或腺腔样排列（图 3-270~ 图 3-272）。

注意灌洗可能对细胞产生影响，细胞可发生退变，表现为胞体胀大，胞质颗粒增多、增粗；胞核退化，呈疏松的网状（图 3-283、图 3-284）；细胞易破碎，胞体不完整，部分细胞仅剩裸核。发现退变的细胞，一定不要忽视，需要重新制片或在其他视野和涂片中寻找典型的细胞进行判断（图 3-273~ 图 3-278）。

（2）低分化腺癌细胞：细胞散在或成团分布（图 3-279、图 3-280），胞质量少（图 3-281），很少见到分泌泡；胞核大，圆形、椭圆形或不规则，核质比增高，染色质厚重、致密，核仁明显；可见单个异型性明显、体积巨大的肿瘤细胞（图 3-282）。

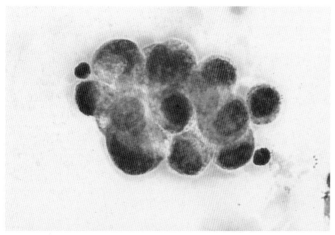

图 3-263 腺癌细胞，成团分布，细胞异型性明显，胞质量少，胞核大，核质比高，染色质厚重，核仁明显

图 3-264 腺癌细胞，成团分布，外部轮廓清晰，胞质丰富，胞核圆形，核仁明显，数目多个

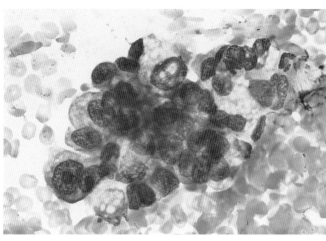

图 3-265 腺癌细胞，成团分布，细胞体积偏大，周围无纤毛上皮及储备细胞，胞质呈泡沫样，染色质厚重，核仁大而明显

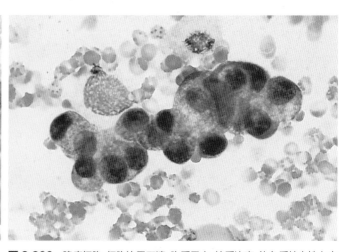

图 3-266 腺癌细胞，细胞边界不清，胞质量少，核质比高，染色质较良性上皮细胞厚重

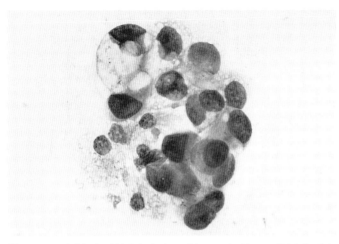

图 3-267 腺癌细胞,成堆分布,细胞异型性明显,胞质内可见黏液空泡,染色质细致,核仁明显,从细胞形态就可以判断是腺癌细胞

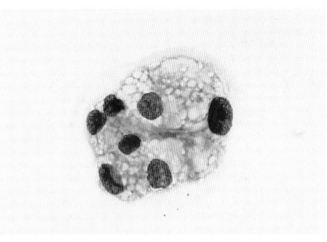

图 3-268 腺癌细胞,体积较小容易漏诊,胞质呈云雾状,虽然胞核较小,但染色质偏厚重,而且核仁大而明显

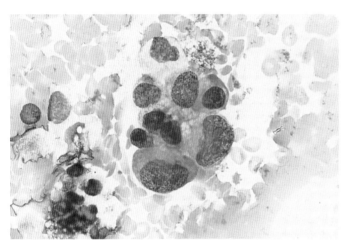

图 3-269 腺癌细胞,细胞大小不等,胞核大、畸形,染色质颗粒状,核仁明显

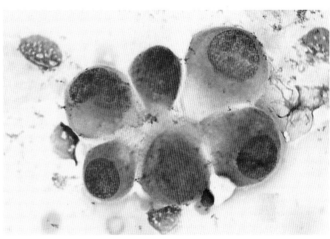

图 3-270 腺癌细胞,胞体巨大,具有肿瘤细胞基本特征,从细胞排列方式及厚重的胞质可以判断是腺癌细胞

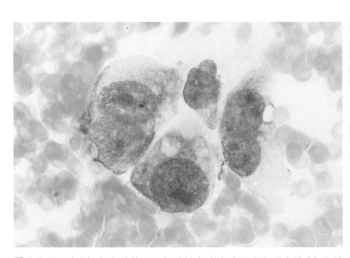

图 3-271 腺癌细胞,细胞体积巨大,胞核大,核仁大而明显,具有肿瘤细胞基本特征

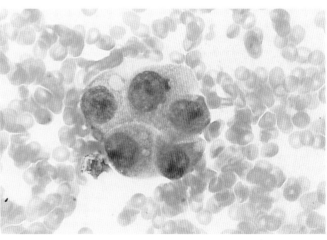

图 3-272 腺癌细胞,呈腺腔样排列,细胞体积偏大,胞核大,核仁明显,为典型的腺癌细胞

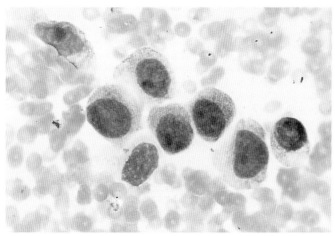

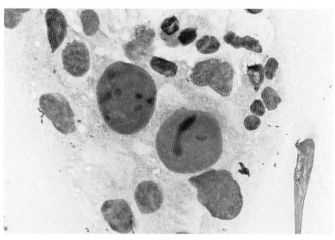

图 3-273 腺癌细胞,细胞散在分布,从形态可以鉴别是非小细胞癌,确诊需结合免疫组化结果

图 3-274 腺癌细胞,细胞异型性明显,与鳞癌细胞不易区别,需结合免疫组化进行明确

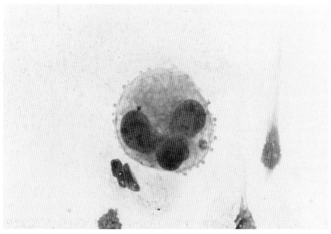

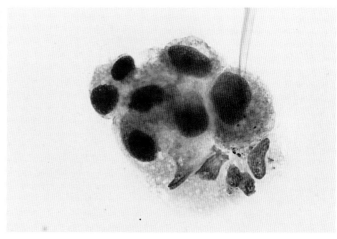

图 3-275 腺癌细胞,细胞散在分布,体积巨大,胞质丰富且厚重,多个核,核仁明显

图 3-276 腺癌细胞,胞体不完整,胞核大,核仁明显,与鳞癌细胞不易鉴别,需结合 ICC/IHC 结果进行明确

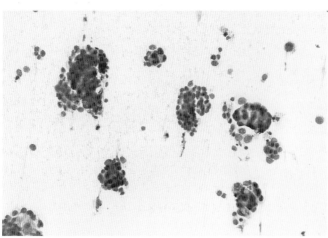

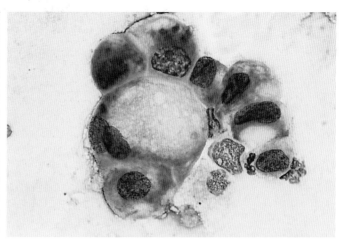

图 3-277 腺癌细胞,成团排列,结构立体,主要分布在涂片的尾部,背景可见肺泡巨噬细胞(×100)

图 3-278 腺癌细胞,胞体明显大小不等,胞质内可见分泌泡,核仁大而明显,IHC 支持腺癌

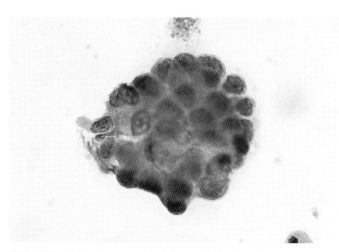

图 3-279 低分化腺癌细胞,成团分布,三维立体,胞质量较少,核质比高,染色质厚重,核仁明显

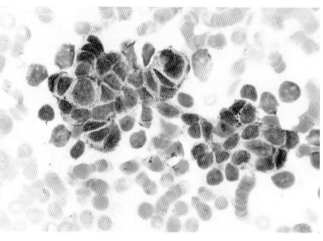

图 3-280 低分化腺癌细胞,细胞成堆,细胞体积偏小,与良性上皮细胞、小细胞癌细胞不易鉴别,免疫组化支持腺癌细胞

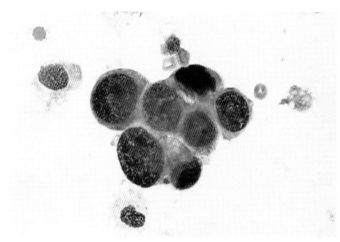

图 3-281 低分化腺癌细胞,体积偏大,细胞边界不清,胞质量少,强嗜碱性,胞核偏大,核质比明显增高,染色质厚重,核仁明显

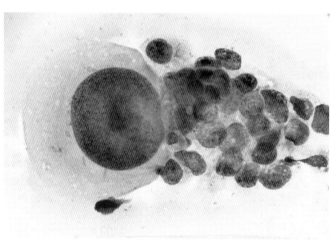

图 3-282 低分化腺癌细胞,体积差异性较大,可见胞核巨大的肿瘤细胞,染色质细致,核仁大而明显,具有肿瘤细胞基本特征

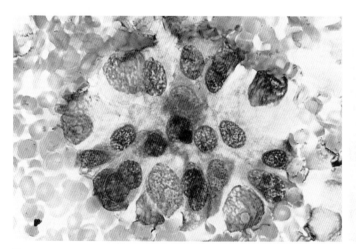

图 3-283 退变腺癌细胞,胞体胀大,胞核呈疏松网状,但核仁仍明显可见

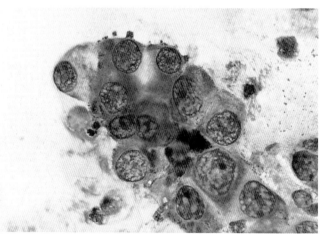

图 3-284 退变腺癌细胞,细胞成团分布,但染色质变得疏松,呈网状

细胞学可以鉴别肿瘤细胞,典型的腺癌细胞根据其形态特征可以明确诊断;非典型腺癌不建议报告具体类型,报告"非小细胞癌,建议免疫组化进一步明确类型"即可。常用的肺腺癌免疫组化标志物有 TTF-1(75%~85% 病例 +)、CK(+)、NapsinA(80% 病例 +)、CK7(通常 +)、CK20(通常为 -,黏液性腺癌 +)、EMA(+)、CEA(+)等。肺部原发性腺癌

与转移性腺癌细胞形态相似,确诊需结合病史、影像学及免疫组化结果。此外,腺癌细胞与基底细胞等良性上皮不易区别,可从细胞体积、胞质、排列、染色质及核仁等方面综合分析,详见表3-3。

表3-3 原发性肺腺癌细胞与基底细胞鉴别要点

鉴别要点	原发性肺腺癌细胞	基底细胞
细胞分布	成团或成堆	成堆或成片
排列	排列混乱	排列规整,可与纤毛上皮紧密连接
细胞大小	巨大或偏大,异型性明显	体积偏小,大小均一
胞质	强嗜碱性,可有黏液空泡	无黏液空泡
胞核	大或巨大	较小
染色质	厚重、致密	偏薄、颗粒状
核仁	大而明显	小或隐约可见

2. **鳞状细胞癌(squamous cell carcinoma,SCC)** 简称鳞癌,是肺部的常见肿瘤之一,以中央型肺癌为主,好发部位为主支气管和外周支气管,男性多见,与吸烟密切相关。临床主要表现为咳嗽,伴或不伴咯血。虽然肺部肿瘤细胞种类比较难鉴别,但典型的鳞癌细胞也可根据细胞形态特征进行区分。细胞学将鳞癌分为角化型鳞状细胞癌(keratinizing squamous cell carcinoma)与非角化型鳞状细胞癌(non-keratinizing squamous cell carcinoma),以非角化型鳞状细胞癌常见;根据癌细胞分化程度分为高分化与中-低分化鳞癌细胞。

(1)非角化型鳞癌细胞:细胞散在或成片分布(图3-285、图3-286),体积偏大,形态不规则,分化好的鳞癌细胞胞质丰富、偏薄(图3-287),胞核巨大且偏位,染色质厚重,核仁隐约或明显(图3-288)。值得注意的是低分化鳞癌细胞(图3-293、图3-294),胞质量少,强嗜碱性,核质比明显增高,也可成团分布,与腺癌细胞很难鉴别。一般情况下,痰液及支气管肺泡灌洗液中的癌细胞多来自表面衰老的细胞,而刷检的标本可以获得深层的肿瘤细胞,所以仅从细胞形态有时很难判断细胞的分化程度。

(2)角化型鳞癌细胞:细胞异型性明显,多单个散在分布,也可多个细胞形成癌珠,胞体大小不一,多形性(多角形、圆形或椭圆形、蝌蚪形或呈纤维细胞样),胞质角化,核质比不高,核固缩、深染,核仁少见(图3-289~图3-292)。巴氏染色可以很好地显示鳞癌细胞胞质内的角蛋白,呈致密的或毛玻璃样的橙红色。

注意事项:①某些良性上皮细胞可能会被误诊为鳞癌细胞,需要结合细胞特征进行鉴别。②鳞癌细胞与腺癌细胞、大细胞癌及转移性鳞癌细胞不易区分,需结合病史、影像学及免疫组化结果综合分析。P63、P40、CK5/6是肺鳞癌最常用的免疫标志物,联合其他标志物可明确诊断。③放疗或化疗后的良性上皮细胞可以出现反应性改变,尤其一些异型性明显的细胞与非角化鳞癌细胞形态相似。④修复细胞及一些退变细胞也容易被误诊为肿瘤细胞。

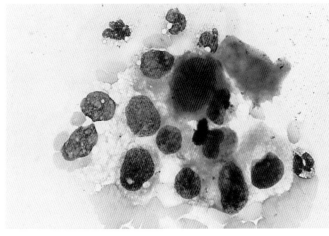

图 3-285 非角化型鳞癌细胞,成片分布,胞质边界不清,胞核大,染色质致密

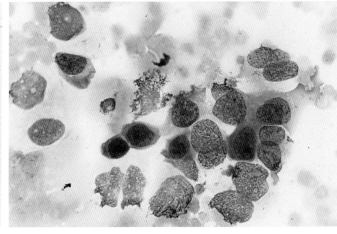

图 3-286 非角化型鳞癌细胞,胞质相对腺癌细胞偏薄,胞核大,染色质颗粒状,核仁明显

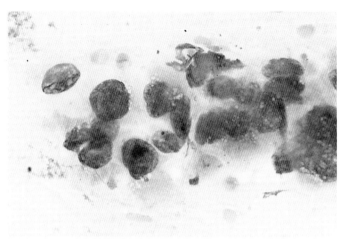

图 3-287 非角化型鳞癌细胞,细胞成堆分布,胞质量丰富且质地较薄,着色浅,胞核大、偏位,染色质厚重,是典型的鳞癌细胞

图 3-288 非角化型鳞癌细胞,胞体大,成片分布,胞质质地偏薄,无颗粒感、无分泌泡,胞核大,染色质致密

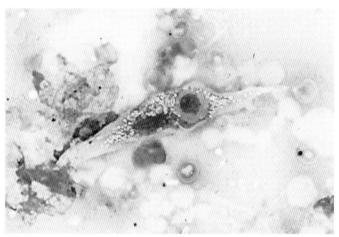

图 3-289 角化型鳞癌细胞,形态不规则,胞质丰富,可见少量脂质空泡

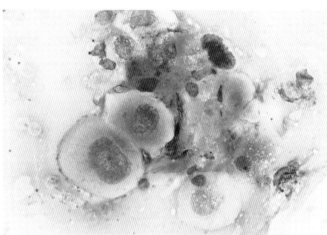

图 3-290 角化型鳞癌细胞,胞体大小不等,细胞异型性明显

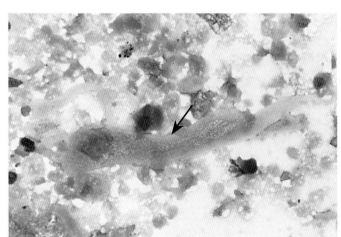

图 3-291 角化型鳞癌细胞,体积巨大,呈蝌蚪形,胞质丰富,胞核偏一侧

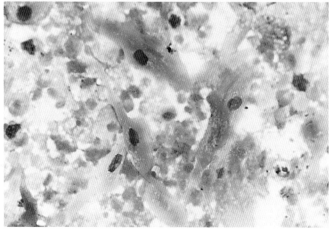

图 3-292 角化型鳞癌细胞,奇形怪状,胞质丰富,呈深蓝色,胞核固缩,背景可见大量坏死细胞

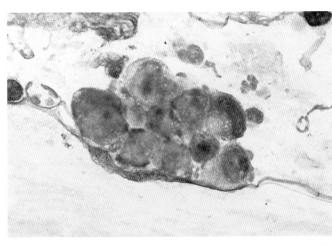
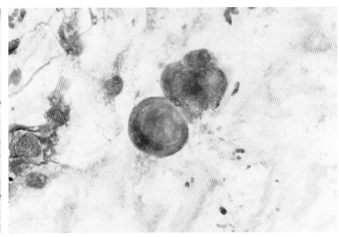

图 3-293 低分化鳞癌细胞,成堆分布,胞质量少,强嗜碱性,胞核大,核质比 明显增高,染色质致密,核仁大而明显

图 3-294 低分化鳞癌细胞,可见嵌合现象,胞质量少,强嗜碱性,胞核大,核仁大而明显

3. 神经内分泌肿瘤 根据 2021 版 WHO 胸部肿瘤分类(第 5 版)中肺肿瘤分类标准,组织病理学将肺神经内分泌肿瘤(lung neuroendocrine neoplasms)分为以下 4 种类型:①前驱病变(precursor lesion);②神经内分泌肿瘤(neuroendocrine tumors),包括类癌/神经内分泌瘤(carcinoid/neuroendocrine tumor);③神经内分泌癌(neuroendocrine carcinomas),分为小细胞肺癌(small cell lung carcinoma, SCLC)和大细胞神经内分泌癌(large cell neuroendocrine carcinoma)。肺神经内分泌肿瘤是一个独特的肿瘤亚群,具有特定的组织学形态、超微结构、免疫组织化学和分子遗传学特征。细胞学可以鉴别小细胞肺癌,但诊断其他种类肺神经内分泌肿瘤需结合免疫组化结果。

(1)小细胞肺癌:小细胞肺癌是一种神经内分泌肿瘤,约占所有肺癌的 15%,侵袭力强,恶性程度高,易发生早期转移。吸烟是 SCLC 最主要的危险因素。由于 SCLC 与 NSCLC 治疗方案不同,因此,区分 SCLC 与 NSCLC 对临床选择治疗方案有十分重要的意义。SCLC 细胞可产生多肽激素,所以部分患者可有副肿瘤综合征。

形态特征:①细胞体积相对小,比小淋巴细胞略大,部分病例中癌细胞体积偏大,但不超过小淋巴细胞的 3 倍;成堆或成片分布,排列极其紧密,可呈列兵式排列(图 3-295~ 图 3-300);②胞质量极少,核质比极高,部分细胞呈裸核样(图 3-301~ 图 3-304);③染色质厚重、细致,一般无核仁(图 3-305~ 图 3-307),少数细胞可见小核仁(图 3-308);④背景可见坏死细胞或形成涂抹样细胞(制片过程所致,在涂片尾部易见)(图 3-309、图 3-310)。

从细胞大小、排列方式及染色质结构容易诊断 SCLC,但部分病例中的肿瘤细胞不典型,需结合 ICC/IHC 结果进行确诊。常用的免疫组化标志物有 CgA、Syn、CD56、TTF-1 等。

(2)大细胞神经内分泌癌(large cell neuroendocrine carcinoma, LCNEC):是一种罕见的恶性程度高的肺部肿瘤,发病率约占肺癌的 3%,最早于 1991 年由 Travis 等首次发现并将其命名为一种新的肺癌亚型。主要发生于老年男性,易发生淋巴结转移及远处器官转移,恶性程度高,确诊时临床分期晚。临床表现无特异性,首发症状最常见的是咳嗽,其次是咯血、胸痛,极少出现副肿瘤综合征。LCNEC 发病率低,诊断困难,误诊率和漏诊率高,预后欠佳。

细胞学形态特征:细胞体积偏大,是淋巴细胞的 3 倍以上,成堆或成片分布(图 3-311、图 3-312),胞质量少,核质比高(图 3-313),胞核大,染色质厚重、细腻(图 3-314~ 图 3-316),无核仁或偶见小核仁(图 3-317)。部分病例中的 LCNEC 细胞与 SCLC 细胞形态类似(图 3-318),只是癌细胞体积略有不同,所以需结合其他检查结果进行确诊。CgA、Syn、CD56、TTF-1 及其他神经内分泌标志物联合使用,可提高诊断的敏感性与特异性。

(3)类癌:属于神经内分泌肿瘤,分为典型类癌和非典型类癌,多表现为支气管腔内外结节或肿块,以中央型多见,边界清楚,钙化较常见。

1)典型类癌:占所有肺肿瘤的 2%~3%,可发生于肺部各个部位,不易被发现,常有咳嗽、痰中带血等症状。典型类癌具有转移率低,预后良好,生存率高等特点。典型类癌细胞体积偏小,大小较一致,细胞成片、条索状、花环状或呈三维团状分布,排列紧密,也可单细胞散在;胞体呈圆形或卵圆形,胞质量中等或丰富;核染色质均匀,核仁小或不明显;背景干净,无坏死或坏死极少。

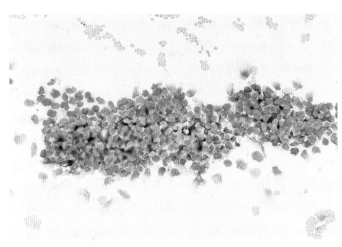

图 3-295 小细胞癌细胞,细胞数量明显增多,成堆或成片分布在涂片尾部,细胞体积较小(×200)

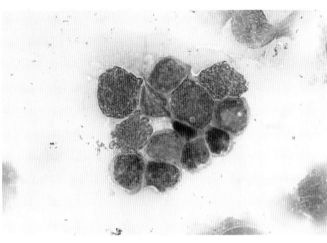

图 3-296 小细胞癌细胞,胞体大小不一,胞质量少,核质比高,染色质厚重,注意与淋巴瘤细胞进行区别

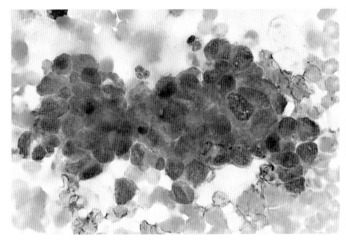

图 3-297 小细胞癌细胞,细胞排列紧密,胞质量极少,染色质细致,无核仁

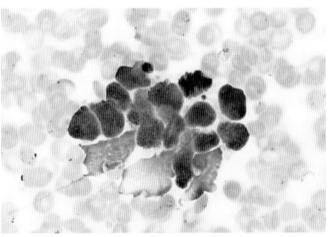

图 3-298 小细胞癌细胞,胞质量极少,染色质厚重、细腻,无核仁,是典型的小细胞癌细胞

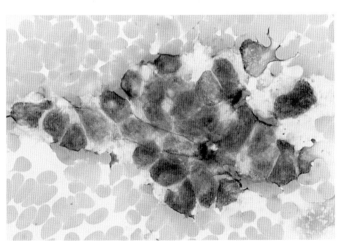

图 3-299 小细胞癌细胞,细胞成片分布,细胞结构清晰,易于鉴别

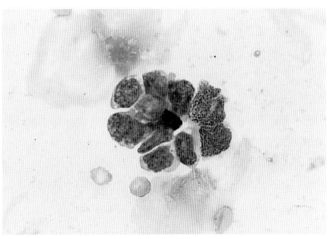

图 3-300 小细胞癌细胞,成堆分布,边缘的细胞退化,使得细胞不易鉴别,需结合涂片其他视野典型细胞综合分析

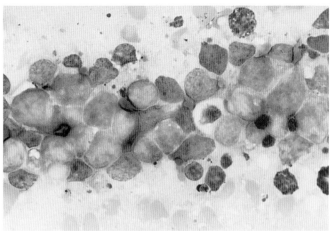

图 3-301 小细胞癌细胞,细胞数量明显增多,成片分布,细胞边界不清,需要与淋巴瘤细胞相鉴别

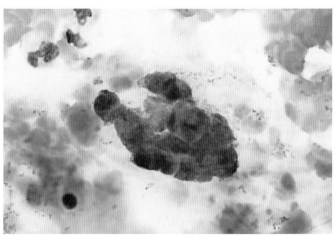

图 3-302 小细胞癌细胞,细胞排列紧密,胞质量极少,而且染色质厚重、细腻,无核仁

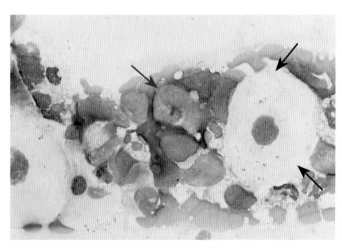

图 3-303 小细胞癌细胞(红箭所指),相对于鳞状上皮细胞(黑箭所指)体积较小,染色质细腻,无核仁

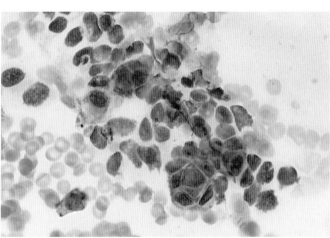

图 3-304 小细胞癌细胞,该类细胞分布于涂片尾部,仅有少量完整肿瘤细胞

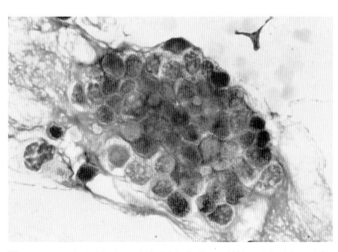

图 3-305 小细胞癌细胞,细胞被黏液包裹,体积虽然较小,但细胞相互融合,边界不清

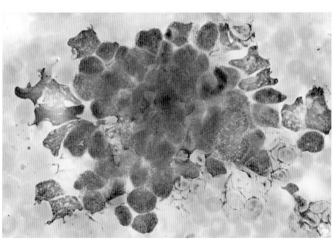

图 3-306 小细胞癌细胞,中心区域细胞完整,形态典型,边缘细胞退化,呈涂抹样细胞

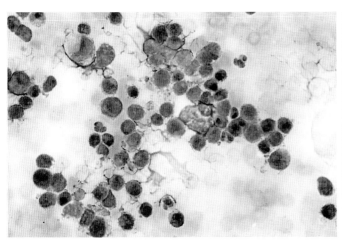

图 3-307 小细胞癌细胞,体积较小,胞体圆形,散在分布,部分细胞边界不清,胞质量极少,核质比极高;形态不典型,需结合免疫组化结果确诊

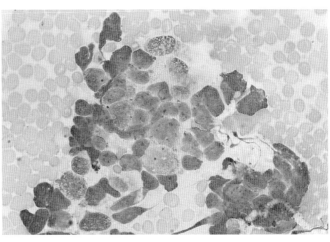

图 3-308 小细胞癌细胞,成片分布,胞质量少,胞核不规则,染色质细腻,中心区域的细胞可见小核仁

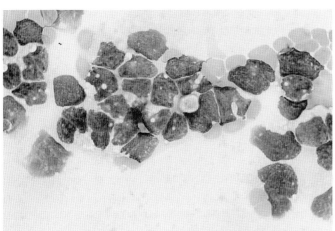

图 3-309 小细胞癌细胞,分布在涂片尾部,退化现象明显,呈涂抹样,出现该类细胞需结合涂片中完整的细胞综合分析

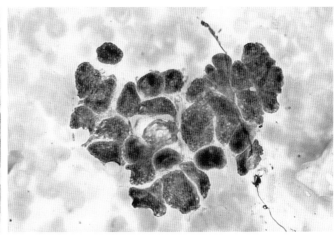

图 3-310 小细胞癌细胞,细胞成堆分布,胞质量极少,染色质厚重,部分细胞胞体不完整

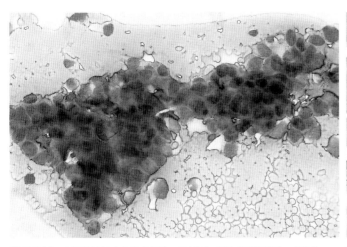

图 3-311 大细胞神经内分泌癌细胞,成片分布,细胞排列紧密(×400)

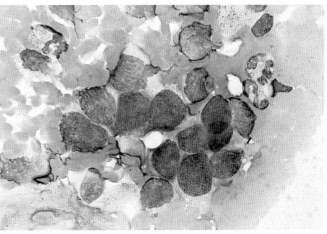

图 3-312 大细胞神经内分泌癌细胞,细胞体积偏大,胞质量少,胞核大,核质比高,染色质细腻,无核仁

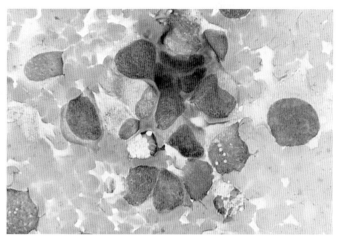

图 3-313 大细胞神经内分泌癌细胞,体积偏大,胞质量少,染色质细腻,形态较典型

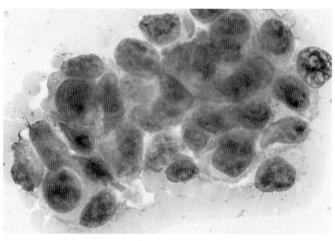

图 3-314 大细胞神经内分泌癌细胞,成堆分布,细胞边界不清,与其他肿瘤细胞不易鉴别,免疫组化支持大细胞神经内分泌癌

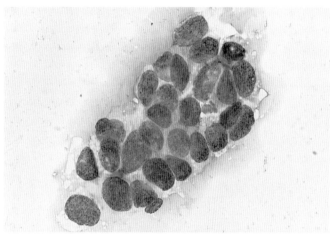

图 3-315 大细胞神经内分泌癌细胞,成堆分布,胞质量少,胞核大,核质比高,无核仁

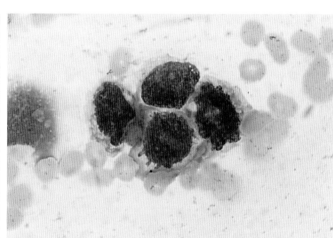

图 3-316 大细胞神经内分泌癌细胞,胞体与胞核不规则,但染色质厚重、致密

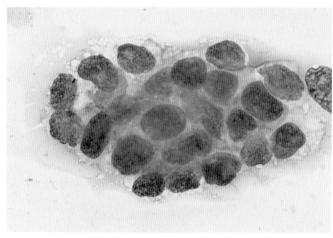

图 3-317 大细胞神经内分泌癌细胞,边界不清,胞核大,染色质厚重、细致,无核仁

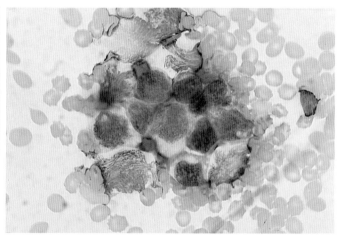

图 3-318 大细胞神经内分泌癌细胞,主要特征:胞体偏大,核质比高,染色质细致,核仁较小;周围可见破碎的肿瘤细胞

　　典型的类癌细胞与淋巴细胞不易鉴别,淋巴细胞胞质量更少,散在分布,而类癌细胞胞质量稍多,多呈团状或花环状;与良性的支气管上皮细胞相鉴别,支气管上皮可见纤毛结构,而类癌细胞无纤毛结构;与腺癌细胞相鉴别,腺癌细胞

胞体偏大,细胞异型性明显。

2)非典型类癌:是介于典型类癌和小细胞肺癌之间的中间型肿瘤,多见于肺外周,侵袭性较强。该类细胞形态、排列方式及免疫组化表型与典型的类癌相似,非典型类癌细胞核仁明显,核分裂象易见,可见灶性坏死。

由于类癌细胞与良性上皮细胞及其他肿瘤细胞形态相似,难以鉴别,所以细胞学不建议做此诊断,如发现或考虑类癌细胞,建议结合组织病理明确诊断。

4. 大细胞癌(large cell carcinomas) 大细胞癌是一种未分化非小细胞癌,恶性程度高,生长快,易转移。细胞形态上大细胞癌细胞体积大,缺乏鳞癌或腺癌特定的分化特征,又称为大细胞未分化癌。因此,诊断时形态学上必须先排除鳞癌、腺癌和小细胞癌,免疫组织化学染色不支持鳞样或腺样分化。

细胞形态特征:肿瘤细胞成片或成堆分布(图3-319),排列不规则,体积差异性大;胞质量中等或丰富,嗜碱性,无黏液空泡(图3-320);胞核大小不等,圆形,单核或多个核(图3-321);核仁较大,数目为1个或多个;由于大细胞癌易发生坏死,所以背景常见大量炎性细胞浸润(图3-322)。

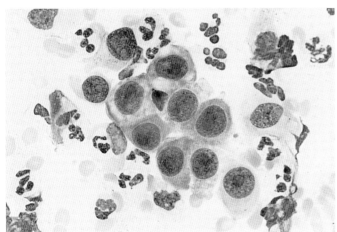

图3-319 大细胞癌细胞,胞体大小基本一致,胞核圆形,核仁较大

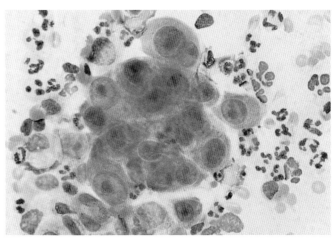

图3-320 大细胞癌细胞,成堆分布,体积偏大,胞质灰蓝色,胞核大小不等,圆形,核仁明显

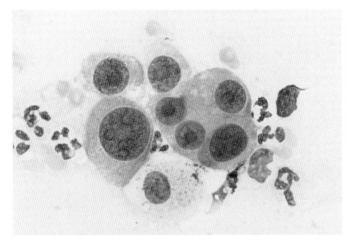

图3-321 大细胞癌细胞,细胞异型性明显,胞质丰富,胞核圆形,核仁大而明显

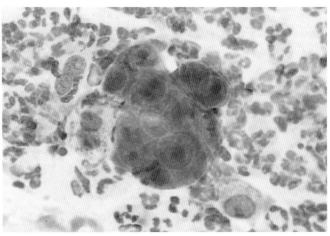

图3-322 大细胞癌细胞,成团分布,胞质量中等,强嗜碱性,胞核大,呈圆形,染色质颗粒状,核仁较大;背景可见大量中性粒细胞

大细胞癌需要手术切除标本充分取材后才能诊断,细胞学标本不足以诊断大细胞癌。需要与鳞癌、腺癌、生殖细胞肿瘤、肉瘤、恶性黑色素瘤及其他转移性肿瘤进行充分的鉴别诊断,且需进一步排除SMARCA4缺失的未分化肿瘤。

5. 其他肿瘤细胞 除常见的肿瘤细胞外,在BALF标本中还可以发现腺鳞癌(adenosquamous carcinomas)、肉瘤样癌

（sarcomatoid carcinomas）、黑色素瘤（melanoma）、肺错构瘤（pulmonary hamartoma）等其他种类的肿瘤细胞。此外，还可见淋巴造血系统肿瘤（haematolymphoid tumors），包括 MALT 淋巴瘤（MALT lymphoma）、弥漫性大 B 细胞淋巴瘤（diffuse large B-cell lymphoma）、淋巴瘤样肉芽肿病（lymphomatoid granulomatosis）、肺朗格汉斯细胞组织细胞增生症（pulmonary Langerhans cell histiocytosis）、Erdheim-Chester 病。这些细胞仅从细胞形态难以鉴别，需结合病史、影像学、免疫组化结果、免疫表型分析、基因检测结果及组织病理学进行确诊。

（1）肺腺鳞癌（pulmonary adenosquamous carcinoma）：是指在同一肿瘤内显示鳞癌和腺癌两种成分的癌，其中每种成分至少占肿瘤的 10%。腺鳞癌发病率低，但恶性程度高，进展快，治疗效果差。肺腺鳞癌多位于肺的外周部，早期可无明显临床症状，中、晚期以咳嗽、血痰、胸痛、胸闷为主要表现。细胞学检查并没有特殊的表现，而是一种既有鳞癌特点又有腺癌特点的混合性癌。

（2）恶性淋巴瘤（malignant lymphoma）：肺的恶性淋巴多为转移灶，原发性恶性淋巴瘤罕见，后者以大细胞非霍奇金淋巴瘤最为多见。细胞形态特征：淋巴瘤细胞散在分布，胞质量少，强嗜碱性，呈深蓝色，胞核大、不规则，核质比高，染色质致密，核仁大而明显（图 3-323、图 3-324）。

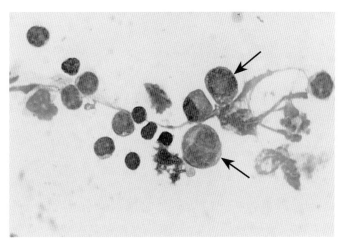 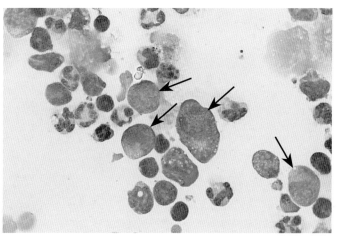

图 3-323 淋巴瘤细胞（箭头所指），细胞数量少，容易漏诊，胞体偏大，胞质强嗜碱性，胞核大，染色质细致；与反应性淋巴细胞不易鉴别，流式细胞术有助于淋巴瘤的确诊

图 3-324 淋巴瘤细胞（箭头所指），体积大小不等，胞质嗜碱性强，呈深蓝色，胞核大且不规则，核质比高，染色质细致，核仁明显

（3）肺肉瘤样癌（pulmonary sarcomatoid carcinomas）：是一类特殊类型的非小细胞肺癌，WHO 胸部肿瘤分类（第 5 版）将肉瘤样癌分为多形性癌（pleomorphic carcinoma）、肺母细胞瘤（pulmonary blastoma）、癌肉瘤（carcinosarcoma）。肺肉瘤样癌在肺的恶性肿瘤中约占 0.1%~0.5%，好发于老年男性，重度吸烟者多见。由于早期症状常不明显，多数患者确诊时已处于中晚期。肺部常见的症状有咳嗽、胸痛、咯血、呼吸困难等。

肉瘤样癌细胞分化较差，细胞散在或成片分布，有的细胞呈腺腔样排列，体积大小不等，胞质厚重，强嗜碱性、有颗粒感、常含有脂质空泡，单个核或多核，有的可达数十个，染色质厚重，核仁大而明显。肉瘤样癌细胞与多种肿瘤细胞形态相似，确诊需结合组织病理学及免疫组化结果。

（二）转移性肿瘤细胞（metastatic malignancy）

呼吸道的转移性恶性肿瘤比较常见，最常见的转移部位来自胃肠道、乳腺、前列腺、宫颈、淋巴造血系统及其他肺外器官。肺转移癌大多数以鳞癌、腺癌或未分化癌为主，肉瘤及恶性黑色素瘤也可转移至呼吸道。在痰液、支气管肺泡灌洗液及刷片中发现的肿瘤细胞与原发性肺癌形态相似，而且表现的临床症状可能相同，所以单纯根据细胞形态不能与原发性肺癌相鉴别，需结合病史、影像学、血清学检查及免疫组化结果进行全面分析。需要注意的是有其他部位肿瘤病史的患者，仍有可能发生原发性肺癌。

第一节　概述

　　纤维支气管镜（flexible bronchoscope）简称"纤支镜"，现已成为肺部疾病治疗和诊断必不可少的一项技术，在临床得到了广泛的应用。经纤支镜可以采集多种下呼吸道样本，包括支气管刷检物、支气管冲洗液和支气管肺泡灌洗液，以及经支气管细针穿刺活检等。

一、基础知识

（一）支气管刷检

　　支气管刷检（bronchia brush）是在行纤支镜时对可疑病变部位刷检取材的过程，刷检物可以用于涂片，或将刷检后的毛刷置于生理盐水或其他保存液内进行送检。支气管镜纵深可达肺叶、肺段乃至亚段支气管，采集的标本可以用于细胞学、组织病理学或病原微生物检查等。但纤支镜技术的要求高，而且患者有不适感，可能出现局部感染、出血、喉痉挛、支气管痉挛、心律失常等并发症。

（二）支气管刷检的临床意义

　　1. 提高肺癌的确诊率　纤支镜的广泛应用，可以进行针吸、钳检、刷检和冲洗等，采样方法的多样性，提高了肺癌确诊率，特别是管内增殖型及管壁浸润型中心型肺癌确诊率有了显著的提高。

　　2. 肺癌的定位诊断　不同于呼吸道其他样本，行纤维支气管镜时对可疑病变部位直接刷检，能发现早期病变，实现定位诊断，给临床进一步治疗提供准确的依据。

　　3. 肺部感染的病原学诊断　使用防污染毛刷经纤支镜取样后进行微生物培养，可以为肺部感染性疾病提供病原学诊断。

　　4. 肺结核的诊断　支气管刷检有助于不典型肺结核和支气管内膜结核的诊断。

　　5. 良性支气管病变的辅助诊断　包括气管或支气管狭窄，怀疑支气管食道瘘等。

　　6. 弥漫性实质性肺疾病（diffuse parenchymal lung disease, DPLD）的辅助诊断　可通过纤支镜刷检或肺泡灌洗液来进行辅助诊断。

二、支气管刷片细胞学检验流程

（一）制片

　　常用的制片方法有涂片法及细胞离心涂片机甩片。制片的手法直接影响涂片的质量，毛刷上细胞易干燥，制片要快速，毛刷与玻片平行，沿一个方向涂抹，避免反复涂抹。毛刷冲洗液离心后可用细胞离心涂片机制片，涂片细胞比较集中，而且细胞结构清晰。若制作细胞蜡块，需将刷检样本置于固定液中保存。

（二）染色

　　1. 瑞-吉染色　是鉴别体液细胞常用的染色方法，同样适用于支气管刷片细胞学检查，而且瑞-吉染色后的涂片可在油镜下观察细胞细微结构。需要注意的是涂片不宜过厚,否则细胞堆叠影响染色效果,而且细胞结构不清,影响细胞的鉴别与诊断。支气管毛刷置于生理盐水中保存,不影响瑞-吉染色效果;若置于特殊保存液或固定剂中,瑞-吉染色后的细胞着色偏深,而且有色差。

2. 巴氏染色 /HE 染色 不仅适用于良恶性细胞的鉴别,而且还适用于筛查病毒感染的细胞;需要注意的是用于巴氏染色 /HE 染色的涂片,染色前需要固定。

第二节 支气管刷检细胞形态

支气管刷片中的细胞与支气管肺泡灌洗液形态类似,但细胞分布、排列略有不同,所以本章节主要介绍一些支气管刷检标本中有特点的细胞形态,其他细胞形态请参照第三章。

一、支气管刷检非肿瘤细胞

(一)纤毛柱状上皮细胞

与痰液或支气管肺泡灌洗液相比,刷检标本中的纤毛柱状上皮细胞数量较多,是刷片中最常见的一类细胞,也是判断刷片合格的标准。细胞多成片、成堆分布或呈栅栏样排列(图 4-1),部分病例中的细胞无纤毛及终板结构(图 4-2)。

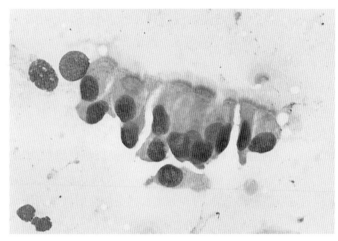

图 4-1　纤毛柱状上皮细胞,栅栏样排列,长柱形,胞核椭圆形、偏基底侧,纤毛清晰

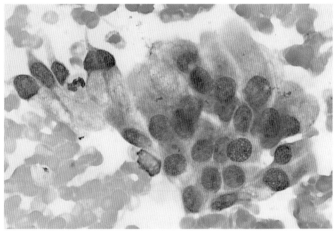

图 4-2　纤毛柱状上皮细胞,纤毛脱落,但细胞仍然呈长柱形,部分细胞可见终板结构

不同部位的纤毛柱状上皮细胞的大小差异明显,但基本为柱状,有平齐的游离缘,表面有纤毛,但纤毛极易脱落,只残留终板。较大支气管的纤毛柱状上皮细胞呈长圆锥形,细胞基底部尖细,核所在部位向外膨胀。来自较小支气管的纤毛柱状上皮细胞矮粗,核所在平面不向外膨胀。

支气管刷片中纤毛柱状上皮细胞形态完整,多成群、成片分布或呈栅栏样排列(图 4-3),掌握该类细胞的形态特征,是鉴别支气管良恶性细胞的前提。成片脱落的纤毛柱状上皮细胞,从顶面观,细胞核位于中央,细胞边界清晰,呈"蜂窝状";从基底侧观,细胞整齐排列,胞核呈椭圆形,见不到纤毛结构(图 4-4)。

许多疾病可引起支气管上皮细胞发生反应性改变,出现不典型增生,细胞形态表现为体积不同程度增大,胞核增大或多核,染色质粗,核仁明显等(图 4-5)。不典型增生的支气管上皮细胞有时会紧密排列,成团分布,结构立体,容易被误认为是腺癌细胞(图 4-6)。支气管上皮不典型增生常见于放疗或化疗后、支气管哮喘、支气管扩张和慢性支气管炎等慢性刺激性疾病。

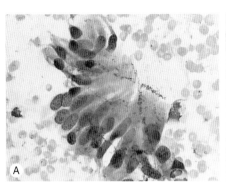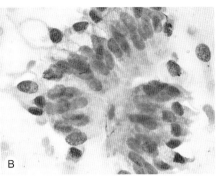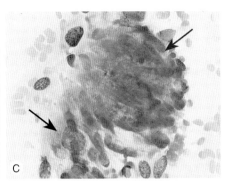

图 4-3 纤毛柱状上皮细胞
A、B. 细胞呈栅栏样排列；C. 细胞不典型增生（红箭所指），鳞癌细胞（黑箭所指）

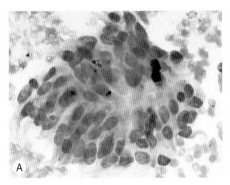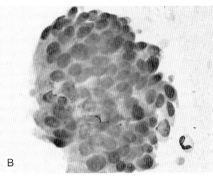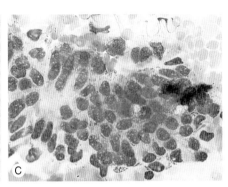

图 4-4 纤毛柱状上皮细胞
A~C. 从基底侧观察，细胞排列整齐，胞核呈椭圆形

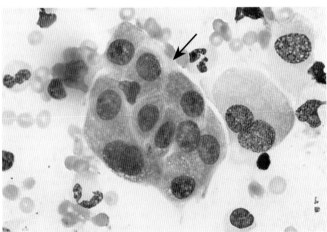

图 4-5 支气管上皮不典型增生（箭头所指），细胞成团排列，形似腺癌细胞；来源于支气管扩张确诊病例

图 4-6 支气管上皮不典型增生，与腺癌细胞不易区分，边缘细胞有纤毛柱状上皮细胞特征；来源于支气管炎确诊病例

（二）杯状细胞

　　散在分布的杯状细胞易辨认，胞质呈泡沫样或空泡样，胞核位于基底侧（图 4-7、图 4-8），刷片中的杯状细胞常分布在成堆的纤毛柱状上皮之间，从不同角度观察，形态略有区别（图 4-9~ 图 4-11）。

　　正常情况下，杯状细胞数量较少，与纤毛柱状上皮细胞的比例约为 1∶5，慢性支气管炎时，杯状细胞数量明显增多（图 4-12），分泌的黏液增多。增生的杯状细胞需要与腺癌细胞进行区别，尤其是黏液性肺泡癌细胞，胞质内也含有大的空泡，而且胞核大小也基本一致，可根据细胞分布及形态特征进行区别，必要时结合其他检查进一步明确。

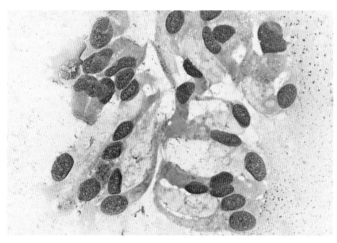

图 4-7 杯状细胞,受制片因素的影响,刷片中的细胞多成片或成堆分布

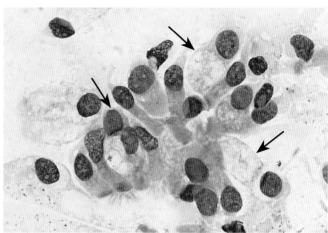

图 4-8 杯状细胞(箭头所指),分布于纤毛柱状上皮细胞之间,胞质呈泡沫样,着色较浅

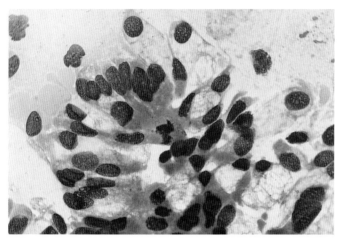

图 4-9 杯状细胞,分布于纤毛柱状上皮细胞之间,胞质泡沫样,胞核位于一侧

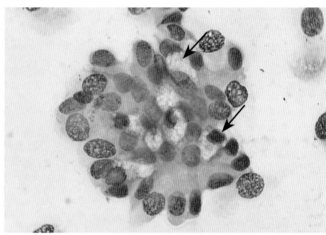

图 4-10 杯状细胞(箭头所指),分布于细胞团内,从基底侧观察细胞呈圆形或椭圆形,胞质泡沫样

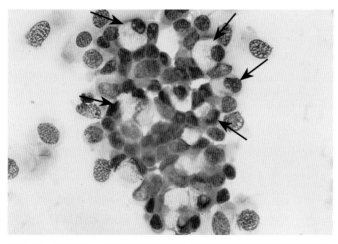

图 4-11 杯状细胞,分布在储备细胞之间,细胞异型性较低,注意与腺癌细胞进行鉴别;来源于慢性支气管炎病例

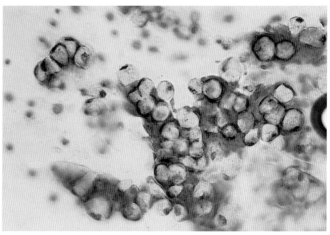

图 4-12 杯状细胞增生,细胞数量明显增多,成片分布,与支气管肺泡灌洗液中的泡沫细胞形态类似(×400)

（三）储备细胞／基底细胞

1. 正常形态的储备细胞　储备细胞又称为基细胞或基底细胞,该类细胞位于纤毛柱状上皮细胞底层,是一种未分化的细胞,具有增殖能力,可分化成纤毛上皮细胞或杯状细胞。与呼吸道其他标本相比,刷片中的储备细胞更常见、数量更丰富。

支气管储备细胞形态学特征:细胞体积小,比淋巴细胞体积稍大(图4-13);细胞排列紧密,常成片或成堆分布,细胞边界不清,胞质量少(图4-14、图4-15);胞核小,呈圆形或椭圆形,大小基本一致(图4-16);染色质呈颗粒状,无核分裂象,无坏死(图4-17)。

储备细胞是BALF、刷片中比较常见的一类细胞,尤其是在BALF中,常成堆或成片分布,细胞排列紧密,与小细胞癌细胞或体积小的腺癌细胞不易鉴别(图4-18)。

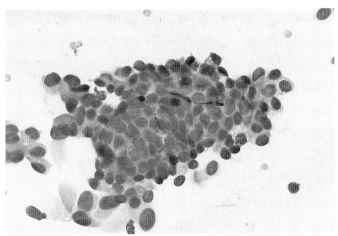

图 4-13　储备细胞,成片分布,胞体整体偏小,胞质量少,胞核大小均一,呈圆形,无核仁

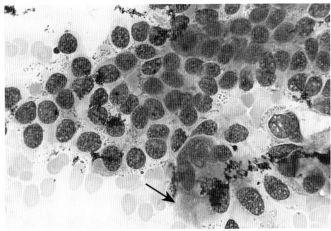

图 4-14　储备细胞,成片分布,细胞大小基本一致,边缘细胞可见纤毛(箭头所指)

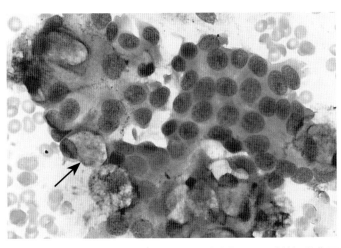

图 4-15　储备细胞,单层片状分布,胞核圆形、大小均一,可见小核仁,边缘可见少量杯状细胞(箭头所指)

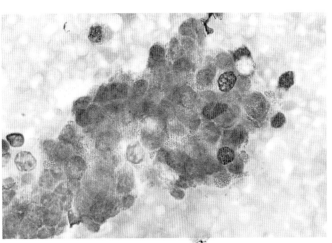

图 4-16　储备细胞,细胞体积稍增大,胞核增大,核仁明显,与腺癌细胞十分相似,仅从形态特征不易鉴别,需结合病史、免疫组化及其他检查综合分析,避免过度诊断

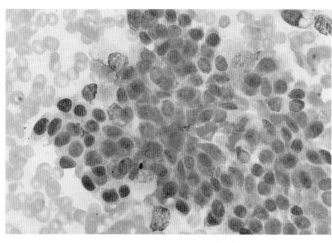

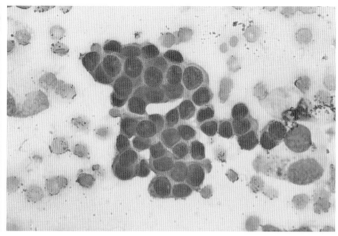

图 4-17 储备细胞,成片分布,胞质量少,胞核大小均一,染色质颗粒状,核仁较小

图 4-18 储备细胞,细胞排列紧密,胞体偏小,胞质量少,胞核椭圆形,与小细胞癌不易鉴别

2. **储备细胞增生(reserve cell hyperplasia)** 支气管储备细胞增生是一种非特异性的反应性改变,在慢性支气管炎、支气管扩张、结核及其他慢性病变如真菌感染、慢性肺炎时均可出现。在一些细胞群的边缘,可以见到胞核大小与储备细胞相近,但胞质明显增多的细胞,提示有柱状上皮细胞的分化,甚至可见分化成熟的纤毛柱状上皮细胞。在肺部肿瘤病例中,储备细胞可与肿瘤细胞同时存在,可结合细胞形态特征对比分析。

增生的储备细胞可有以下形态特征:

(1)通常成群或成片分布,单个散在的细胞较少且容易被忽略。

(2)细胞大小基本一致,细胞排列紧密。

(3)胞质量少,嗜碱性,胞核小,呈圆形或卵圆形,核质比高。

(4)染色质颗粒状,无核仁或核仁较小。

增生的储备细胞常见于支气管刷片和支气管冲洗液,在痰标本中少见,但在支气管镜检查后或气管插管后获取的痰液中较常见。非典型增生的储备细胞排列紧密,成片或成堆分布,胞核增大,可以超过两层,细胞结构不清晰,也给诊断带来了很大的难度,可以综合整张涂片细胞进行分析,避免过度诊断。此外,增生的储备细胞与小细胞癌细胞形态相似(图 4-19),可根据表 4-1 鉴别要点进行判断。

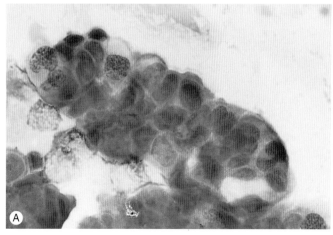

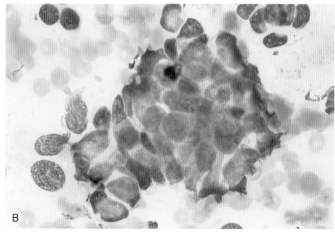

图 4-19 瑞-吉染色后增生的储备细胞与小细胞癌细胞

A. 储备细胞增生,细胞成团分布,胞质灰蓝色,胞核大小基本一致,染色质颗粒状,可见小核仁;B. 小细胞癌细胞,细胞成片分布,细胞排列极其紧密,胞质量极少,染色质细腻,无核仁

表 4-1　增生的储备细胞与小细胞癌细胞形态区别

鉴别要点	增生的储备细胞	小细胞癌细胞
细胞分布	成片或成堆	成片或散在
体积	大小基本一致	大小不等
胞质	胞质量少或中等	极少
胞核	圆形,无核分裂象	不规则,可见核分裂象
染色质	偏薄、颗粒状	厚重、细腻
核仁	可见小核仁	一般无核仁

3. 修复性支气管上皮细胞　支气管上皮的修复是指溃疡后形成的上皮化,常见于支气管外伤、辐射、烧伤、肺梗死和感染等。修复性上皮细胞形态特征:成片或成堆分布,排列紧密或疏松,胞质丰富,胞核增大,但核质比增加不明显,核仁明显,可见核分裂象(图 4-20~ 图 4-25)。

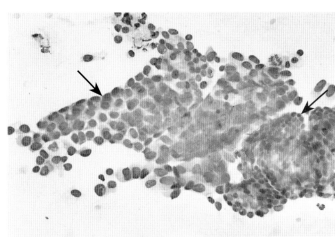

图 4-20　修复性支气管上皮细胞(黑箭所指),成片分布,胞体较储备细胞(红箭所指)略大(×200)

图 4-21　修复性支气管上皮细胞(黑箭所指),纤毛柱状上皮细胞(红箭所指)(×400)

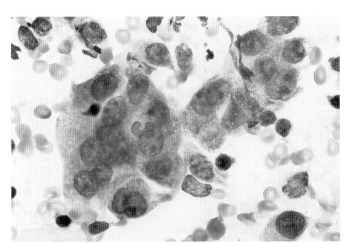

图 4-22　修复性支气管上皮细胞,成团分布,胞核大小基本一致,核仁明显;来源于支气管炎确诊病例

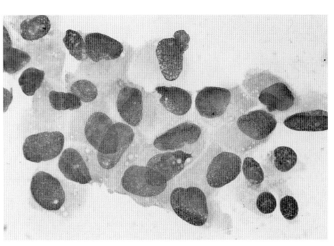

图 4-23　修复性支气管上皮细胞,与鳞癌细胞不易鉴别,但该类细胞染色质较薄,细颗粒状,核仁较小

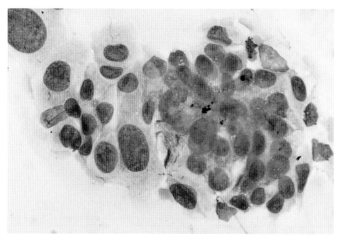

图 4-24 修复性支气管上皮细胞,成堆分布,部分细胞体积增大,胞核增大,但核质比不变;来源于支原体感染病例

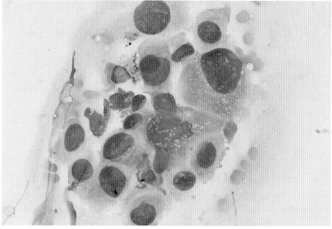

图 4-25 修复性支气管上皮细胞,异型性明显,部分细胞体积巨大,但染色质质地偏薄、细颗粒状,核仁不明显

修复性上皮与非小细胞肺癌、转移性肿瘤及其他肺部肿瘤不易鉴别,肿瘤细胞异型性明显,具有恶性细胞特性,而修复上皮细胞异型性小,不具备肿瘤细胞特征;修复性上皮与增生的储备细胞形态相似,细胞学很难区分,结合临床病史资料有助于细胞的鉴别。

（四）鳞状细胞化生（squamous cell metaplasia）

由鳞状上皮细胞取代其他上皮细胞的现象或过程称为鳞状细胞化生,简称"鳞化",是支气管受慢性刺激而发生的一种适应性变化,在大支气管比较常见,其发生率随年龄的增大而增加。许多疾病均可导致支气管上皮的鳞化,如慢性支气管炎、支气管扩张、肺结核、机化性肺炎及重度吸烟者。鳞状细胞化生的细胞学特点有:

1. 鳞化细胞呈多边形或卵圆形,通常成片脱落,呈铺砖式排列（图 4-26）。在痰液中,鳞化细胞同来自口咽部鳞状上皮细胞形态相似,很难区别;在成片鳞化细胞的边缘,有时可见柱状上皮细胞或储备细胞,可以明确判断是来自支气管的细胞。

2. 细胞大小主要取决于胞质量,体积相差可达一倍。

3. 胞质丰富,质地较薄,瑞-吉染色常呈紫红色或灰蓝色（图 4-27）。

4. 胞核圆形或卵圆形,核居中,体积增大,核质比增高,染色质细颗粒状,可见小核仁（图 4-28、图 4-29）。

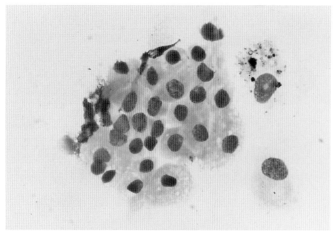

图 4-26 鳞化细胞,成片脱落,胞质呈紫红色,胞核略增大（BALF）

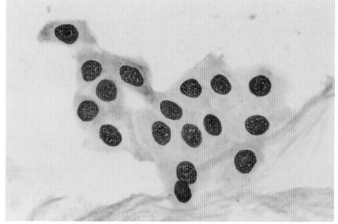

图 4-27 鳞化细胞,呈多边形,成片脱落,胞核大小基本一致,染色质呈颗粒状（BALF）

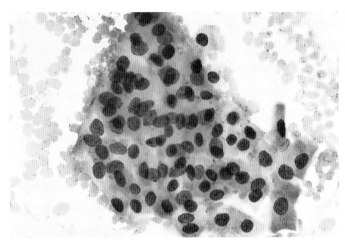

图 4-28　鳞化细胞,细胞成片脱落,胞质丰富,胞核大小基本一致,呈卵圆形

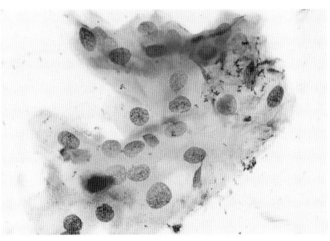

图 4-29　鳞化细胞,成片分布,细胞边界不清,相互融合;来源于支气管鳞癌确诊病例

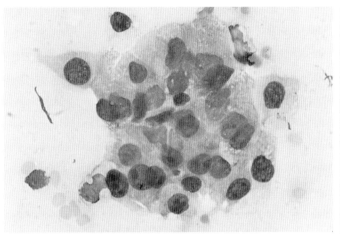

图 4-30　不典型鳞化细胞,与鳞癌细胞不易鉴别,但该类细胞核大小基本一致,染色质偏薄,呈细颗粒状

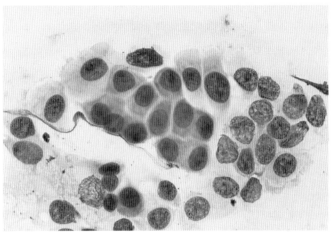

图 4-31　不典型鳞化细胞,胞质量少、嗜碱性,胞核增大,核质比增高,但细胞异型性不明显,缺乏肿瘤细胞特点

　　鳞化细胞和基底细胞增生往往同时存在,在成片鳞化细胞的边缘可见到增生的基底细胞团,有时仅从细胞学很难区分两类细胞。鳞化细胞若出现角化现象,可能是向鳞癌转变的一个异常分化信号,需要特别注意。

　　不典型鳞化细胞被认为是一种癌前病变,该类细胞常成群脱落,细胞排列紊乱(图 4-30),细胞层次明显增多,胞体大小不等,胞质量偏少,嗜碱性,着色偏深(图 4-31),胞核大小不一。根据核的异型性,将不典型鳞状细胞化生分为轻、中、重三级,但各级细胞之间无明显界限,从细胞学很难严格区分三级不典型鳞化细胞,尤其是重度不典型鳞化细胞与鳞癌细胞很相似;没有单个典型的异型细胞,是诊断重度不典型鳞化的重要依据。

二、支气管刷检肿瘤细胞形态特征

　　支气管刷检标本常见的恶性肿瘤有鳞状细胞癌、腺癌和小细胞癌,大细胞未分化癌、黑色素瘤及肉瘤等,其他肿瘤少见,本章节主要介绍几种刷片中常见的肿瘤细胞形态特征。

　　(一)鳞状细胞癌细胞

　　鳞状细胞癌(鳞癌)源于支气管上皮细胞恶变,约占肺癌的40%,男性多见,与吸烟有密切关系,常见的临床症状有咳嗽、咳痰、咯血及胸痛等。主要发生于主支气管、叶支气管或段支气管,所以纤维支气管镜检查容易发现。刷检时由于机械摩擦可导致深层细胞脱落,所以刷片中的细胞数量更丰富,以非角化型鳞癌细胞为主。

支气管刷片中的鳞癌细胞可有以下形态特征:

1. **分布与排列** 支气管刷检的癌细胞多来自肿瘤深部,癌细胞多成群或成片脱落,排列无极性,很少呈立体结构的细胞团(图 4-32~ 图 4-35);涂片后的癌细胞可散在分布。

2. **体积** 细胞体积差异性较大,部分病例中的癌细胞体积巨大(图 4-36~ 图 4-39)。

3. **胞质** 癌细胞的胞质丰富(图 4-40),角化型细胞罕见(图 4-41),胞质较薄且着色浅,细胞间的界限较模糊。分化低的癌细胞胞质量少,核质比出现不同程度的增高,胞质呈强嗜碱性(图 4-48、图 4-49)。

4. **胞核** 胞核巨大,结构清晰,圆形或卵圆形,明显偏位,一个或多个核仁,有的病例核仁体积巨大(图 4-42~ 图 4-47)。

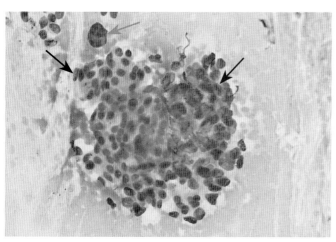

图4-32 鳞癌细胞(红箭所指),良性上皮细胞(黑箭所指),两群细胞紧密相连,鳞癌细胞排列紊乱,胞核不规则,染色质细腻,而良性上皮单层排列,胞核圆形体积小;蓝箭所指为鳞癌细胞的裸核,体积巨大(×200)

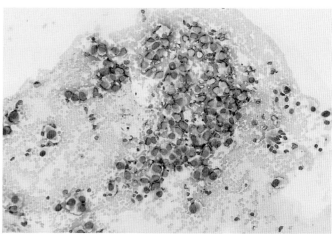

图4-33 鳞癌细胞,细胞数量明显增多,散在或成片分布,胞体巨大,胞核大(×200)

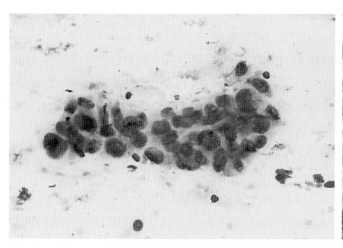

图4-34 鳞癌细胞,成堆分布,细胞边界不清,与腺癌细胞比较,胞质偏薄且着色较浅,胞核大,染色质细致(×400)

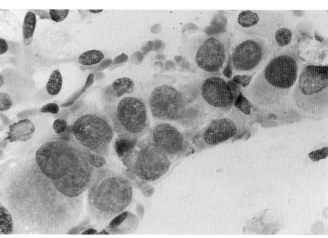

图4-35 鳞癌细胞,成片分布,体积巨大,细胞异型性明显,是比较典型的鳞癌细胞

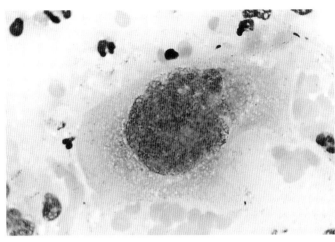

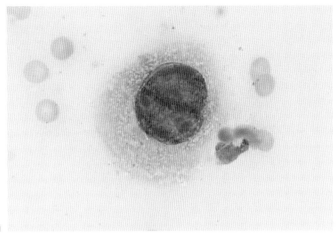

图 4-36 鳞癌细胞,与周围中性粒细胞相比,该类细胞体积巨大,胞质丰富、质地薄,胞核巨大,核仁小、数目多个

图 4-37 鳞癌细胞,突出特征:胞核大,核仁大而明显,数目多个

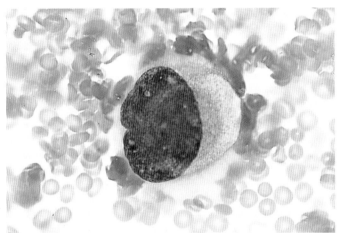

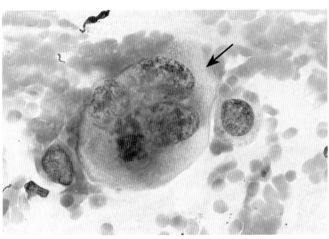

图 4-38 鳞癌细胞,胞体巨大,胞核巨大,核偏位,染色质厚重,具有肿瘤细胞的基本特征

图 4-39 鳞癌细胞,视野中三个细胞均为肿瘤细胞,细胞体积差异性较大,箭头所指细胞体积巨大,多个核,染色质颗粒状,核仁明显

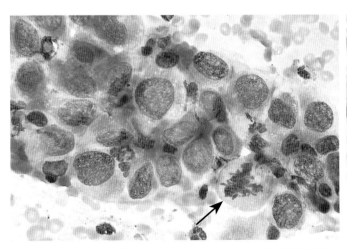

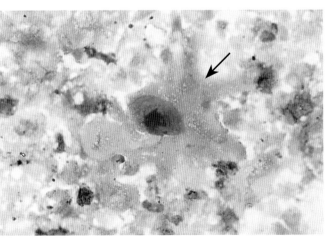

图 4-40 鳞癌细胞核分裂象(箭头所指),在恶性肿瘤患者病例中比较常见,视野中可见大量典型的鳞癌细胞

图 4-41 角化型鳞癌细胞(箭头所指),胞体巨大,形态不规则,胞质丰富且无颗粒感,胞核较大

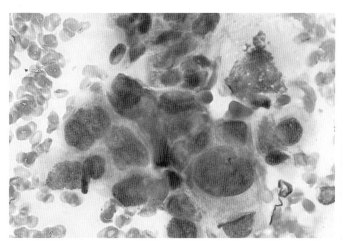

图 4-42 鳞癌细胞,细胞异型性明显,胞质偏薄,无黏液空泡,免疫细胞化学染色支持鳞癌

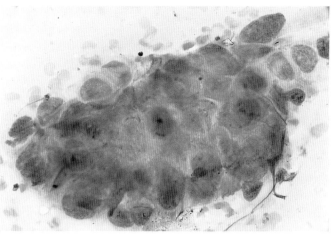

图 4-43 鳞癌细胞,原发性支气管肺癌,形态不易鉴别,免疫组化 P63(＋)、TTF-1(－)、NapsinA(－)、Syn(－)、CgA(－)、CD56(－)、CK7(－)、CK20(－)支持鳞癌

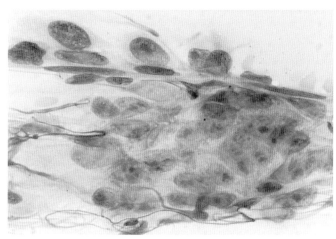

图 4-44 鳞癌细胞,受制片的影响,细胞沿一个方向排列,胞质偏薄,着色较浅,核仁明显

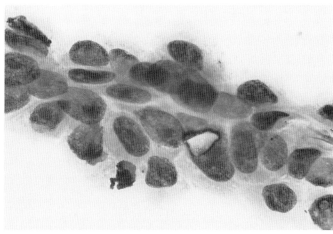

图 4-45 鳞癌细胞,与腺癌排列方式不同,刷片中的鳞癌细胞很少成团分布,常成堆或成片分布

鉴别诊断:①需要注意的是一个病例中可能出现多种形态的癌细胞,细胞数量差异性大,而且受制片等因素的影响,形态可能发生变化,所以仅从细胞形态无法准确判断细胞的分化程度。②与鳞化上皮细胞区别:不典型鳞化细胞容易同鳞癌细胞混淆,鳞化细胞也可成片分布,但细胞异型性较小,胞核相对规整,染色质较薄,核仁较小。③放疗或化疗对细胞的影响:支气管上皮细胞可出现核增大、深染,核仁明显,类似鳞癌细胞,因此对有放化疗病史的患者必须慎重诊断。④与其他类型的肿瘤细胞进行区别:刷片中的癌细胞成堆或成片,细胞边界不清,与腺癌、大细胞癌或其他转移性肿瘤细胞形态相似,所以若进一步确诊需结合病史、影像学资料、免疫细胞化学染色、基因检测及相关肿瘤标志物检测等。

在刷检时,机械性的剥离可使细胞损伤,可出现不同程度的破坏;此外,在涂片过程中,细胞受到牵拉,也可使细胞形态发生改变,镜下可见大量核丝或裸核(图 4-50~ 图 4-55),所以在涂片过程时要轻柔,尽量避免人为因素导致细胞破坏。

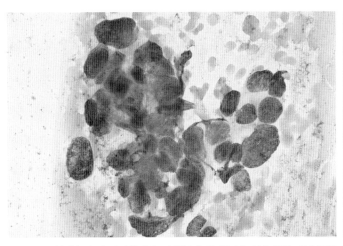

图 4-46 鳞癌细胞,细胞成堆分布,胞质较薄,胞核巨大,核仁明显,部分细胞呈裸核样

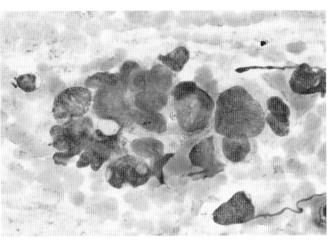

图 4-47 鳞癌细胞,细胞异型性明显,排列混乱,虽然胞质结构不清晰,但从巨大的胞核及致密的染色质也可判断为肿瘤细胞

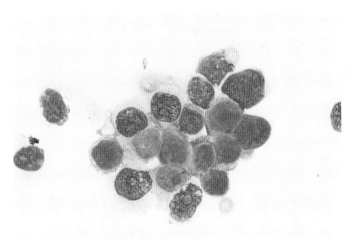

图 4-48 低分化鳞癌细胞,细胞成片分布,体积偏小,胞质量少,核质比明显增高,染色质致密,核仁明显

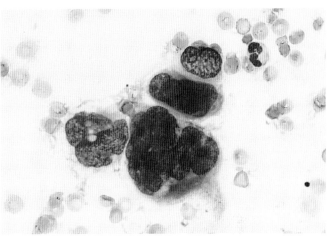

图 4-49 低分化鳞癌细胞,胞体巨大,但胞质量少,多个核,核仁明显,与低分化腺癌不易区分,必要时结合免疫组化结果进行确诊

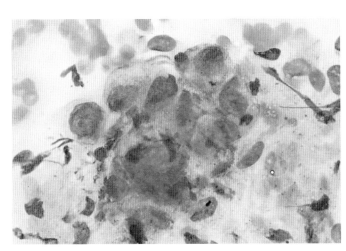

图 4-50 鳞癌细胞,制片欠佳,但依然可以找到典型的肿瘤细胞,细胞成堆分布,具有肿瘤细胞特征,免疫组化支持鳞癌细胞

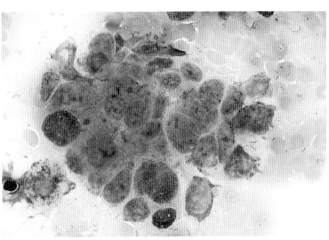

图 4-51 鳞癌细胞,人为因素导致细胞受到挤压,使得细胞不完整,但细胞排列混乱、染色质厚重、核仁明显,可以判断为肿瘤细胞

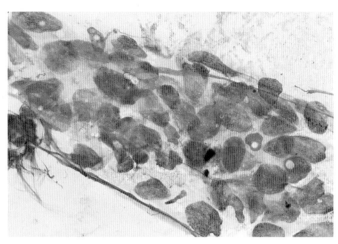

图 4-52 鳞癌细胞,该种形态的细胞在刷片中比较常见,边缘的细胞易破碎,靠近中心区域的细胞结构完整

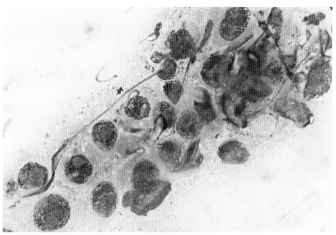

图 4-53 鳞癌细胞,人为因素造成的细胞退化,但巨大的核仁仍可以判断是肿瘤细胞,可结合其他视野中的细胞综合分析

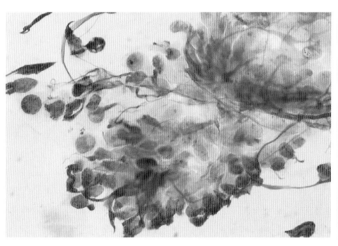

图 4-54 鳞癌细胞,刷检或涂片导致的细胞形态改变,出现大量核丝,中心区域细胞结构相对完整

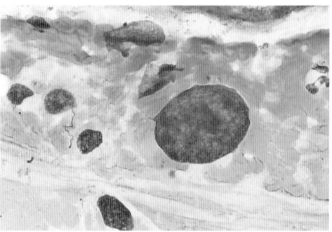

图 4-55 鳞癌细胞,仅剩裸核,但染色质厚重、致密,核仁明显,需要在其他视野寻找完整的细胞进行判断

（二）腺癌细胞

腺癌是具有腺样分化或可以产生黏液的上皮性肿瘤,约占肺癌的20%,女性多见。腺癌常发生自较小的支气管黏膜上皮细胞,部分可能来自支气管的黏液腺,是周围型肺癌中最多见的类型,多数病例表现为单个肿块或数个大小不一的结节状肿块,可累及脏层胸膜。刷片中的肿瘤细胞有时仅从细胞学角度很难分型,也无法判断细胞的分化程度,所以在实际工作中,脱落细胞学检查报告非小细胞癌即可。

在制片良好的标本中腺癌细胞可以有以下特征:

1. **细胞分布或排列**　刷检标本中的细胞数量较丰富,癌细胞呈乳头状、团状、片状或条索状排列（图4-56~图4-61）,大部分腺癌细胞具有腺样分化的特征,少数病例癌细胞散在分布（图4-62、图4-63）;成团分布细胞结构立体,有清楚的细胞轮廓,边缘的细胞可以观察到清晰的细胞结构;成片分布的癌细胞排列紧密,极性消失。

2. **胞体大小**　不同病例癌细胞体积差异性较大（图4-64）,同一个病例中的癌细胞体积大小可均一,也可观察到异型性明显的癌细胞。

3. **胞质**　分化较好的腺癌细胞胞质丰富（图4-65）,与鳞癌细胞相比,腺癌细胞的胞质厚重,有颗粒感。在一些病例中胞质内可见较大的黏液空泡,可将胞核推挤到细胞边缘,形成印戒样细胞;少数病例胞质内可见体积较小的脂质空泡,注意与黏液空泡进行区别。分化较差的腺癌细胞胞质量少或极少（图4-66）,核质比增高,无黏液空泡（图4-67）,这类细胞需要与小细胞癌或其他低分化肿瘤细胞进行鉴别。

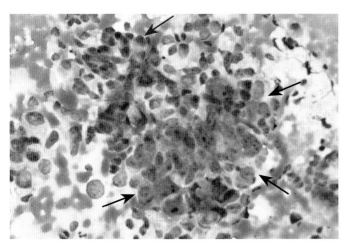

图 4-56　腺癌细胞（黑箭所指）、良性上皮细胞（红箭所指），可以从细胞排列、体积大小、胞核大小、染色质及核仁等方面进行鉴别（×400）

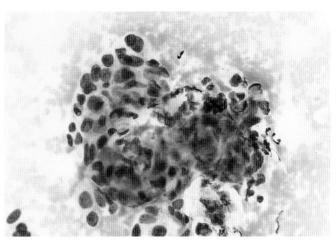

图 4-57　腺癌细胞，异型性明显，成团分布，细胞排列紊乱，胞核大，染色质厚重（×400）

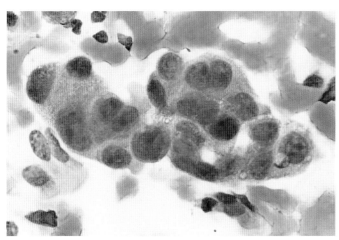

图 4-58　腺癌细胞，细胞成团分布，外轮廓光滑，胞质丰富、厚重，胞核大小一致，染色质匀细，核仁明显，是比较典型的腺癌细胞

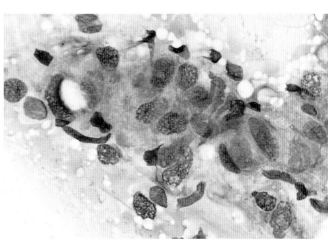

图 4-59　腺癌细胞，成片分布，细胞边界不清，体积偏大，胞质丰富，胞核大；来源于肺腺癌确诊病例

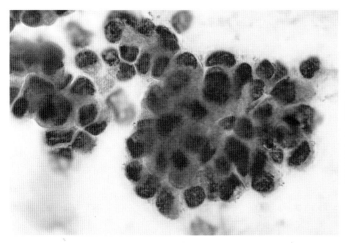

图 4-60　腺癌细胞，与储备细胞不易鉴别，该类细胞体积稍偏大，胞质量少，胞核大，核质比偏高，染色质厚重，需要结合病史、影像学及免疫组化结果进行诊断

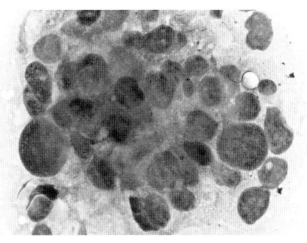

图 4-61　腺癌细胞，细胞异型性明显，从形态只能确定为非小细胞癌，进一步分类需结合免疫组化结果

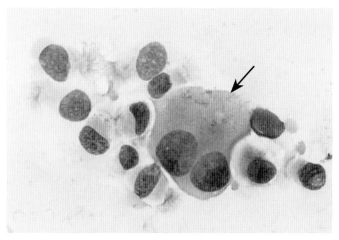

图 4-62 腺癌细胞,单个散在分布,体积巨大,胞质丰富、厚重,双核,核仁大而明显,背景可见大量纤毛柱状上皮细胞

图 4-63 腺癌细胞(黑箭所指),散在分布,与鳞癌细胞不易鉴别,需结合免疫组化结果,红箭所指为栅栏样排列的纤毛柱状上皮细胞

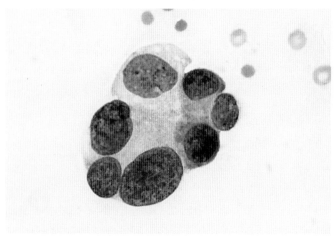
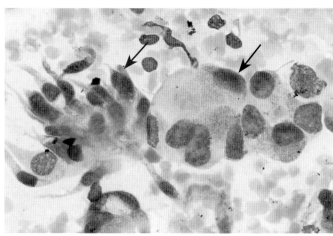

图 4-64 腺癌细胞,细胞异型性明显,边界不清,胞核大小不等,染色质厚重、致密

图 4-65 腺癌细胞(黑箭所指),与纤毛柱状上皮细胞(红箭所指)相比,细胞体积大,胞核大,胞质丰富,核仁明显

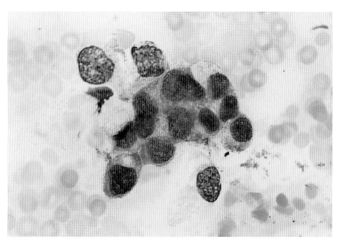
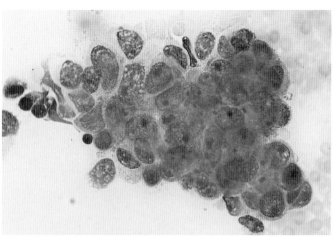

图 4-66 低分化腺癌细胞,成团分布,胞质量少,核质比明显增高,胞核大,染色质致密,核仁明显

图 4-67 低分化腺癌细胞,细胞数量明显增多,成团分布,胞质量较少,核质比高,核仁大而明显

4. 胞核与核仁　胞核大或巨大,圆形或椭圆形,染色质厚重,核仁明显。染色质是鉴别肿瘤细胞与良性上皮细胞的关键点,肿瘤细胞染色质厚重,核仁大而明显,而良性上皮细胞染色质相对较薄,核仁较小。

良、恶性细胞的鉴别是支气管刷片中最重要的内容,由于细胞种类、分化程度及排列方式不同,细胞形态差异性较大,典型的肿瘤细胞根据细胞形态特征就可以判断细胞种类,不典型的肿瘤细胞还需结合病史及影像学资料及其他检查综合分析。肿瘤细胞的分型还需结合免疫细胞/组织化学染色,常用的腺癌细胞标志物有 CK7、NapsinA、TTF-1 等。

(三) 小细胞癌

小细胞癌(small cell carcinoma)属于低分化神经内分泌肿瘤,在支气管刷片中比较常见,细胞形态、临床表现及治疗方案与其他肿瘤细胞不同,所以本节着重介绍,其他种类的神经内分泌肿瘤细胞形态同支气管肺泡灌洗液。

肺小细胞癌占原发性肺癌的 20%~25%,90% 发生于肺的中心部位。患者的临床症状与病变部位及局部扩散有关,可以出现刺激性干咳、声音嘶哑、气短或喘息、胸痛、咯血、发热等症状。支气管镜下小细胞肺癌多呈浸润生长,侵及范围广,与正常组织边界不清晰,常导致支气管管腔狭窄。小细胞癌容易发生远处转移、预后差,但小细胞肺癌有更好的化疗及放疗疗效,所以区分小细胞癌与非小细胞癌意义重大。

支气管刷片中的小细胞癌细胞可以有以下形态特征:

1. 细胞分布与排列　刷检比支气管灌洗液细胞数量丰富,细胞常成片分布,排列紧密,细胞之间相互挤压,常呈站队样或镶嵌状(图 4-68~ 图 4-71)。

2. 胞体大小　小细胞癌比淋巴细胞体积略大,尤其是单个散在的癌细胞与淋巴细胞形态相似,小细胞癌常成片分布,染色质更细腻(图 4-72、图 4-73);而成熟的淋巴细胞散在分布,细胞规整,不形成细胞团,细胞核也不呈镶嵌状。

3. 胞质　胞质量少或极少,核质比极高;因小细胞癌细胞极其脆弱,常见胞质破裂后形成的裸核细胞(图 4-74~ 图 4-77)。

4. 胞核　成片分布细胞的胞核排列紧密,散在分布的细胞胞核呈圆形;涂片时,在片尾易形成"染色质抹斑"(图 4-78);细胞受到牵拉,形态发生变化,可形成大量核丝(图 4-80、图 4-81)。

5. 染色质及核仁　小细胞癌染色质厚重、分布均匀、极其细腻,这也是区别于其他肿瘤细胞的关键点;大多数细胞无核仁,仅有少数病例在细胞群中心区域的细胞可见小核仁(图 4-79)。

鉴别诊断:小细胞癌的鉴别诊断包括储备细胞增生、淋巴细胞或淋巴瘤细胞、典型类癌与非典型类癌、非小细胞癌、Ewing 肉瘤、神经母细胞瘤、横纹肌肉瘤和肺母细胞瘤等。小细胞癌有时很难与非小细胞癌区别,尤其是鳞癌的小细胞变异型和体积较小的低分化腺癌,最有用的鉴别点是小细胞癌细胞具有胞质极少、染色质细腻、核仁不明显及常伴坏死等特点。细胞块免疫组化检查结果:Ki-67 增殖指数常大于 50%、TTF-1、CgA(特异性强)、Syn、CD56 阳性,其中角蛋白多呈点状阳性。

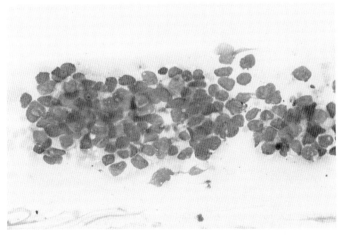

图 4-68　小细胞癌细胞,细胞数量丰富,散在或成片分布,胞质稀少(×200)

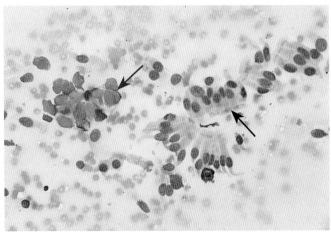

图 4-69　小细胞癌细胞(红箭所指)成片分布,与栅栏样排列的纤毛柱状上皮细胞(黑箭所指)形成鲜明对比(×200)

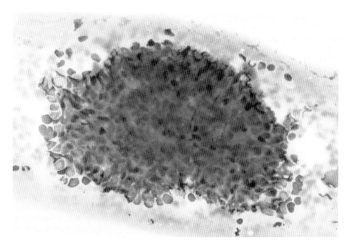

图 4-70 小细胞癌细胞,胞体小,细胞成堆分布,排列紧密,细胞之间相互挤压,胞质量极少(×200)

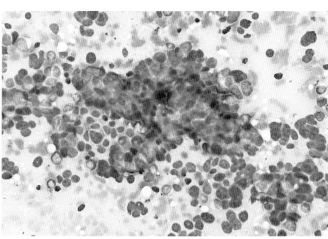

图 4-71 小细胞癌细胞,既有散在分布,又有成片排列的肿瘤细胞,胞质量极少,染色质细腻,无核仁(×200)

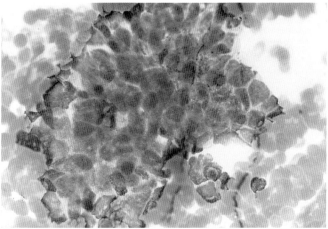

图 4-72 小细胞癌细胞,细胞群边缘呈断裂状,细胞排列紧密,刷片中比较常见的一种分布形式

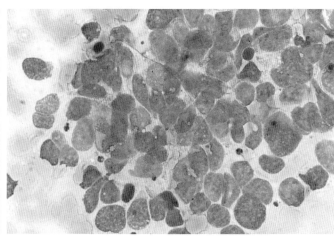

图 4-73 小细胞癌细胞,突出的细胞特征是胞质量极少,染色质极其细腻,无核仁

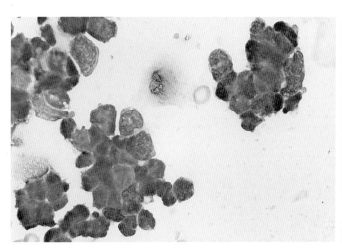

图 4-74 小细胞癌细胞,细胞成堆分布,排列极其紧密,胞质量极少,核质比极高,染色质厚重,无核仁

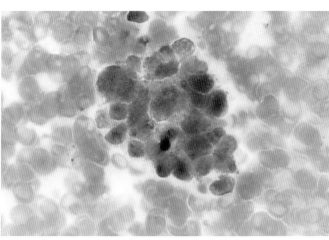

图 4-75 小细胞癌细胞,背景可见大量红细胞,在制片过程中癌细胞不易被推开,成堆分布,但根据细胞形态特征可以判断为小细胞癌

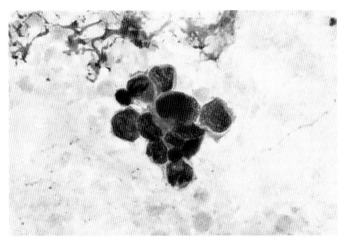

图 4-76 小细胞癌细胞,胞质量少,核质比高,染色质厚重、致密,无核仁;由于细胞数量较少,容易漏检

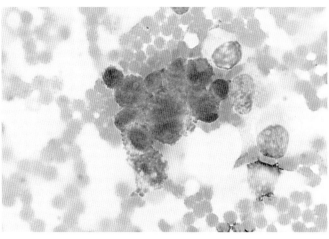

图 4-77 小细胞癌细胞,形态不典型,与淋巴瘤、肉瘤等其他肿瘤细胞不易鉴别,需结合免疫细胞化学结果进行确诊

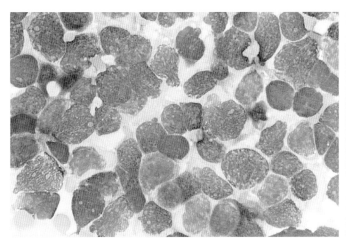

图 4-78 小细胞癌细胞,在制片过程中细胞受外力作用导致细胞破裂,在涂片上形成"染色质抹斑",仅有少量完整的癌细胞

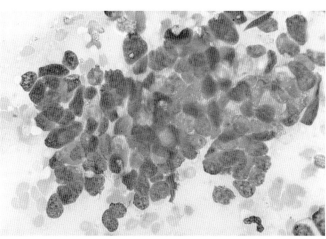

图 4-79 小细胞癌细胞,由于细胞极其脆弱,胞质破裂后形成的裸核细胞,在细胞群边缘尤其明显,中心区域细胞相对完整,在支气管刷片中比较常见

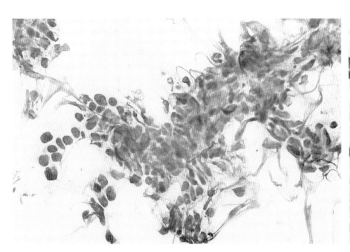

图 4-80 小细胞癌细胞,人为因素导致的细胞形态变化,在制片时细胞受到牵拉形成大量核丝(×400)

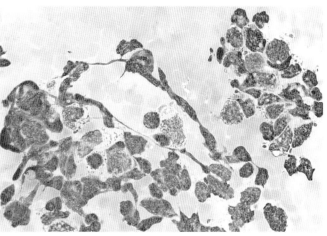

图 4-81 小细胞癌细胞,受制片因素的影响,细胞结构不完整,胞核奇形怪状,需要与坏死的细胞进行区别

（四）其他种类肿瘤细胞

支气管刷片中除了常见的几种类型的肺癌外，还可见淋巴瘤、类癌、Ewing 肉瘤、神经母细胞瘤、横纹肌肉瘤和肺母细胞瘤等其他肿瘤细胞（图 4-82~ 图 4-87），这些细胞的鉴别，不仅要结合形态特征，还需结合病史、ICC 及其他检查进行明确。

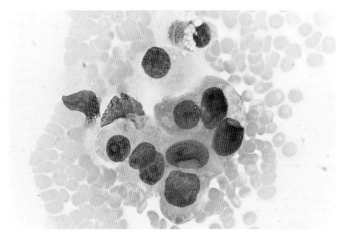

图 4-82 异型细胞，来源于错构瘤（pulmonary hamartoma）确诊病例，细胞与恶性肿瘤细胞不易区分

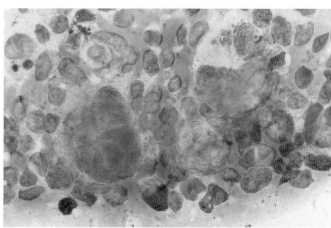

图 4-83 肿瘤细胞，细胞异型性明显，免疫组化支持神经内分泌肿瘤

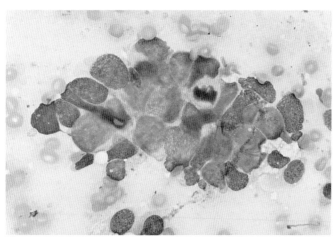

图 4-84 肿瘤细胞，体积偏大，胞质量少，染色质细腻，无核仁，免疫组化支持大细胞神经内分泌肿瘤细胞

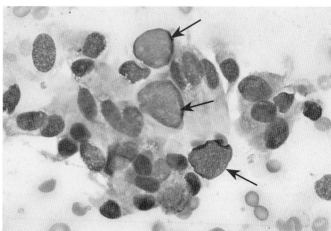

图 4-85 肿瘤细胞（箭头所指），分布在纤毛柱状上皮细胞之间，具有神经内分泌肿瘤细胞特点

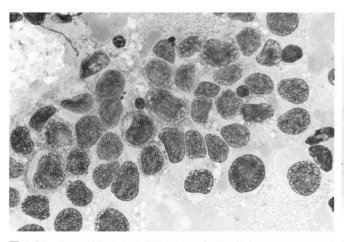

图 4-86 大细胞癌细胞，细胞成堆或成片分布，体积偏大，胞质量少，强嗜碱性，胞核大，染色质厚重、致密，核仁明显

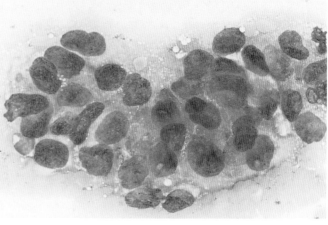

图 4-87 大细胞癌细胞，与多种肿瘤细胞形态相似，免疫组化支持大细胞未分化癌

第一节 概述

一、基础知识

（一）浆膜腔

浆膜腔（serous cavity）包括胸膜腔、腹膜腔和心包腔。三大体腔均由双层保护性薄膜即浆膜构成，浆膜分为脏层浆膜和壁层浆膜，覆盖于各脏器表面的浆膜称脏层浆膜，内衬于体腔壁表面的浆膜称壁层浆膜，两层之间形成的腔隙称为浆膜腔。

（二）浆膜腔积液

浆膜腔的表面由单层间皮细胞所覆盖，浆膜下含有血管、淋巴管及纤维结缔组织。正常情况下，这两层浆膜紧密相贴，形成密闭的浆膜腔，其内仅有少量液体起润滑作用，以维持浆膜腔内的器官运动。正常成人胸腔液 <20ml，腹腔液 <50ml，心包腔液 15~30ml。许多疾病如炎性疾病、循环障碍及恶性肿瘤等病理情况，体腔内液体增多并存积，称为浆膜腔积液（serous cavity effusion）。按其发生的部位分为胸腔积液（pleural effusion）、腹水（ascites）和心包积液（pericardial effusion）。

（三）漏出液和渗出液

浆膜腔积液根据其产生的机制不同而分为漏出液（transudate）和渗出液（exudate）。

漏出液是通过毛细血管滤出并在浆膜腔内积聚的非炎症性积液，多为双侧性。常见的原因和机制有：①毛细血管流体静压升高，见于充血性心力衰竭、静脉回流受阻和晚期肝硬化等；②血浆胶体渗透压减低，见于重度营养不良导致的低蛋白血症、肾病伴有蛋白大量丢失、晚期肝硬化及重症贫血等；③淋巴回流受阻，见于血丝虫阻塞淋巴管、肿瘤压迫淋巴管等；④水钠潴留，见于充血性心力衰竭、晚期肝硬化和肾病综合征等。

渗出液是因肿瘤、炎性因子、异物或出血而引起间皮细胞的损伤或刺激所致的炎症性积液，多为单侧性。其特点是高蛋白质、高比重、细胞丰富。渗出性胸腔积液常见原因：①胸膜炎症，如肺炎、肺结核；②结缔组织病，如系统性红斑狼疮、类风湿关节炎；③胸膜肿瘤，如恶性肿瘤转移、间皮瘤；④其他原因，如肺梗死、膈下炎症或脓肿、肝脓肿、急性胰腺炎等也可引起胸腔渗出液。

二、胸腔积液细胞学检查的临床意义

良恶性积液的鉴别是胸腔积液细胞学最重要的检查内容，恶性积液可发现各种类型及形态多变的肿瘤细胞，涂片经过染色后，可根据细胞形态特征鉴别细胞种类，还可制作细胞蜡块进行免疫细胞化学染色对肿瘤细胞进行分类并确定原发灶；胸腔积液细胞学检查在肿瘤分期、分级以及治疗方面的选择有着重要的临床意义；需要特别指出的是胸腔积液细胞学检查有时是疾病诊断的唯一标本来源。

瑞-吉染色可以发现细菌和真菌，结合微生物培养可用于胸膜炎症的辅助诊断。胸腔积液细胞学检查在结核性积液、寄生虫感染、自身免疫性疾病等的诊断和鉴别诊断有着重要的参考价值。此外,胸腔积液的颜色对积液性质的判断及疾病诊断有一定的指导意义(表 5-1)。

表 5-1　胸腔积液颜色对疾病诊断的价值

颜色	常见疾病
红色	见于穿刺损伤、结核、肿瘤、内脏损伤、出血性疾病等
白色	脓性:化脓性感染时含有大量白细胞和细菌(厌氧菌感染可有恶臭气味) 乳白色:胸导管阻塞或破裂时的真性乳糜积液、积液含有大量脂肪变性细胞时的假性乳糜积液
绿色	见于铜绿假单胞菌感染
棕色	多由阿米巴脓肿破溃进入胸腔所致、化脓性炎症合并出血
深黄色	见于各种原因的黄疸
黑色	由曲霉菌感染引起

三、胸腔积液细胞学检验流程及质量控制

胸腔积液细胞学检验的质量依赖于合格的标本、标准的制片、良好的染色、规范的镜检及检验人员的水平,每一个环节都非常重要,尤其是制片和染色,是保证镜检的前提。

（一）标本采集与运送

胸腔积液由临床医生经胸腔穿刺获得,推荐使用带有抗凝剂的标本专用管。用于细胞学检查的标本留取量至少10ml,有形成分较少时可留取 50~100ml 或将全部的标本送检,标本留取后备注必要信息,粘贴条码标签。

标本采集后 2 小时内由专人送检,注意生物安全防护,避免溢出。标本由检验科工作人员接收,核对标本信息及标本量是否符合要求。

（二）标本处理与制片

接收后的标本要及时处理,避免细胞破坏和细菌繁殖。未能及时处理的标本应放在 2~8℃冰箱中储存,不超过 24 小时。离心前需要观察标本量、颜色、性状及凝固性。

1. **离心**　相对离心力 400g,离心时间 5~10 分钟;对离心效果不理想的标本,可以先用吸管吸出大部分上清液后再次离心,以达到高度浓缩目的;对于血性标本,离心后可以吸取"白膜"层,混匀后再制片;当血液含量大于沉淀物的1/2 时,可加入 15~20ml 10% 冰醋酸,处理 5~10 分钟后离心,再用磷酸缓冲盐溶液(phosphate-buffered saline, PBS)洗涤两次。

2. **制片**　常用的制片方法有推片法及细胞涂片离心机制片,推片为首选方法。要求片膜的头、体、尾层次清晰,薄厚适宜;有核细胞数量较少时,可制作 2 张无尾片,以提高阳性率。

（1）推片法:将离心后的标本管缓慢拿出,避免颠倒,用一次性塑料吸管缓慢吸出上清液,保证底部沉淀的浊度。将底部沉渣混匀,取 10~15μl 标本滴加在载玻片一端,用推片向另一端推制成约 2~4cm 长度的涂片,推片角度 30°~45°,推片时根据沉渣的浊度或黏稠度调整推片角度和速度。注意多份标本制片时,推片不能重复使用,避免交叉污染。制片数量 2~4 张。

（2）细胞涂片离心机制片:制片方法按照仪器标准操作流程进行,适用于细胞较少的标本。

（3）细胞块(cell block, CB):CB 是进行免疫细胞化学染色或分子病理学等检测技术的常用方法,与常规涂片联合使用在一定程度上可以提高检测的敏感性和特异性。离心沉淀物大于 0.5ml 可以进行 CB 制作;常用制作方法有琼脂凝集细胞块、血浆凝血酶凝集细胞块及直接固定凝集细胞蜡块等。

（三）染色

常用的染色方法有瑞-吉染色或瑞氏染色,根据鉴别需要加选其他染色。

将自然干燥的涂片平放在染片架上,染色步骤同血涂片,染色时间 5~10 分钟,特殊标本可以镜下观察染色效果。染好的涂片用流水缓慢冲洗,尽量减少染料沉渣残留,避免流水直接冲洗片膜,自然晾干后镜检。

注意:用于 HE 或巴氏染色的涂片需进行固定后再染色。

（四）镜检与分类

先用低倍镜浏览全片,评价染色效果,观察细胞分布与排列,尤其在片尾及涂片两侧观察有无体积较大的细胞或成堆细胞,发现其他有价值的有形成分,再用油镜对细胞进行观察。

在涂片染色较好、细胞分布均匀的部位,计数 100~200 个有核细胞,分类结果以百分比形式报告。

四、各种疾病胸腔积液细胞学表现

（一）漏出性胸腔积液

充血性心力衰竭、缩窄性心包炎、肾病综合征、急性肾小球肾炎、黏液性水肿及上腔静脉梗阻等疾病可出现漏出性胸腔积液;低蛋白血症引起的胸腔积液多伴有全身水肿,肝硬化引起的胸腔积液多与腹水同时出现。漏出性胸腔积液多为双侧性,相对密度 1.016,蛋白含量在 30g/L 以下,胸水与血清蛋白比值小于 0.5,无致病菌。胸腔积液细胞学表现:

1. 积液淡黄色透明。

2. 有核细胞计数一般小于 $100 \times 10^6/L$,以淋巴细胞为主。

3. 伴间皮细胞、巨噬细胞不同程度增多。

（二）炎性胸腔积液

炎症性胸腔积液主要是由于胸腔感染或者继发于肺部感染引起的。约 40% 的肺炎患者有胸腔积液,患者可有咳嗽、发热、胸痛及呼吸困难等症状。胸腔积液细胞学表现:

1. 积液多为淡黄色微浊或浑浊,可有絮状沉淀。

2. 急性期的胸腔积液以中性粒细胞为主,数量明显增多,细胞比较完整,退化或破碎细胞少见;有时可见脓性胸腔积液。

3. 消散期可见巨噬细胞及淋巴细胞增多,退化中性粒细胞逐渐增多。

4. 慢性期以淋巴细胞增多为主,注意排除结核性积液。

（三）结核性胸腔积液

结核性胸腔积液(tuberculous pleural effusion)是由于结核性胸膜炎引起的胸腔积液。青壮年发病率高,患者可以有低热、盗汗、消瘦、乏力、胸痛等症状。胸腔积液 ADA 及 γ 干扰素增高,结核分枝杆菌抗酸染色、培养及 PCR 可明确诊断。胸腔积液细胞学表现:

1. 积液呈淡黄色、草黄色、血性或乳糜性;因含有大量纤维素,标本易凝集形成絮状物。

2. 涂片以成熟淋巴细胞为主,可达 80%~90%,偶见反应性淋巴细胞。

3. 可伴有少量间皮细胞、中幼粒细胞、浆细胞及巨噬细胞,但在结核早期或恢复期间皮细胞可增多,中性粒细胞在结核早期可增高,浆细胞偶见。

4. 少数病例可见类上皮细胞及结核结节,背景可见干酪样坏死颗粒和涂抹细胞。

（四）类风湿性胸腔积液

类风湿关节炎侵犯胸膜时可出现胸腔积液。患者全身关节疼痛,常有咳嗽、咳痰、胸闷、呼吸困难及胸痛等症状,多数病例出现双侧胸腔积液。类风湿相关检查如类风湿因子(rheumatoid factor, RF)、抗环瓜氨酸肽抗体(CCP)、抗

RA33/36 抗体、抗核抗体（antinuclear antibody，ANA）可呈阳性。胸腔积液细胞学表现：

1. 积液淡黄色、透明。

2. 淋巴细胞及中性粒细胞不同程度增多，但间皮细胞常缺如。

3. 涂片中可见大量颗粒性碎屑及多核巨细胞，胞体呈梭形或不规则，有时可见双核、多核细胞，胞核深染，易误诊为转移性鳞癌。

（五）系统性红斑狼疮胸腔积液

系统性红斑狼疮（systemic lupus erythematosus，SLE）是一种累及多脏器的自身免疫性结缔组织病，多发于青年女性，可引起胸腔积液，积液中找到红斑狼疮细胞可作为诊断依据。患者有发热、关节痛、皮疹、红斑（特别是在鼻梁和两侧面颊部出现蝶形红斑），LE 抗体及抗核抗体阳性。胸腔积液细胞学表现：

1. 黄色透明或微浊。

2. 涂片可以找到典型红斑狼疮细胞。

3. 间皮细胞、巨噬细胞、中性粒细胞及淋巴细胞不同程度增多。

（六）嗜酸性胸腔积液

嗜酸性胸腔积液指积液中嗜酸性粒细胞超过有核细胞总数的 10% 以上（有学者主张嗜酸性粒细胞高达 50% 才能诊断）。引起嗜酸性胸腔积液的原因有气胸、血胸、肺炎、肺梗死、恶性肿瘤、寄生虫感染及过敏性疾病等。嗜酸性胸腔积液虽没有明确的诊断意义，但对一些疾病具有参考或辅助诊断价值。胸腔积液细胞学表现：

1. 积液黄色透明或微浊。

2. 涂片中的嗜酸性粒细胞明显增多，细胞可发生退化，嗜酸性颗粒可溢出细胞外（瑞 - 吉染色或瑞氏染色适用于鉴别嗜酸性粒细胞）。

3. 可伴淋巴细胞及间皮细胞脱落。

（七）化脓性胸腔积液

化脓性胸膜炎（purulent pleurisy）是致病菌进入胸膜腔引起感染性炎性渗出，造成胸膜腔化脓性积液。化脓性胸膜炎多继发于肺部感染，组织化脓性病灶、胸部手术、胸部创伤、败血症或脓毒血症。根据起病的缓急分为急性化脓性胸膜炎和慢性化脓性胸膜炎。急性化脓性胸膜炎患者可有胸痛、高热及呼吸困难等症状。慢性化脓性胸膜炎可引起呼吸功能障碍，患者常有消瘦、低热、贫血、低蛋白血症，并有慢性咳嗽、脓痰、胸闷不适等症状。胸腔积液细胞学表现：

1. 积液为淡黄色浓稠液体，部分标本有恶臭。

2. 涂片有核细胞极度增多，可见大量中性粒细胞或脓细胞，背景可见大量细胞碎片、坏死颗粒或液化颗粒。

3. 细菌比较常见，有的病例可见血红素结晶。

4. 可伴巨噬细胞增多，间皮细胞很少增多。

（八）恶性胸腔积液

胸膜原发性肿瘤及转移性肿瘤均可引起恶性胸腔积液（malignant pleural effusion），转移性肿瘤以肺癌、乳腺癌最为常见。恶性肿瘤细胞有腺癌、鳞状细胞癌、神经内分泌肿瘤细胞、恶性间皮瘤、黑色素瘤、大细胞癌等。此外，淋巴瘤细胞及白血病细胞也可出现胸腔浸润。结合影像学检查、肿瘤标志物、基因检测有助于疾病的诊断。恶性胸腔积液患者可能出现进行性胸痛、呼吸困难、乏力及刺激性咳嗽等症状。胸腔积液细胞学表现：

1. 积液多为血性、黄色微浊或浑浊，需要注意的是黄色透明的积液中也可以发现肿瘤细胞。

2. 涂片可见不同形态的肿瘤细胞。

3. 常伴淋巴细胞增多，少数病例巨噬细胞、嗜酸性粒细胞增多。

4. 恶性积液伴胸膜炎症，可见大量中性粒细胞或脓细胞，可掩盖病情。

第二节　胸腔积液细胞形态特征

一、胸腔积液非肿瘤细胞形态特征

（一）白细胞（leukocyte）

1. **中性粒细胞（neutrophils）**　胸腔积液中的中性粒细胞受多种因素影响,形态多变（图5-1~图5-8）,少量的中性粒细胞无临床意义,数量及比例增多见于急性炎症、化脓性炎症、慢性炎症急性发作期;结核性胸膜炎早期以中性粒细胞增多为主;化脓性炎症,中性粒细胞胞体不完整,背景可见大量液化坏死颗粒及细胞碎片;陈旧性积液可见大量凋亡中性粒细胞,胞核碎裂、固缩或溶解。

2. **淋巴细胞（lymphocytes）**　以小淋巴细胞为主,胞体小,胞质量少,核呈圆形（图5-9~图5-12）,是胸腔积液中最常见的一类细胞。淋巴细胞增多见于慢性炎症、结核、肿瘤、结缔组织病、病毒感染及肝硬化等疾病。

3. **反应性淋巴细胞（reactive lymphocytes）**　胞体相对于正常淋巴细胞偏大,胞质深染,胞核大,染色质厚重,无核仁或不明显（图5-13、图5-14）。无特异性,需要与淋巴瘤细胞和白血病细胞进行鉴别。

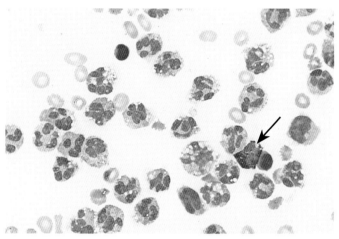

图 5-1　中性粒细胞,细胞数量明显增多,胞体完整,胞质粉红色,可见少量脂质空泡,分叶核;中性粒细胞形态同外周血,胸水中明显增多,多见于急性炎症。箭头所指为嗜碱性粒细胞

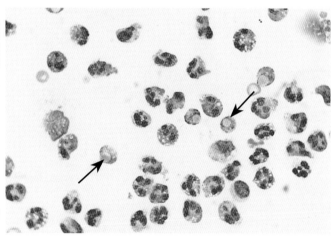

图 5-2　中性粒细胞,数量增多,胞质内的颗粒增多、增粗,不要误认为是嗜酸性粒细胞,箭头所指为凋亡的中性粒细胞,体积偏小,胞核溶解,仅剩一些圆形的均匀体

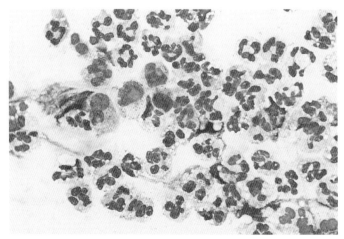

图 5-3　中性粒细胞,该病例中的细胞胞体不完整,细胞成堆或成片分布,形状不规则,胞质内可见大量的脂质空泡

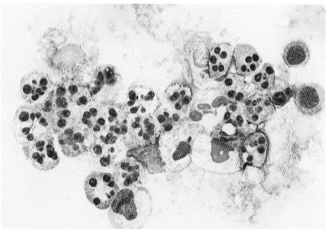

图 5-4　凋亡中性粒细胞,胞质内的颗粒增多、增粗,胞核固缩成小球状,部分细胞核之间仍有丝相连;该类细胞在陈旧性积液较常见

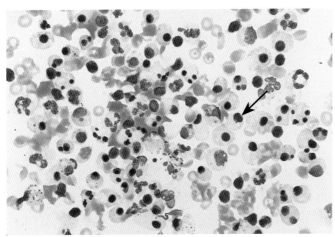

图 5-5 凋亡中性粒细胞,区别于图 5-4,该病例中的凋亡中性粒细胞,以单个球形核多见(箭头所指),细胞数量明显增多;来源于陈旧的胸腔积液

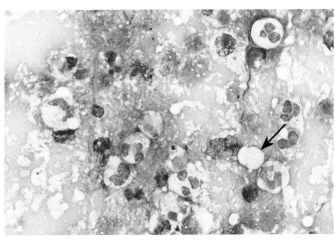

图 5-6 中性粒细胞,有核细胞明显增多,胞体不完整,可见大量液化坏死颗粒(箭头所指),该类物质在瑞-吉染色时,常被醇类物质溶解;来源于化脓性积液

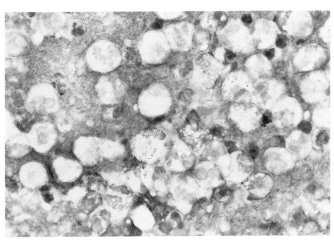

图 5-7 中性粒细胞,细胞溶解,仅剩胞核的淡影,背景可见大量的坏死颗粒,可见大量球菌及胞内菌;来源于化脓性积液,标本有明显的恶臭味

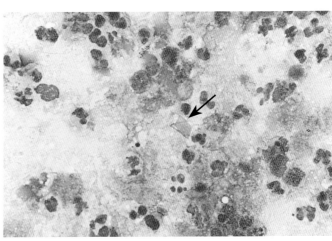

图 5-8 中性粒细胞,细胞数量明显增多,胞体不完整,部分细胞仅剩裸核,背景可见大量破碎的中性粒细胞,在化脓性炎症伴陈旧性出血的病例中,常见血红素结晶(箭头所指),形态多为橙黄色斜方体状

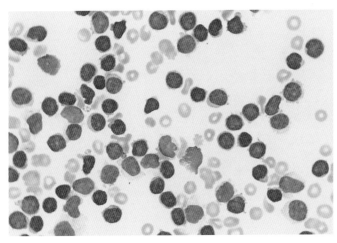

图 5-9 淋巴细胞,以小淋巴细胞为主,体积 8~10μm,胞质量少,胞核圆形,核膜光滑,染色质致密。淋巴细胞数量及比例明显增高;来源于结核性胸腔积液

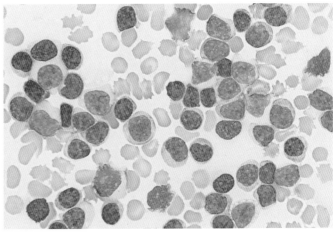

图 5-10 淋巴细胞,以大淋巴细胞为主,体积 10~15μm,胞质量多,淡蓝色,主要分布在涂片的尾部;来源于肺癌胸腔转移确诊病例

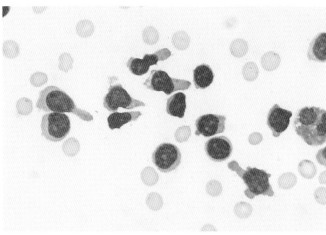

图 5-11 淋巴细胞,出现伪足样突起,需要排除制片对细胞的影响,镜检时建议在涂片的体尾交界处观察;来源于结核性胸腔积液

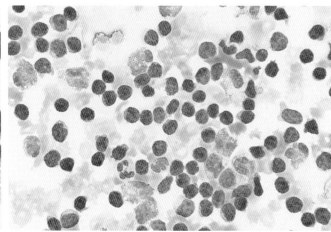

图 5-12 淋巴细胞伴嗜酸细胞增多,与外周血中的小淋巴细胞形态相似,体积小、胞质量少,主要分布在涂片的头部及体尾交界处,该病例淋巴细胞数量明显增多;来源于肺结核确诊病例

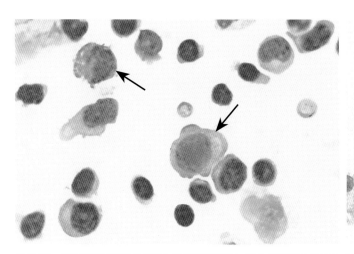

图 5-13 反应性淋巴细胞,体积较正常淋巴细胞偏大,胞体多不规则,胞质丰富、厚重,强嗜碱性,呈深蓝色,染色质细致,无核仁

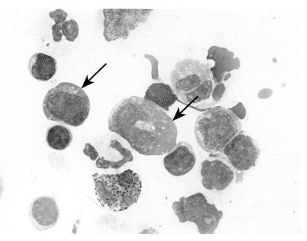

图 5-14 反应性淋巴细胞,该类细胞与淋巴瘤细胞不易区分,淋巴瘤细胞染色质更厚重,核仁明显,必要时结合流式细胞检查结果进一步明确

4. 嗜酸性粒细胞(eosinophils) 胞质内可见橘红色嗜酸性颗粒,可伴其他种类细胞增多(图 5-15~ 图 5-22)。增多见于气胸、血胸、肺梗死、肿瘤、变态反应性疾病、寄生虫感染等,其中以气胸、血胸最为常见。

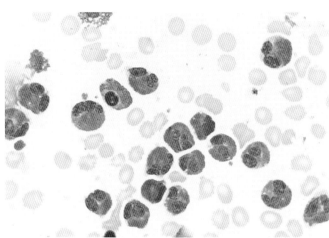

图 5-15 嗜酸性粒细胞,细胞数量增多,形态同外周血嗜酸性粒细胞,胞质内可见大量橘红色嗜酸性颗粒;来源于气胸患者的胸腔积液

图 5-16 嗜酸性粒细胞,胞体不完整,胞核碎裂,但嗜酸性颗粒均在胞质内,该类细胞分布在片尾

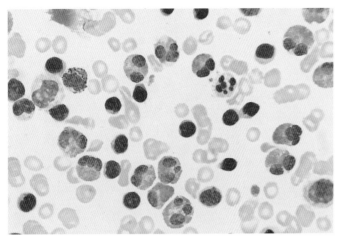

图 5-17　嗜酸性粒细胞伴淋巴细胞增多，多见于肿瘤、结核性积液，淋巴细胞体积较小，胞质量少，嗜酸性粒细胞胞体大，胞质内可见橘红色嗜酸性颗粒

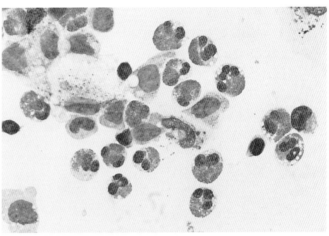

图 5-18　嗜酸性粒细胞伴巨噬细胞增多；来源于过敏性哮喘合并肺炎的胸腔积液

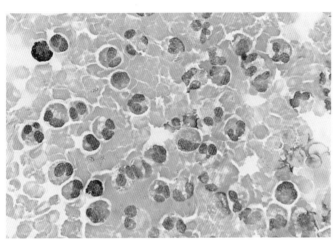

图 5-19　嗜酸性粒细胞，细胞明显增多，中性粒细胞少量，嗜碱性粒细胞偶见，背景可见大量完整的红细胞；来源于外伤导致的血性胸腔积液

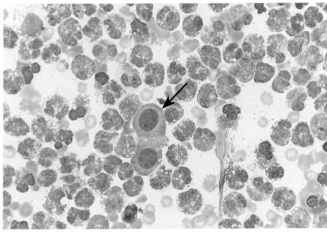

图 5-20　嗜酸性粒细胞，该病例有核细胞数量明显增多，以嗜酸性粒细胞为主，间皮细胞（箭头所指）少量；来源于外伤导致的气胸患者的胸腔积液

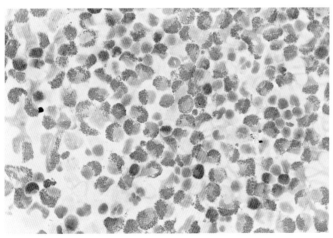

图 5-21　嗜酸性粒细胞，细胞数量极度增多，该类细胞分布在涂片头部，胞质内可见橘红色嗜酸性颗粒，但由于细胞在制片过程中没有被推开，使得胞核结构不清，呈蓝色

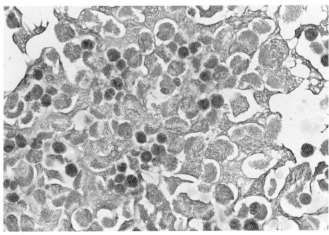

图 5-22　嗜酸性粒细胞，体积小的为完整细胞，其他细胞在制片过程中破碎，染色质呈疏松网状，嗜酸颗粒成堆，这类细胞一般分布在涂片的尾部

5. **浆细胞（plasma cell）** 由 B 淋巴细胞致敏后演变形成，胞体 8~12μm，胞质丰富、灰蓝色，胞核圆形、偏位（图 5-25~图 5-27）。在慢性炎症和肿瘤的胸腔积液中可见浆细胞。

6. **其他种类细胞** 有的病例可以发现嗜碱性粒细胞（图 5-23）、肥大细胞（mast cell）（图 5-24）；浆膜出血性疾病可见血小板（图 5-28）。

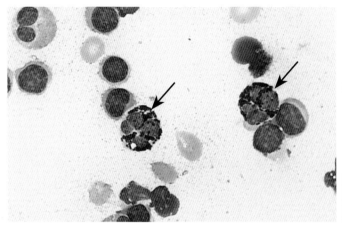

图 5-23 嗜碱性粒细胞，胞体 10~15μm，胞核不规则，胞质内可见大量蓝黑色的嗜碱颗粒，可以覆盖在核的上面，常伴嗜酸性粒细胞出现，与过敏性疾病有关

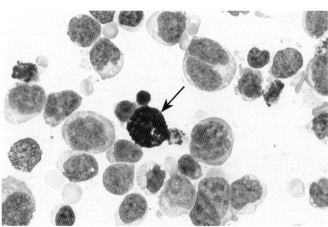

图 5-24 肥大细胞，胞质内可见大量的嗜碱颗粒，颗粒粗大、呈球形，充满整个细胞，胞核不清楚或隐约可见

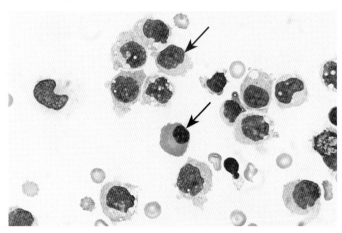

图 5-25 浆细胞（黑箭所指）、巨噬细胞（红箭所指），该病例以巨噬细胞为主，浆细胞偶见

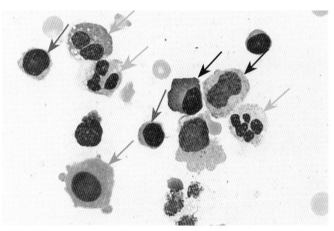

图 5-26 浆细胞（黑箭所指）、间皮细胞（蓝箭所指）、巨噬细胞（红箭所指）、嗜酸性粒细胞（绿箭所指）、中性粒细胞（黄箭所指）、淋巴细胞（紫箭所指）

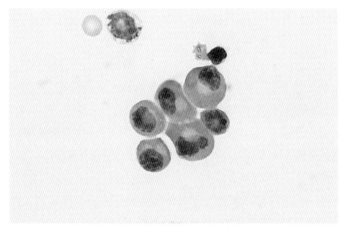

图 5-27 浆细胞，数量明显增多，成堆分布，胞质灰蓝色，可见核周淡染区

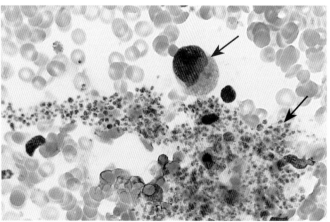

图 5-28 血小板（黑箭所指），成堆分布，来源于血性积液，背景可见大量新鲜红细胞，提示胸腔出血；肿瘤细胞（红箭所指），胞体大，胞核大，核仁明显，具有肿瘤细胞基本特征

（二）红细胞

胸腔积液中的红细胞（red blood cell, RBC）形态与外周血红细胞相同，体积大小约为 7μm（图 5-29）。积液红细胞增多，表示局部有出血或渗血，见于结核、肿瘤或穿刺抽液时损伤血管。红细胞受渗透压及存积时间的影响，形态可发生改变（图 5-30）；包裹性胸腔积液中的红细胞易发生血红蛋白变性，聚集呈颗粒状（图 5-31）；部分病例红细胞中的血红蛋白丢失，形成影红细胞（图 5-32）；化脓性积液，红细胞破坏后血红蛋白分解，释放出血红素，可形成血红素结晶（橙色血质）。

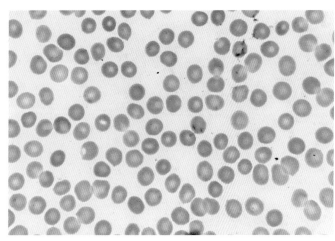 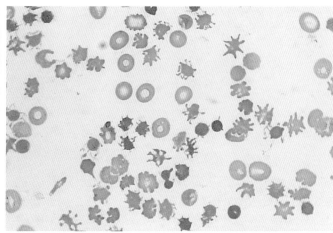

图 5-29 正常红细胞，与外周血红细胞形态相同，大小均一，双凹圆盘形；来源于血性胸腔积液，提示出血

图 5-30 变形红细胞，红细胞受积液渗透压等因素的影响，可以出现形态多变，部分细胞形态同外周血的棘形红细胞；来源于陈旧的胸腔积液

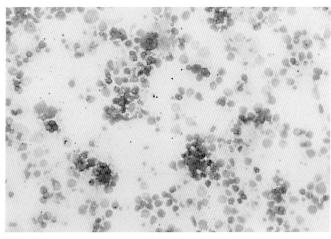

图 5-31 陈旧性红细胞，红细胞破碎，红细胞内的血红蛋白聚集成颗粒状；来源于陈旧性胸腔积液

图 5-32 陈旧性红细胞，受积液渗透压的影响，细胞外液进入细胞内，使红细胞涨破，血红蛋白丢失，仅剩红细胞膜

（三）巨噬细胞

巨噬细胞（macrophages）来源于浆膜的组织细胞或血液中的单核细胞，单个散在分布，部分病例可成堆分布，体积大小不等，胞体不规则，部分细胞有空泡，可吞噬红细胞、白细胞、细胞碎片、脂类物质、含铁血黄素颗粒（图 5-47~ 图 5-49）及尘埃颗粒（图 5-50）等，胞核不规则，出现凹陷、扭曲或折叠，染色质疏松，无核仁（图 5-34~ 图 5-40）。吞噬红细胞的巨噬细胞（图 5-41~ 图 5-43），胞体增大，细胞内可见完整的红细胞或陈旧红细胞。除了吞噬红细胞外，巨噬细胞可以吞噬各种有核细胞（图 5-44~ 图 5-46），如白细胞、间皮细胞及肿瘤细胞等。

巨噬细胞与间皮细胞的区别：体积大的巨噬细胞与间皮细胞不易鉴别，可以通过细胞分布及形态特征进行鉴别。胞核的形态是鉴别两类细胞的关键点，间皮细胞核规整，呈圆形或椭圆形，核膜光滑，染色质呈颗粒状，而巨噬细胞胞核不规则，染色质疏松呈网状（图 5-33）。必要时结合免疫细胞组化染色结果，巨噬细胞 CD68 和 CD163 呈阳性反应，细胞角蛋白呈阴性反应。

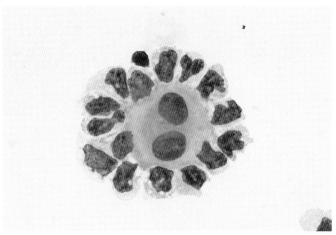

图 5-33 巨噬细胞,黏附在双核间皮细胞周围,可以从细胞体积、胞质量和颜色、胞核形状、染色质疏松程度及有无核仁等方面鉴别两类细胞

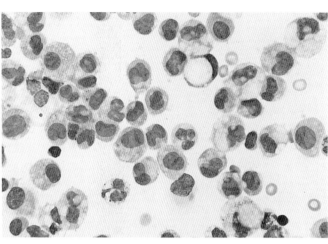

图 5-34 巨噬细胞,细胞数量明显增多,胞质灰蓝色,胞核不规则,染色质颗粒状,无核仁;来源于慢性粒细胞白血病治疗后的胸腔积液

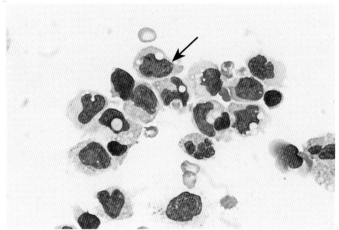

图 5-35 巨噬细胞,胞质内可见脂质空泡,胞核不规则,染色质疏松,无核仁

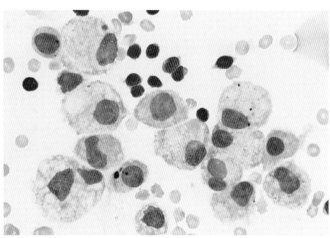

图 5-36 巨噬细胞,胞体大小不一,胞质内可见吞噬的红细胞及尘埃颗粒,胞核不规则,染色质颗粒状,无核仁;注意与退变间皮细胞及体积小的腺癌细胞进行区别

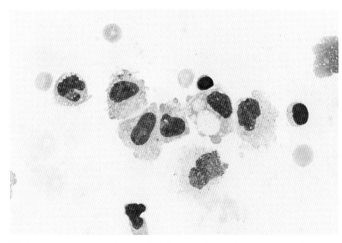

图 5-37 巨噬细胞,形态不规则,胞体大小不等,胞质泡沫样,胞核不规则

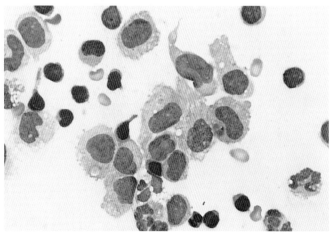

图 5-38 巨噬细胞,细胞数量多,成堆分布,胞质灰蓝色,胞核不规则,染色质细颗粒状,无核仁;与间皮细胞区别,后者胞核圆形,染色质厚重,可见核仁

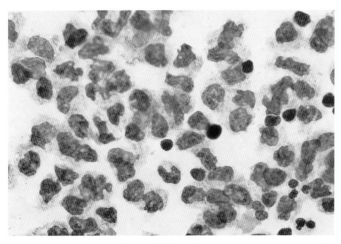

图 5-39 巨噬细胞,细胞数量极度增多,胞体 20μm 左右,胞质内可见细小的颗粒,胞核扭曲、折叠或凹陷,无核仁

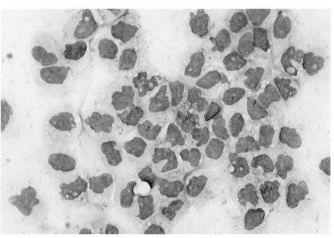

图 5-40 巨噬细胞,细胞数量增多,胞核不规则,染色质质地偏薄,呈细颗粒状,无核仁

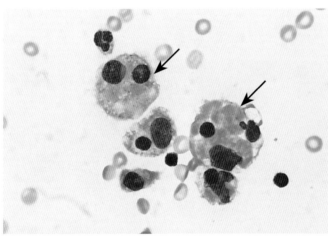

图 5-41 巨噬细胞(箭头所指),胞体大小不等,可见吞噬的淋巴细胞及完整红细胞

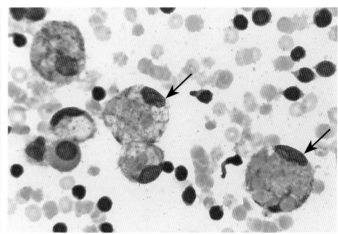

图 5-42 巨噬细胞,胞体增大,吞噬大量红细胞

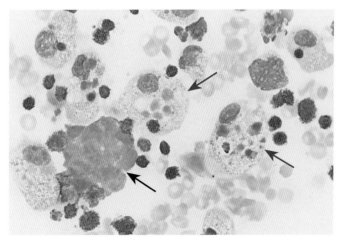

图 5-43 巨噬细胞(红箭所指),体积巨大,胞质泡沫样,吞噬红细胞;小细胞癌细胞(黑箭所指),细胞成堆分布,细胞边界不清,胞质量少,染色质细腻,无核仁

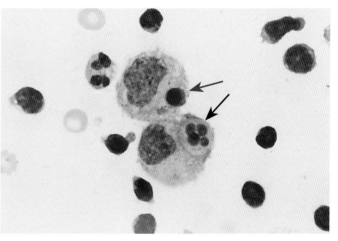

图 5-44 巨噬细胞,巨噬细胞吞噬中性粒细胞(黑箭所指);巨噬细胞吞噬淋巴细胞(红箭所指)

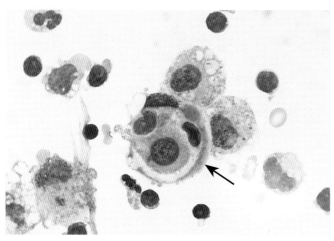

图 5-45 巨噬细胞（箭头所指），吞噬间皮细胞及淋巴细胞，该细胞周边体积偏大的细胞均为巨噬细胞；来源于重症肺炎合并胸腔积液病例

图 5-46 巨噬细胞，体积巨大，吞噬大量淋巴细胞、中性粒细胞及嗜酸性粒细胞

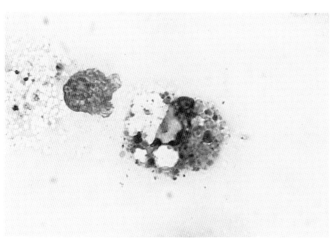

图 5-47 含铁血黄素细胞，巨噬细胞吞噬大量含铁血黄素颗粒，含铁血黄素颗粒呈黄色或黄褐色

图 5-48 含铁血黄素细胞（箭头所指），胞质内的含铁血黄素颗粒粗大，可见脂质空泡

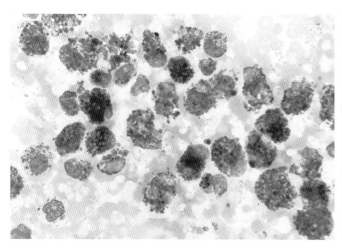
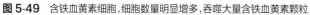

图 5-49 含铁血黄素细胞，细胞数量明显增多，吞噬大量含铁血黄素颗粒

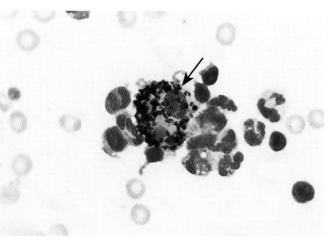

图 5-50 尘细胞，巨噬细胞吞噬大量尘埃颗粒，尘埃颗粒粗大、呈棕黑色

巨噬细胞与肿瘤细胞的区别：两类细胞都可出现不规则的胞核，巨噬细胞多单个分布，胞核不规则，但染色质呈疏松网状，一般无核仁，而肿瘤细胞异型性明显，多成团、成堆或成片分布，胞核不规则，染色质厚重、致密，核仁大而明显。免疫细胞/组织化学染色有助于细胞的鉴别。

（四）间皮细胞

1. 正常间皮细胞 间皮细胞（mesothelial cell）按照细胞成熟度分为成熟型间皮细胞和幼稚型间皮细胞。①成熟型间皮细胞：细胞散在或成片分布，体积大小不一，圆形或椭圆形，胞质丰富，单个核，核膜光滑，染色质细颗粒状，核仁较小或不明显（图 5-51~ 图 5-54）；部分病例可见分裂型间皮细胞（图 5-55、图 5-56）。②幼稚型间皮细胞：成片分布，胞质量少，强嗜碱性，胞核大，核质比高，核仁明显（图 5-57、图 5-58）。

间皮细胞与浆细胞、巨噬细胞、腺癌细胞及多核巨细胞不易鉴别。①与多核巨细胞鉴别：多核间皮细胞胞质厚重，胞核圆形，核膜光滑，染色质厚重，核仁明显，周围常见单个核间皮细胞；多核巨细胞胞质丰富且着色浅，胞核偏小，分布于细胞边缘，染色质偏薄，无核仁或核仁较小。②与浆细胞区别：间皮细胞与浆细胞形态相似，容易混淆，鉴别要点见表 5-2。

间皮细胞免疫组化 CK5/6、钙结合蛋白（calretinin）、WT-1、D2-40 表达阳性，而上皮细胞标记物 Ber-EP4、B723、MOC-31 表达阴性。

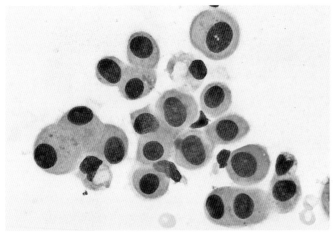

图 5-51 间皮细胞，数量增多，胞质丰富，呈灰蓝色，胞核呈圆形，染色质颗粒状，核仁明显

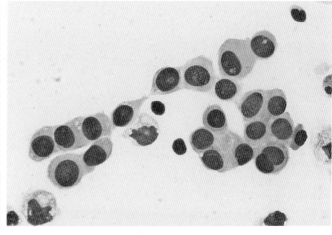

图 5-52 间皮细胞，细胞边界不清，细胞大小基本一致，胞质丰富，胞核圆形或卵圆形，核仁隐约可见

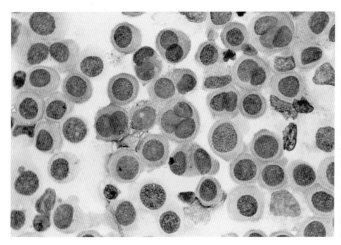

图 5-53 间皮细胞，细胞数量极度增多，可见多核间皮细胞，胞质量偏少，核质比偏高，胞核圆形，染色质疏松，呈颗粒状，核仁较小

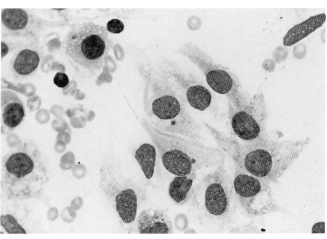

图 5-54 间皮细胞，形态不规则，胞质丰富，胞核圆形，细胞有些退化，需要与巨噬细胞进行区别

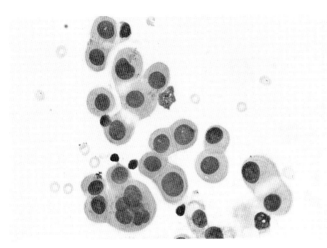

图 5-55 分裂型间皮细胞,细胞异型性较小,部分细胞成对分布,胞核规整,右下角间皮细胞可见"开窗"现象(×400)

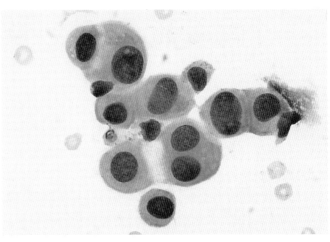

图 5-56 分裂型间皮细胞,部分细胞体积稍偏大,胞质厚重、呈灰蓝色,胞核圆形或卵圆形,核膜光滑,染色质粗颗粒状,核仁多个,偶见双核间皮细胞

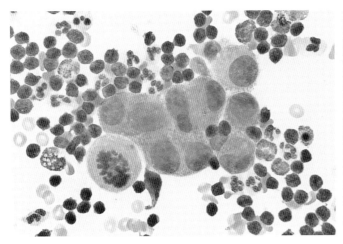

图 5-57 幼稚型间皮细胞,细胞成片分布,胞质灰蓝色,核质比偏高,胞核大小基本一致,核仁明显,可见核分裂象

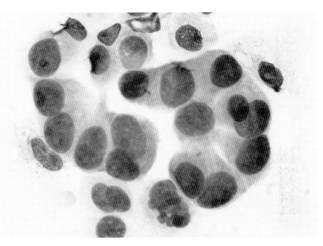

图 5-58 幼稚型间皮细胞,该类细胞体积偏大,胞质量少,胞核大,核质比增高,胞核大小基本一致,核膜光滑,染色质细颗粒状核仁明显,数目1~3 个;需要与肿瘤细胞进行区别

表 5-2 间皮细胞与浆细胞鉴别要点

	间皮细胞	浆细胞
分布	散在、成堆或成片	散在
胞体	偏大或巨大	偏小
胞质	蓝色或深蓝色	灰蓝色,泡沫样,可见核周淡染区
胞核	居中或偏位	明显偏位
染色质	薄、颗粒状	厚重、聚集呈块状

各种刺激因素破坏了细胞间的桥粒连接,使细胞黏着力下降,从而导致间皮细胞脱落。结核性胸膜炎、胸膜外伤、肿瘤、变态反应等疾病可大量出现;可见核分裂象,多为对称性,这些核分裂象不具恶性特征。

2. 退变间皮细胞(degenerate mesothelial cell) 浆膜腔为密闭的腔隙,当积液存积较长时间时,脱落的间皮细胞在积液中可出现不同程度的退变。标本存放时间较长、未及时固定、未及时制片或制片方法的不同,细胞形态也可能发生变化。退化包括肿胀性退变、固缩性退变、泡沫样退变及其他类型的退变。

（1）肿胀性退变：由于渗透压的改变，细胞肿胀，体积增大或巨大，细胞内出现一个或多个液化空泡（图5-59、图5-60）。严重肿胀变性，细胞结构不清，胞质模糊，胞核增大，染色质疏松、淡染。当巨大的空泡把胞核挤向一侧时，形成印戒样细胞（图5-61~图5-63），需要与印戒样腺癌细胞进行区别，癌细胞比印戒样间皮细胞异型性明显，外观具有立体感，胞质内的空泡内含黏液呈囊状，胞核大，核仁大而明显。

（2）固缩性退变：体积变小，胞核固缩是固缩性退变主要特征，也可出现核碎裂、核溶解现象，有时可见"核周晕"，染色质致密，呈粗颗粒状、块状或形成炭核。固缩性退变细胞比较少见。

（3）泡沫样退变：区别于肿胀性退变，该类细胞胞体一般不增大，胞质内可见大量的脂质空泡，呈泡沫样改变，胞核大小及染色质结构无变化（图5-64~图5-68）。该类细胞主要是因为重吸收大量脂类物质或胞质发生脂肪颗粒变性，瑞-吉染色时脂类溶解形成的小空泡，多见于陈旧性积液或乳糜性积液。泡沫样退变间皮细胞需要与巨噬细胞进行区别，退变间皮细胞胞核小、多为圆形，染色质呈颗粒状，而巨噬细胞胞核多不规则，染色质疏松。

（4）其他类型退变间皮细胞：有的间皮细胞胞质可出现颗粒变性，颗粒粗大或聚集成块状（图5-69、图5-70），可同时出现泡沫样改变；少数病例间皮细胞胞体不完整，胞质溶解，胞核碎裂。

退变的间皮细胞多见于陈旧的积液或标本处理不及时的标本。脱落至浆膜腔中的间皮细胞发生退变后，形态可能出现异常改变，所以准确识别退变间皮细胞，可以判断积液性质。

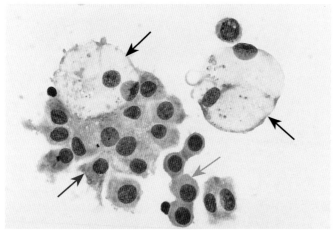

图 5-59 退变间皮细胞（黑箭所指），细胞肿胀，胞质呈空泡样，但胞核大小与正常间皮细胞（红箭所指）一致，蓝箭所指的间皮细胞偏幼稚

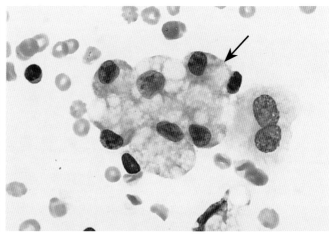

图 5-60 退变间皮细胞，与体积小的腺癌细胞不易鉴别，该类细胞胞质内可见大量空泡，但胞核小，染色质质地较薄、细颗粒状，核仁不明显

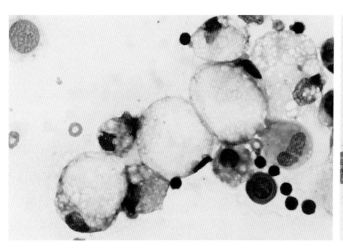

图 5-61 退变间皮细胞，细胞发生空泡变性，胞体肿胀，呈印戒样，空泡内主要成分为水和少量蛋白，不含黏液、糖原及脂类物质

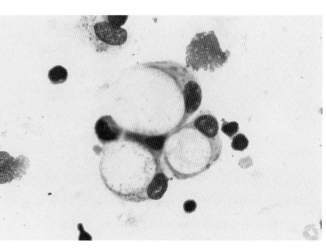

图 5-62 退变间皮细胞，细胞呈印戒样，胞核被推挤到一侧，胞核较小，染色质呈颗粒状，无核仁

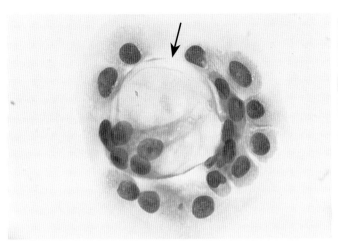

图 5-63 退变间皮细胞（箭头所指），细胞肿胀，体积巨大，多个核，与腺癌细胞不易鉴别，与背景中正常间皮胞核大小一致，结构简单，不考虑肿瘤细胞

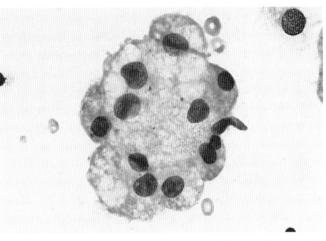

图 5-64 退变间皮细胞，成团分布，细胞边界不清，胞体肿胀，胞质呈泡沫样，但胞核体积较小，结构简单，不考虑肿瘤细胞

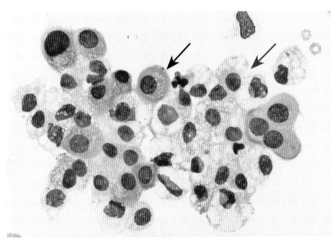

图 5-65 退变间皮细胞（红箭所指），与正常间皮细胞（黑箭所指）相比，胞体与胞核大小一致，但胞质呈泡沫样，着色偏浅

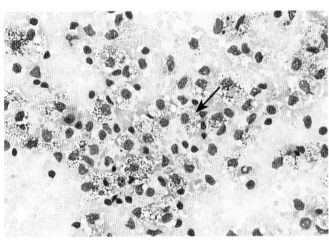

图 5-66 退变间皮细胞，细胞数量明显增多，胞体大小基本一致，胞质内可见大量脂质空泡及紫红色颗粒，胞核较小，染色质薄，无核仁（乳糜性胸腔积液，×400）

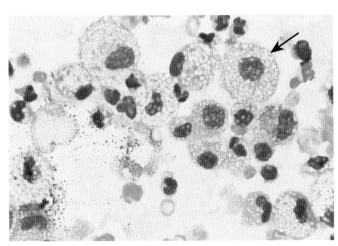

图 5-67 退变间皮细胞，细胞数量增多，胞质内可见大量的脂质空泡，使得细胞呈空泡样；来源于乳糜样胸腔积液

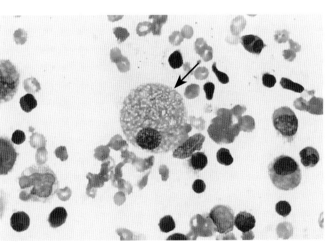

图 5-68 退变间皮细胞，细胞体积增大，胞质呈泡沫样，但胞核较小、呈圆形

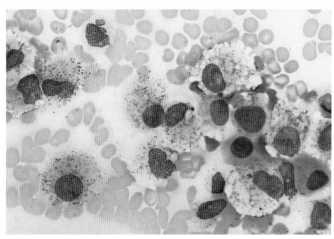

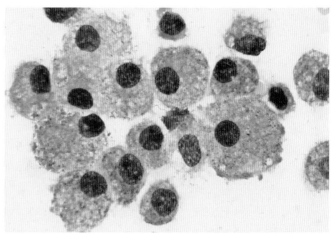

图 5-69 退变间皮细胞,胞体与胞核大小未发生改变,但胞质出现颗粒变性;涂片可见少量正常间皮细胞,形态完整,胞质灰蓝色

图 5-70 退变间皮细胞,胞体大小不一,胞质颗粒增多,嗜酸性增强,胞核疏松呈网状

3. 反应性间皮细胞(reactive mesothelial cell) 间皮细胞受到各种刺激(炎症、坏死、肿瘤、异物或其他原因)可发生反应性增生,出现不同程度异型性(核异质)改变,据细胞增生或异型程度又分轻、中、重度不典型增生。此外,积液是良好的培养基,活的间皮细胞不断在积液中增殖,使得间皮细胞形态呈现多样性。反应性间皮细胞可以有以下特征:

(1)数量:细胞数量不同程度的增多,部分病例明显增多。

(2)排列:细胞排列形式多样,如梅花状、腺腔样、乳头状、团状(图 5-71~图 5-73)或有"开窗"现象(图 5-74)。部分细胞与腺癌细胞相似,但仔细观察这些细胞,异型性较小,胞核相对规整,染色质结构简单,呈细颗粒状。

(3)胞体:相对于正常间皮细胞胞体增大,部分细胞胞体巨大(图 5-75~图 5-78)。

(4)胞质:强嗜碱性,呈深蓝色,胞质丰富,核质比正常或增大;幼稚型间皮细胞常见,核质比明显增高。

(5)胞核:出现多核间皮细胞,胞体增大或巨大,胞核数目不等,数个或数十个(图 5-79、图 5-80),胞核体积大小基本一致(图 5-81)。异型性明显时,胞核增大,核质比明显增高,但核膜光滑,染色质质地薄,呈细颗粒状;部分病例可见核分裂象。多核间皮细胞需要与郎汉斯巨细胞(图 5-82)进行区别。

在良性疾病、良性肿瘤或恶性肿瘤的积液中均可见反应性间皮细胞。增多常见于急性胸膜炎、结核性胸膜炎、间皮瘤、恶性肿瘤的病例。异型性明显的间皮细胞与肿瘤细胞不易区别,应重复抽取积液检查,结合病史、免疫细胞化学染色及其他检查进一步明确,避免过度诊断。

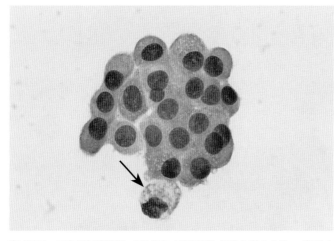

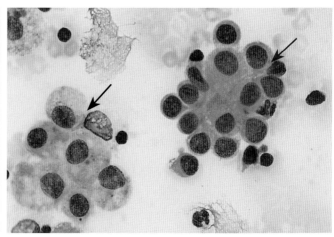

图 5-71 反应性间皮细胞,成片分布,排列紧密,细胞体积大小均一,胞质丰富,着色较深,胞核大小一致;箭头所指细胞为巨噬细胞

图 5-72 反应性间皮细胞(红箭所指),呈腺腔样排列,中心区域可见嗜酸性物质,黑色箭头所指为退化的间皮细胞,胞质丰富,着色较浅,可见少量颗粒

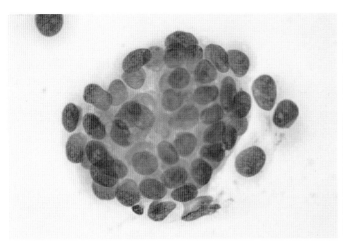

图 5-73 反应性间皮细胞,成团分布,结构立体,需要与腺癌细胞进行区分,腺癌细胞团一般有平滑的外部轮廓,而该类细胞排列松散,胞核大小基本一致,染色质薄、颗粒状,细胞异型性较低

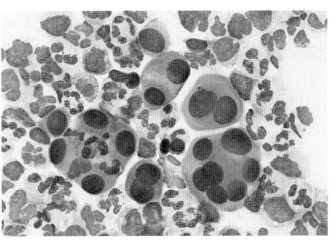

图 5-74 反应性间皮细胞,部分细胞多个核,胞体巨大,但胞核规整,核仁较小,部分间皮细胞可见"开窗"现象,背景可见大量炎性细胞

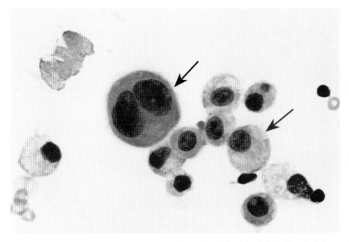

图 5-75 反应性间皮细胞(黑箭所指),相对正常间皮细胞(红箭所指)体积偏大,胞质丰富、厚重,胞核大,核仁明显,如果发现此类细胞,需要多个视野细胞综合分析,避免过度诊断

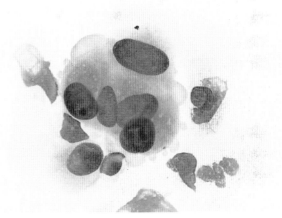

图 5-76 反应性间皮细胞,体积偏大,分不清是多核细胞还是细胞融合,单独分析这些细胞,不好鉴别,可在其他视野找到正常间皮细胞,对比分析

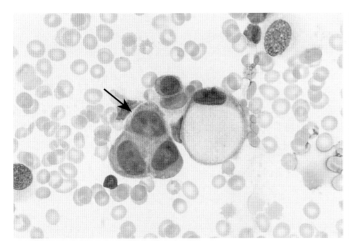

图 5-77 反应性间皮细胞(箭头所指),胞体偏大,胞质量少,胞核大,核仁明显。需要与腺癌细胞进行区别,必要时结合免疫细胞化学染色结果

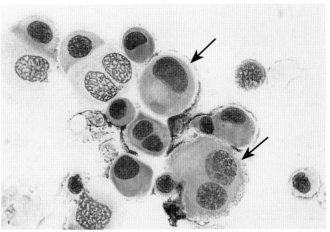

图 5-78 反应性间皮细胞(箭头所指),细胞异型性明显,部分细胞胞体巨大,胞核大,核仁明显。从形态学角度分析,不除外肺部来源的肿瘤细胞或浆膜原发的间皮瘤细胞,确诊需要结合免疫细胞化学染色结果

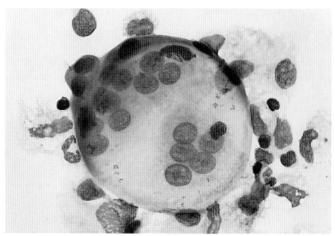

图 5-79 多核间皮细胞,胞体巨大,多个核,胞核大小基本一致,染色质颗粒状,注意与肿瘤细胞进行区别

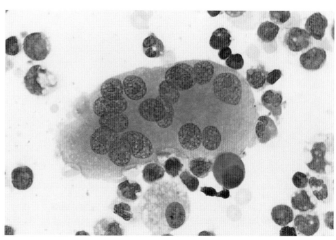

图 5-80 多核间皮细胞,胞体巨大,胞质丰富,胞核大小均一,散在分布在胞质内,染色质粗颗粒状,核仁明显;来源于高空坠落伤合并气胸的患者

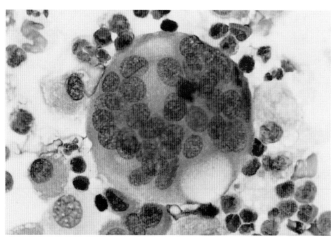

图 5-81 多核间皮细胞,胞体巨大,多个核,胞核大小一致,染色质粗颗粒状,与多核腺癌细胞、间皮瘤细胞形态相似,需要结合病史及 ICC 结果进行确诊

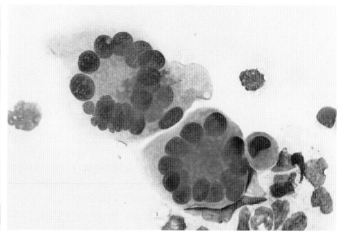

图 5-82 朗汉斯巨细胞,胞体巨大,多个核,胞核大小基本一致,分布在细胞边缘,与多核间皮细胞不易鉴别

多核间皮细胞与恶性间皮瘤细胞有时很难鉴别,瑞 - 吉染色后的恶性间皮瘤细胞异型性明显,而间皮细胞异型性较小,免疫细胞化学染色是鉴别两类细胞的重要方法,结合超声及影像学检查有助于疾病的诊断。

4. 创伤性间皮细胞(traumatic mesothelial cell) 因手术创伤、术中冲洗胸腔和脏器表面时,或外伤导致的胸腔损伤,可使浆膜间皮细胞成片、成群的分离和脱落下来,称为创伤性间皮细胞。该类细胞形态具有组织学特征,细胞成片、乳头状或条索状排列(图 5-83~图 5-86)。成片分布的创伤性间皮细胞需要与肿瘤细胞进行区别。

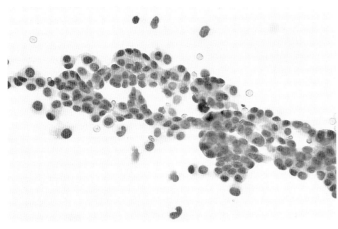

图 5-83 创伤性间皮细胞,呈条索状排列,细胞大小基本一致(×100)

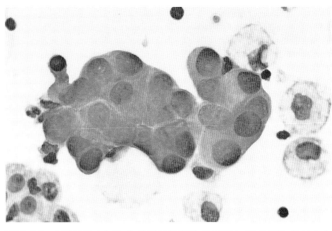

图 5-84 创伤性间皮细胞,细胞乳头状排列,胞质量少,强嗜碱性,胞核大小均一,核质比偏高,核仁较小

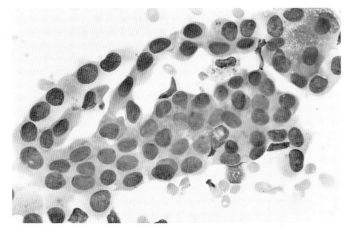

图 5-85 创伤性间皮细胞,细胞单层片状分布,具有间皮细胞基本特征;来源于手术创伤患者的胸腔积液

图 5-86 创伤性间皮细胞,成片分布,胞核结构简单,大小基本一致;来源于外伤患者的胸腔积液

(五)狼疮细胞(lupus erythematosus cell,LEC)

狼疮细胞是中性粒细胞或巨噬细胞吞噬均匀体形成的,这些均匀体是已变性的细胞核与抗核蛋白抗体相互作用形成的一些均质状物质。LEC 形成条件:①血清中存在红斑狼疮因子(抗核蛋白抗体)。②受损或退变的细胞核,即被红斑狼疮因子作用的细胞核。③具有吞噬能力的白细胞,通常为中性粒细胞。此外,LEC 的形成还需要适当的温度和补体参与。

瑞-吉染色均匀体呈粉红色,细胞核被推挤到一侧(图 5-87~图 5-92)。浆膜腔积液可作为系统性红斑狼疮(SLE)的首发表现,若考虑此病,应仔细在积液中查找有无 LEC。

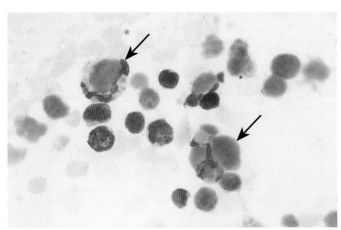

图 5-87 狼疮细胞(箭头所指),均匀体呈粉红色

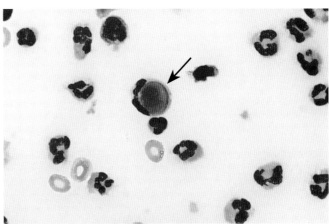

图 5-88 狼疮细胞(箭头所指),胞核被推挤到一侧

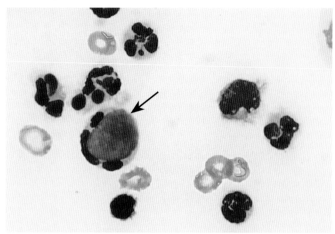

图 5-89 狼疮细胞(箭头所指),胞质内可见粉红的均匀体

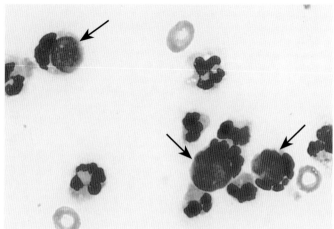

图 5-90 狼疮细胞(箭头所指),粉红的均匀体是鉴别 LEC 主要依据

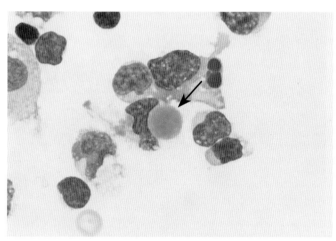

图 5-91 狼疮细胞(箭头所指),均匀体被巨噬细胞吞噬

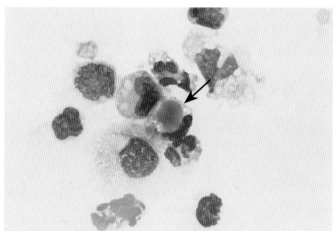

图 5-92 狼疮细胞(箭头所指)

（六）巨核细胞（megakaryocyte）

慢性特发性骨髓纤维化或外伤导致的骨髓外造血可累及胸膜,胸腔积液可出现巨核细胞(图 5-93~图 5-96),细胞体积巨大,胞质丰富,胞核巨大、偏位,染色质呈粗网状,一般无核仁。由于巨核细胞体积巨大,易被误认为恶性细胞,巨核细胞标志 CD61 表达阳性。

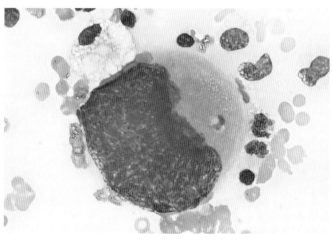

图 5-93 巨核细胞,胞体巨大,胞核巨大,染色质疏松网状,无核仁,容易误认为是肿瘤细胞

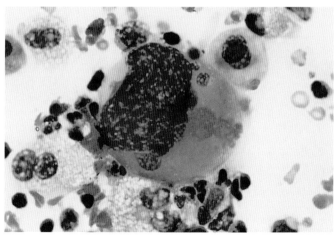

图 5-94 巨核细胞,胞体巨大,胞核大,需结合病史及免疫组化染色进一步明确

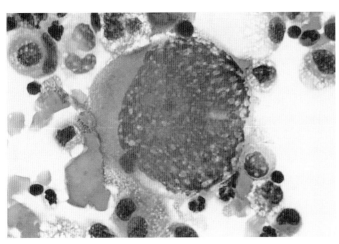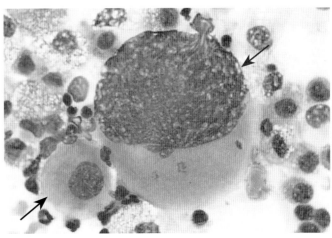

图 5-95 巨核细胞,体积大,胞核巨大,染色质疏松呈网状;来源于外伤患者的胸腔积液

图 5-96 巨核细胞(红箭所指),体积巨大,胞核大,偏位,染色质成粗网状,胞质内偶见血小板;间皮细胞(黑箭所指),胞体偏小,胞质灰蓝,胞核圆形

二、胸腔积液肿瘤细胞形态特征

(一)原发性肿瘤细胞

2021 年 WHO 胸部肿瘤分类(第 5 版)中的胸膜肿瘤分类,将间皮肿瘤划分为良性和浸润前间皮肿瘤(benign and preinvasive mesothelial tumours)及间皮瘤(mesothelioma)两大类,将旧版分类中"恶性"一词去除,所有间皮瘤均为恶性肿瘤。

1. 良性和浸润前间皮肿瘤 包括腺瘤样瘤(adenomatoid tumour)、高分化乳头状间皮肿瘤(well-differentiated papillary mesothelial tumour)及原位间皮瘤(mesothelioma in situ)。良性间皮肿瘤生长局限,包膜完整,很少引起积液。若出现积液,积液中的细胞数量少,脱落的间皮细胞无异型性或仅有轻度异型,亦可为中 - 重度异型的乳头状单层间皮细胞增生,通常无核分裂象。由于积液中的细胞无特异性,所以细胞学不适宜用来诊断良性间皮肿瘤。

2. 间皮瘤 包含局限性间皮瘤(localized mesothelioma)及弥漫性间皮瘤(diffuse mesothelioma),是一种原发于间皮及其支撑的结缔组织的恶性肿瘤。间皮瘤具有侵袭性高、恶性度高、预后差及发病率低等特点,多见于老年男性,大多有石棉接触史。间皮瘤起病隐匿,早期无明显症状,就诊时常见症状为胸腔积液引起的进行性呼吸困难和胸痛。

(1)间皮瘤形态特征:组织学将间皮瘤分为上皮样、肉瘤样及双相型,其中以上皮样恶性间皮瘤最常见。上皮样间皮瘤常引起胸腔积液,积液中可发现间皮瘤细胞,而肉瘤样间皮瘤仅半数可引起积液,很少见到脱落的恶性细胞。

1)上皮样间皮瘤(epithelial type mesothelioma):瘤细胞可出现多形性特征(图 5-97~ 图 5-102),细胞呈团状、乳头状或腺腔样排列;胞体大小不一,形态多变,可见体积巨大的瘤细胞;胞核可呈间变核、奇异核或多核,多核瘤巨细胞胞核可达数十个;染色质厚重,呈细颗粒状,核仁大而明显。

2)肉瘤样间皮瘤(sarcomatoid mesothelioma):瘤细胞多散在或成片分布,呈梭形、纤维状或不规则形,胞核椭圆形,染色质致密,核仁明显或隐约可见,可见多核瘤细胞。

3)双相型间皮瘤(biphasic mesothelioma):又称混合性间皮瘤,由上皮样和肉瘤样肿瘤细胞混合而成,每种成分至少超过肿瘤的 10%。但小活检中只要出现肉瘤样及上皮样间皮瘤两种成分,无论含量多少,均应被诊断为双相型间皮瘤;同时当上皮样间皮瘤中出现移形特征时,应诊断为双相型间皮瘤。

(2)鉴别诊断:间皮瘤细胞与反应性间皮细胞、转移性肿瘤细胞形态不易鉴别(图 5-103、图 5-104),有时仅从细胞学角度很难做出诊断,需要结合病史、ICC/IHC 结果、临床表现及影像学检查进一步明确。

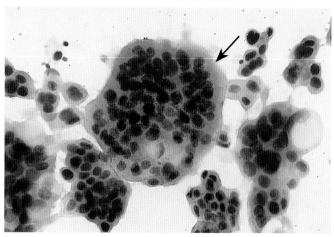

图 5-97 间皮瘤细胞,体积巨大,胞核数十个(HE 染色,×400)

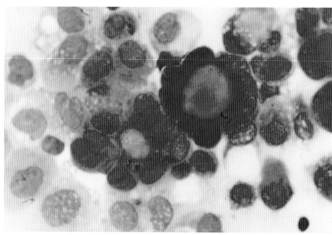

图 5-98 间皮瘤细胞,呈腺腔样排列,中心区域可见均质状物质(张峰伟提供)

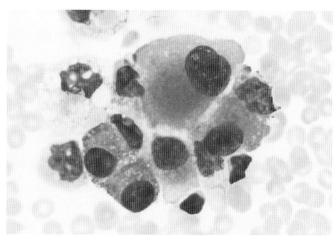

图 5-99 间皮瘤细胞,胞体大小不等,胞质丰富,胞核明显偏位,染色质厚重,核仁明显

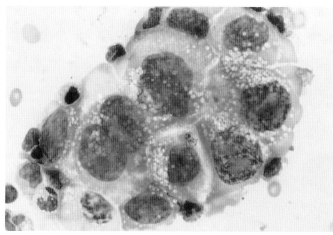

图 5-100 间皮瘤细胞,具有肿瘤细胞基本特征,与腺癌细胞不易区分,免疫组化染色支持间皮瘤

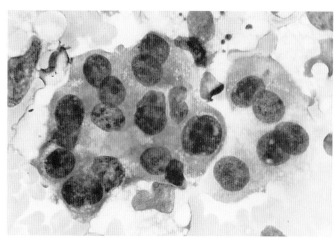

图 5-101 间皮瘤细胞,与反应性间皮细胞形态相似,但该类细胞胞质融合,染色质更厚重,核仁更明显

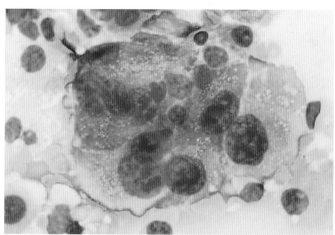

图 5-102 间皮瘤细胞,细胞成团分布,具有肿瘤细胞特征,免疫组化支持间皮瘤

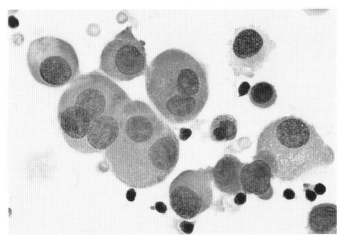
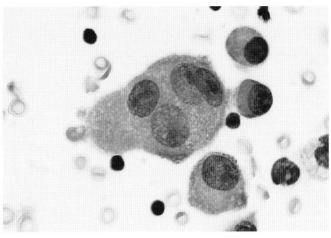

图 5-103 间皮瘤细胞,与腺癌细胞、反应间皮细胞形态相似,仅从细胞形态不易鉴别,免疫组化支持间皮瘤细胞

图 5-104 间皮瘤细胞,细胞体积增大,胞质丰富,呈灰蓝色,多个核,核仁明显

1)间皮瘤细胞与反应性间皮细胞鉴别:间皮瘤引起的胸腔积液,有核细胞数量明显增多,常呈桑葚样细胞团,且在多次抽液后细胞数仍未减少。相反,反应性间皮细胞增生,有核细胞数量逐渐减少,不会形成细胞团。当患者出现单侧积液、有石棉接触史或有浆膜变厚的影像学特征,而且积液中出现大量异型细胞,有助于间皮瘤的诊断。免疫组化 P53、GLUT1、IMP3、EMA、CD146 和 Desmin 有助于细胞的鉴别。间皮瘤细胞与反应性间皮细胞鉴别要点见表 5-3。

表 5-3 间皮瘤细胞与反应性间皮细胞鉴别要点

	间皮瘤细胞	反应性间皮细胞
细胞数	多或明显增多	少或稍多
细胞团	常见,三维立体或呈桑葚样	少见,多单层成片分布
异型性	明显	无或轻微
多核细胞	可见,胞核数量多	少见
胞核	核增大,出现畸形核	规整,无畸形核
核仁	大而明显	较小或偏大
荧光原位杂交	可出现染色体 1p、3p、6q、9p 和 22q 的缺失	无
免疫组化	P53、GLUT1、IMP3、EMA 表达(+),Desmin(-)	P53、GLUT1、IMP3、EMA 表达(-),Desmin(+)

2)间皮瘤细胞与转移性肿瘤细胞鉴别:间皮瘤细胞与部分转移性肿瘤细胞形态相似,积液有核细胞数量都会明显增多,均可见大的细胞团或单个散在的异型细胞,胞质及胞核的变化也很相似。间皮瘤细胞可见"开窗"现象或呈桑葚状排列,有丰富的致密胞质和边缘模糊的细胞膜,从良性间皮细胞、异型细胞到间皮瘤细胞有连续性。

（二）转移性肿瘤细胞

恶性胸腔积液 95% 以上是由转移性肿瘤引起的,肿瘤细胞种类丰富,形态多变,其中以腺癌最为常见,鳞状细胞癌、小细胞癌、黑色素瘤及生殖细胞瘤少见,淋巴瘤及白血病细胞也可浸润至胸腔。胸腔最常见的转移性肿瘤是肺癌,其次是乳腺癌、胃肠道肿瘤、卵巢癌及尿路上皮癌。在积液中发现肿瘤细胞有助于疾病的诊断,很多病例通过细胞学即可诊断,而且可以是初诊即可发现。

1. 肺腺癌(pulmonary adenocarcinoma) 胸腔积液以肺腺癌细胞转移最多见,细胞形态特征取决于肺腺癌的组织学类型,腺癌细胞形态千变万化,阅片时,可与涂片中的间皮细胞对比分析(图 5-105~ 图 5-108),有利于细胞的鉴别。细胞学可以诊断肿瘤细胞,但不能明确来源,需要结合病史、影像学检查、免疫组化染色等检查进行明确。

腺癌细胞根据分化程度分为高分化腺癌细胞和中 - 低分化腺癌细胞。

（1）高分化腺癌细胞：分化好的腺癌细胞形态多变，可以有以下特征：

1）细胞数量：根据疾病发展程度或肿瘤细胞增殖速度不同，细胞数量差异大，肿瘤细胞明显或极度增多，容易诊断；但有的病例，只能发现少量或偶见肿瘤细胞，容易漏检。

2）分布及排列：分化好的转移腺癌可呈腺腔样（图5-109、图5-110）、乳头状、桑葚状或团块状排列（图5-111~图5-122），成团的肿瘤细胞，细胞排列混乱，结构立体（图5-123~图5-126）；少数病例肿瘤细胞可散在分布（图5-127~图5-134）。成堆分布的肿瘤细胞常分布在涂片尾部（图5-135~图5-140）。

3）胞体：胞体大或巨大（图5-141~图5-146），体积可相差数倍到数十倍（图5-147~图5-150）。

4）胞质：高分化腺癌细胞，胞质丰富、质地厚重，瑞-吉染色呈灰蓝色，有的细胞可见瘤状突起或出现胞质外溢（图5-151~图5-154）；细胞内可见分泌泡或腺泡样结构，胞质呈云雾状或出现较大的空泡（图5-155~图5-162）；部分黏液空泡可将细胞核推向一侧，形成印戒样肿瘤细胞，需要与印戒样间皮细胞进行区别（图5-163~图5-166）；退变的肿瘤细胞内可见大量脂质空泡，使得胞质呈泡沫样（图5-167~图5-170）；此外，少数病例中的腺癌细胞可见"纤毛样或绒毛样"结构（图5-171~图5-178）或嗜酸性均匀体（图5-179~图5-182），这些物质可能与细胞分泌的嗜酸性物质有关，但并不是腺癌细胞所特有，在其他肿瘤细胞也能见到。

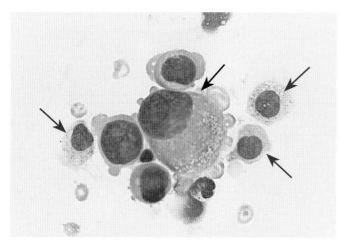

图 5-105 腺癌细胞（黑箭所指）、间皮细胞（红箭所指），可以从细胞分布、体积大小、胞质量及着色情况、胞核数量及大小、染色质疏松程度、核仁大小进行对比

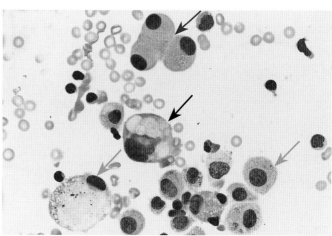

图 5-106 腺癌细胞（黑箭所指），与间皮细胞（红箭所指）和退变间皮细胞（蓝箭所指）相比较，腺癌细胞体积偏大，胞质内可见分泌泡，胞核不规则、核仁大而明显

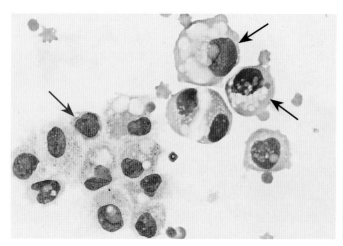

图 5-107 腺癌细胞（黑箭所指），是一类体积较小的肿瘤细胞，但也具有肿瘤细胞特征。相对于巨噬细胞（红箭所指），肿瘤细胞内可见分泌泡，染色质厚重且着色偏深，核仁明显

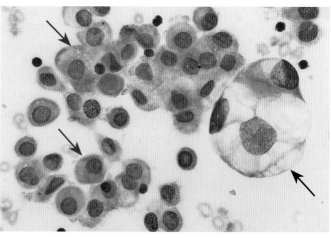

图 5-108 腺癌细胞（黑箭所指），体积巨大，可见分泌泡；而间皮细胞（红箭所指），体积偏小，细胞规整

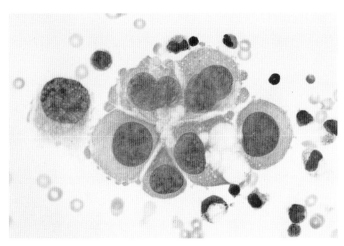

图 5-109 腺癌细胞,细胞呈腺腔样排列,胞质丰富,胞核大,染色质厚重

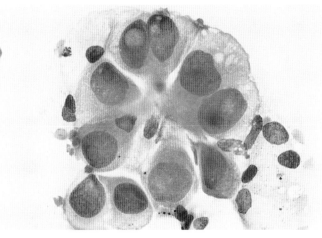

图 5-110 腺癌细胞,细胞体积巨大,呈腺腔样排列;需要注意的是多种细胞均可呈腺腔样排列,并不是腺癌细胞所特有

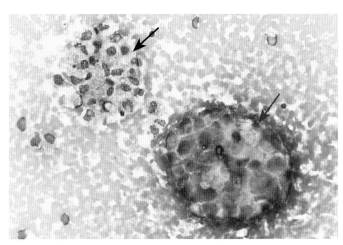

图 5-111 腺癌细胞,视野同时出现两类细胞,可以对比观察。退化间皮细胞(黑箭所指),排列松散,结构简单,着色较浅;肿瘤细胞(红箭所指),成团分布,排列紊乱(×200)

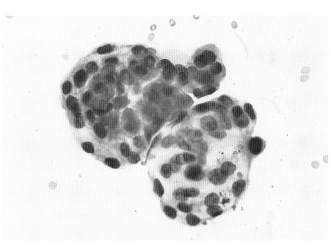

图 5-112 腺癌细胞,虽然癌细胞体积偏小,但细胞成团分布,结构立体,排列紊乱,细胞团外部轮廓光滑,可以判断是腺癌细胞(×200)

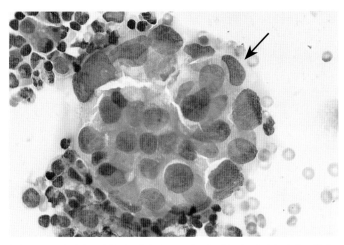

图 5-113 腺癌细胞(箭头所指),与周围淋巴细胞相比,该类细胞体积偏大,成团分布,细胞排列紊乱

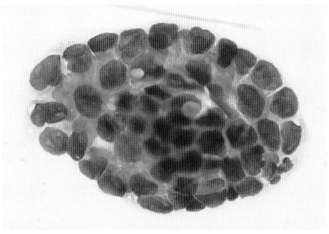

图 5-114 腺癌细胞,该类细胞成团分布,三维立体,排列紊乱,胞质量少,核质比高,染色质细致,与小细胞癌不易区别,免疫细胞化学染色支持腺癌

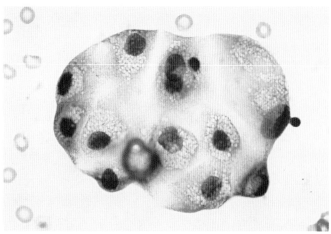

图 5-115 腺癌细胞,该类细胞成团分布,外部轮廓光滑,胞质丰富,云雾状,胞核周围可见大量的脂质空泡;来源于肺腺癌确诊病例,标本呈乳糜样外观

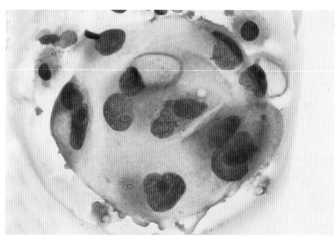

图 5-116 腺癌细胞,成团分布,细胞排列松散,胞质丰富,呈云雾状

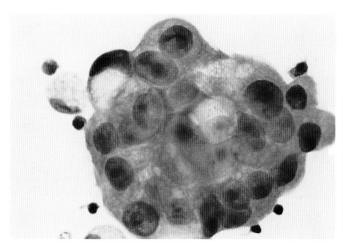

图 5-117 腺癌细胞,成团分布,结构立体,细胞排列紊乱,是比较典型的腺癌细胞

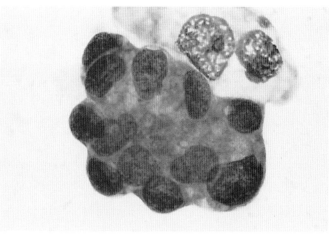

图 5-118 腺癌细胞,细胞成团分布,结构立体,细胞边界不清,胞质丰富,胞核不规则,需要与反应性间皮细胞进行区别

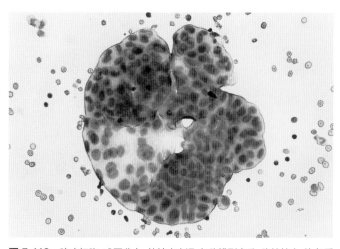

图 5-119 腺癌细胞,成团分布,外轮廓光滑,细胞排列紊乱,胞核较小,染色质薄,可见小核仁(×400)

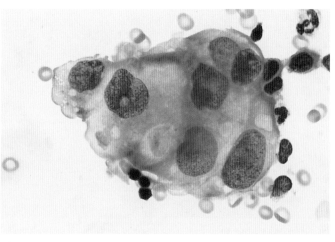

图 5-120 腺癌细胞,成团分布,胞质丰富、云雾状,胞核大、畸形,核仁明显;来源于肺癌确诊病例

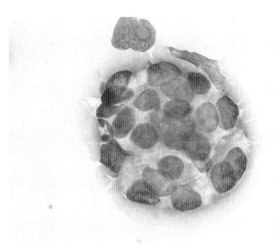

图 5-121 腺癌细胞,成团分布,细胞边界不清,有清晰的外部轮廓,胞质着色较淡,呈灰蓝色,染色质细颗粒状,但核仁大而明显

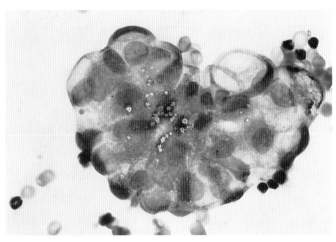

图 5-122 腺癌细胞,成团分布,细胞排列紊乱,胞质量少、强嗜碱性、瑞 - 吉染色呈深蓝色

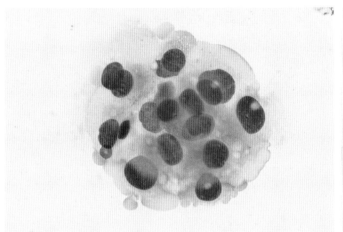

图 5-123 腺癌细胞,细胞成团分布,排列松散,与退化间皮细胞不易区分,该类细胞排列紊乱,胞质偏薄,可结合整张图片细胞进行分析,必要时结合 ICC 结果

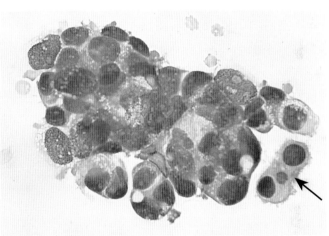

图 5-124 腺癌细胞,细胞成团分布,胞质量少,核质比明显增高,染色质致密。与间皮细胞(箭头所指)比较,成团的肿瘤细胞排列紊乱,胞核及染色质有明显区别

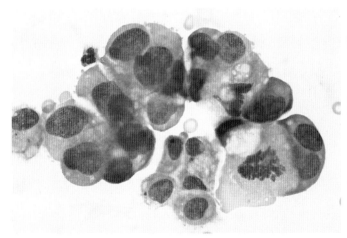

图 5-125 腺癌细胞,是比较常见的一类腺癌细胞,突出特征:细胞大小不等,成团分布,胞质厚重、着色深浅不一,可见核分裂象

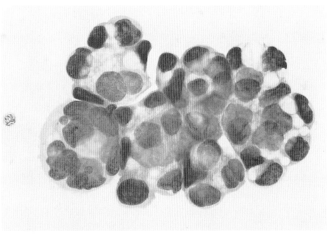

图 5-126 腺癌细胞,成团排列的肿瘤细胞聚集成堆,胞质量少,可见分泌泡和多核肿瘤细胞

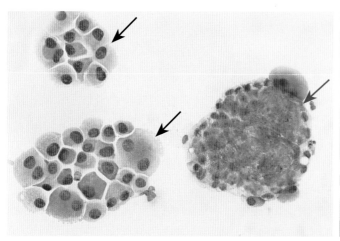

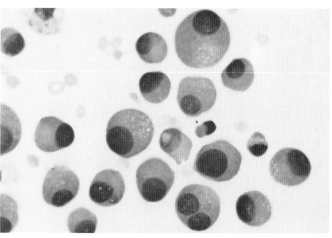

图 5-127 腺癌细胞,该病例出现两种形态的腺癌细胞,黑箭所指的肿瘤细胞单个散在,成堆分布,部分细胞胞体巨大;红箭所指腺癌细胞成团分布,三维立体,细胞排列紊乱,胞核小,但核仁大而明显(×200)

图 5-128 腺癌细胞,散在分布,与间皮细胞、浆细胞形态相似,但该类细胞体积大小不等,胞核明显偏位,染色质更厚重;来源于肺腺癌胸腔转移病例

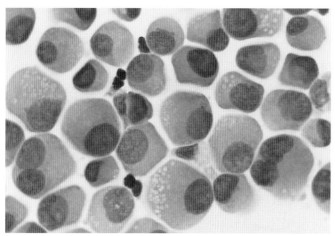

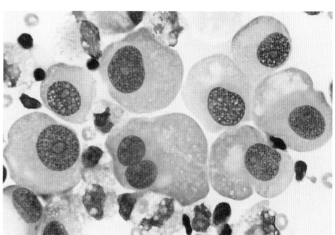

图 5-129 腺癌细胞,散在分布,形似间皮细胞,但该类细胞异型性明显,胞核大且明显偏位,免疫组化 CD68(－)、CEA(－)、CK7(＋)、calretinin(－)、TTF-1(＋)支持肺腺癌

图 5-130 腺癌细胞,体积巨大,散在分布,细胞退化现象明显,胞质着色较浅,胞核疏松网状,该类细胞容易漏诊,可隔天收集标本重新检测

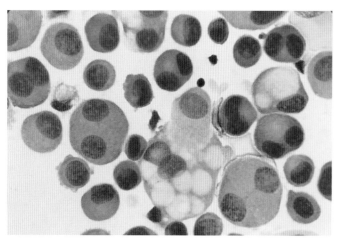

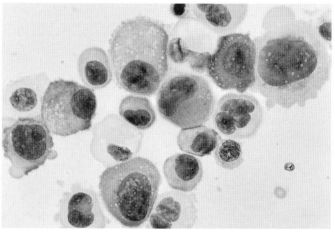

图 5-131 腺癌细胞,散在分布,体积大小不一,部分细胞形似骨髓瘤细胞(myeloma cell),背景中可见含黏液空泡的肿瘤细胞有助于细胞的鉴别

图 5-132 腺癌细胞,散在分布,胞体及胞核大小不一,与鳞癌细胞不易区分,免疫细胞化学染色有助于鉴别

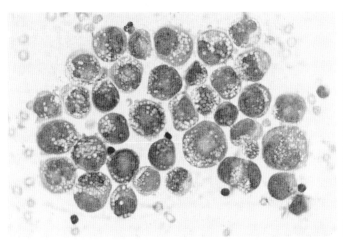

图 5-133 腺癌细胞,细胞体积中等大小,散在分布,胞质量少,其内可见大量脂质空泡,胞核不规则,核质比偏高,染色质厚重;来源于肺腺癌确诊病例(郭雅静提供)

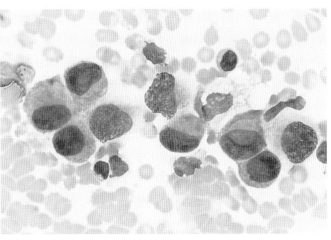

图 5-134 腺癌细胞,与间皮细胞相比,该类细胞核质比偏高,胞核大、畸形、偏位,染色质致密;来源于肺腺癌胸腔浸润确诊病例

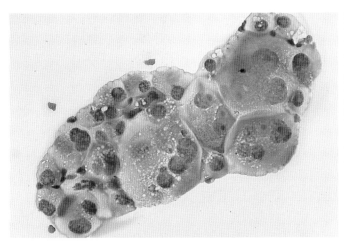

图 5-135 腺癌细胞,细胞异型性明显,成堆分布,胞体大小不一,可见多核肿瘤细胞,胞质厚重,核偏小,但核仁明显;来源于肺癌骨转移、胸腔转移病例

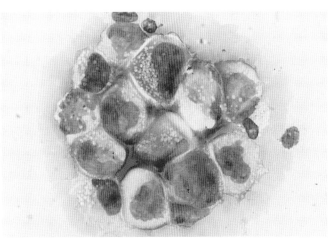

图 5-136 腺癌细胞,体积偏大,胞体及胞核不规则,染色质致密,核仁明显,与多种肿瘤细胞形态相似,免疫组化染色支持腺癌细胞

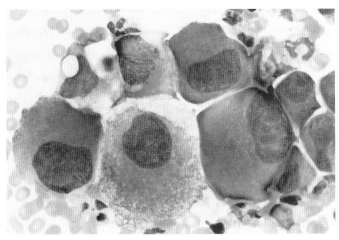

图 5-137 腺癌细胞,右胸膜腺癌确诊病例,与鳞癌细胞十分相似,免疫组化 TTF-1(+)、NapsinA(+)、CEA(+)、ki-67(+20%)、CK5/6 (+)、EGFR(+)、Calretinin(−)、WT1(−)、ALK(1A4)(−)、P63(−)支持腺癌

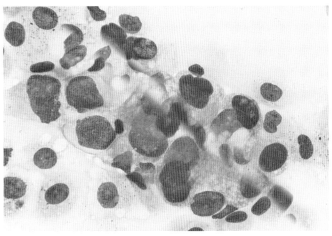

图 5-138 腺癌细胞,细胞排列紊乱,形态不典型,常分布在涂片尾部或"海岸线"处;若涂片中发现这类细胞,需要在其他视野或涂片中寻找典型的肿瘤细胞,综合分析,避免过度诊断

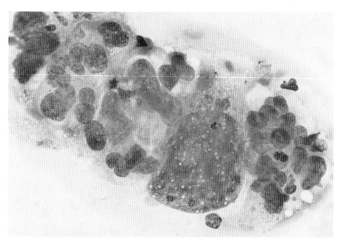

图 5-139 腺癌细胞,多种形态的肿瘤细胞同时出现:成团分布的、体积巨大的及多核的肿瘤细胞

图 5-140 腺癌细胞,常分布在涂片尾部,箭头所指的肿瘤细胞与周围的淋巴细胞界限不清;肿瘤细胞成团分布,胞质着色较深,胞核不规则,染色质致密,核仁大而明显

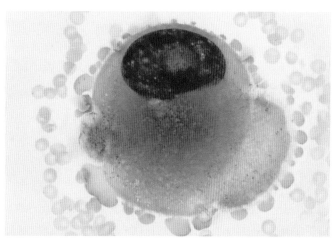

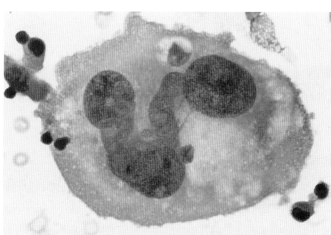

图 5-141 腺癌细胞,体积大是肿瘤细胞特征之一,有的肿瘤细胞是正常间皮细胞数倍或数十倍

图 5-142 腺癌细胞,胞体巨大,胞质丰富且着色较深,胞核巨大、畸形,核仁明显;来源于肺腺癌确诊病例

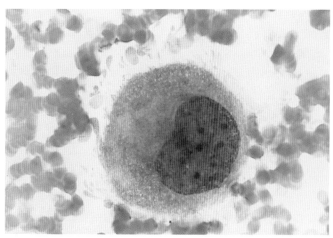

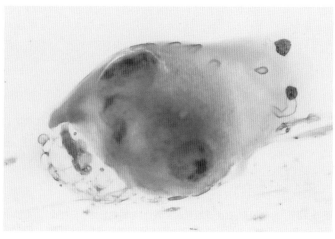

图 5-143 腺癌细胞,体积巨大,边缘可见外溢的胞质,胞质丰富,呈泡沫样,胞核巨大,染色质厚重,核仁数目多个,免疫组化支持腺癌细胞

图 5-144 腺癌细胞,体积巨大,多个核,核仁大而明显,具有肿瘤细胞基本特征(×400)

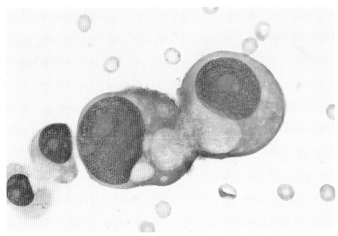

图 5-145 腺癌细胞,与背景中的红细胞相比,肿瘤细胞体积巨大,胞质丰富,其内可见分泌泡,胞核大,核质比稍偏高,核仁大而明显,是典型的腺癌细胞

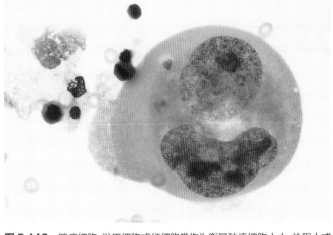

图 5-146 腺癌细胞,淋巴细胞或红细胞常作为衡量肿瘤细胞大小,体积大或巨大的肿瘤细胞相对容易鉴别,是恶性肿瘤细胞特征之一

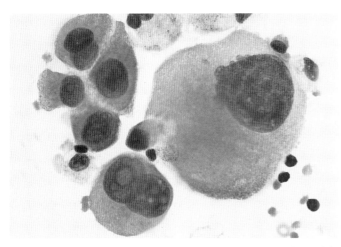

图 5-147 腺癌细胞,细胞异型性明显,体积明显大小不等,而正常的间皮细胞体积大小基本一致

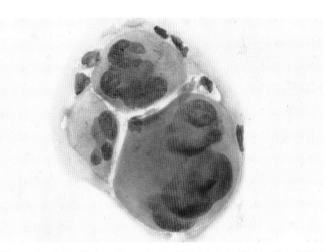

图 5-148 腺癌细胞,细胞体积巨大,胞质丰富,多个核,核形不规则;来源于肺腺癌细胞胸腔转移确诊病例

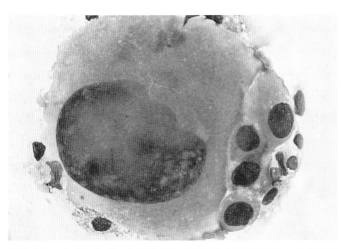

图 5-149 腺癌细胞,体积相差数十倍,右侧的肿瘤细胞体积偏小,与正常间皮细胞体积相仿,左侧肿瘤细胞体积巨大,胞核大,核仁明显

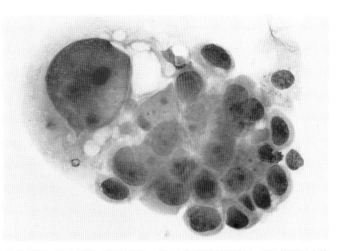

图 5-150 腺癌细胞,异型性明显,成团分布,细胞排列紊乱,可见体积巨大的肿瘤细胞

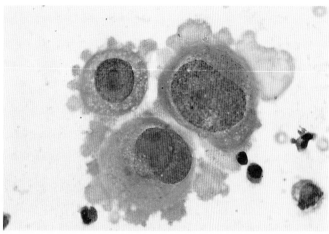

图 5-151 腺癌细胞,细胞异型性明显,体积巨大,胞质厚重,在细胞边缘可见瘤状突起,是腺癌细胞常见的一种形态,但不是腺癌细胞所特有

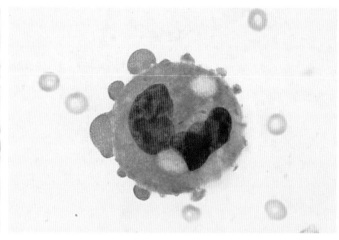

图 5-152 腺癌细胞,胞体巨大,胞质丰富且厚重,边缘可见瘤状突起,胞核畸形,染色质厚重、致密,核仁明显且不规则

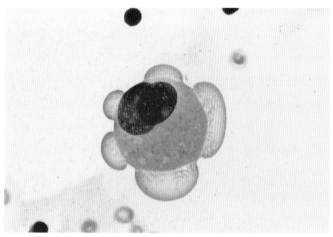

图 5-153 腺癌细胞,胞体巨大,胞质丰富,外溢的胞质呈空泡样

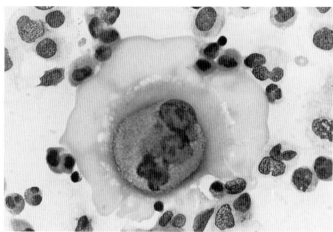

图 5-154 腺癌细胞,胞体巨大,多个核,核仁明显,外溢的胞质着色偏浅

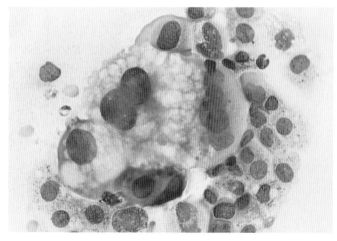

图 5-155 腺癌细胞,成团分布,细胞边界不清,胞质丰富,呈泡沫样;从细胞体积、胞质及细胞排列可以与周围间皮细胞进行区别

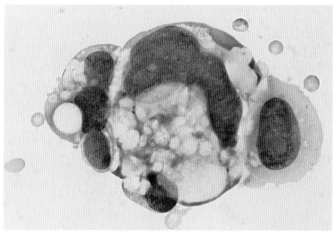

图 5-156 腺癌细胞,胞体巨大,胞质内可见大量黏液空泡,胞核大,核仁明显

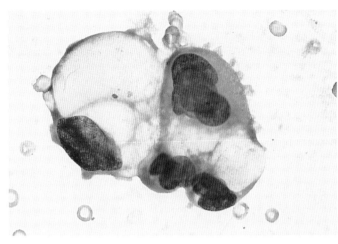

图 5-157 腺癌细胞,胞体巨大,左侧细胞胞质内的空泡将胞核推挤到一侧,形成印戒样细胞

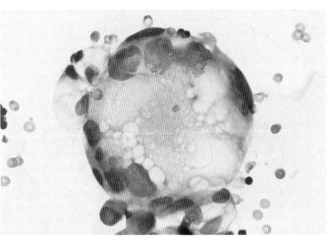

图 5-158 腺癌细胞,胞体巨大,多个核,核染色质致密,核仁明显;胞质内的黏液空泡是黏液腺癌细胞常见的一种形态特征

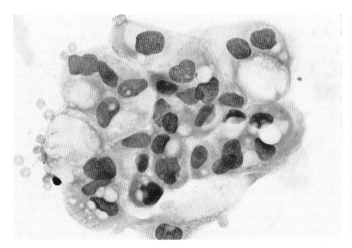

图 5-159 腺癌细胞,是一类体积较小的肿瘤细胞,与间皮细胞不易区分,主要鉴别点是:细胞边界不清,体积大小不等,可见黏液空泡

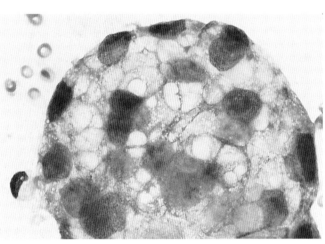

图 5-160 腺癌细胞,成团分布,有光滑的外部轮廓,胞质内同时出现体积大的黏液空泡和细小的脂质空泡,后者可见于各种有核细胞内,是细胞退化的一种表现

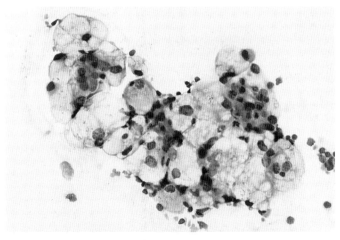

图 5-161 腺癌细胞,胞体巨大,细胞边界不清,因胞质内含有黏液空泡使得着色较淡(×200)

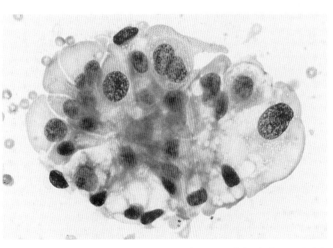

图 5-162 腺癌细胞,细胞大小不一,胞质丰富,呈深蓝色,其内可见黏液空泡,胞核偏小,但核仁明显

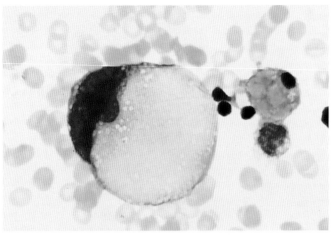

图 5-163 腺癌细胞,细胞体积巨大,胞质内的空泡将胞核推向一侧,形成印戒样结构,胞核大,染色质致密且厚重,核仁明显

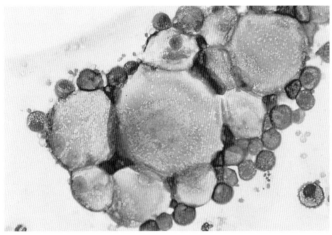

图 5-164 腺癌细胞,细胞体积大小不等,胞质丰富,部分细胞呈印戒样

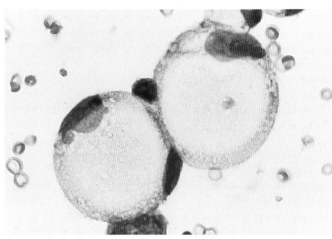

图 5-165 腺癌细胞,来源于乳糜性胸腔积液,细胞退化现象明显;胞体大小不等,体积巨大的肿瘤细胞胞核被推挤到一侧,且内含大量脂质空泡(×200)

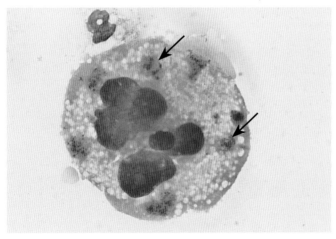

图 5-166 腺癌细胞,体积巨大,呈印戒样,胞核被推挤到一侧,需要与退变间皮细胞进行区别

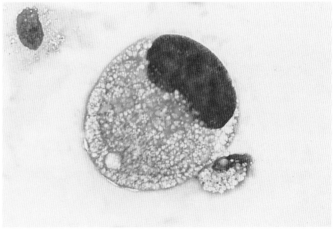

图 5-167 腺癌细胞,胞体巨大,多核,核仁大而明显,胞质内可见大量脂质空泡,相对于分泌泡,脂质空泡体积较小,大小均一,该细胞胞质内可见变性颗粒(箭头所指)

图 5-168 腺癌细胞,来源于乳糜性胸腔积液,巨大的胞体、厚重的染色质、大而明显的核仁可以明确是肿瘤细胞,胞质可见大量脂质空泡,使得胞质呈泡沫样

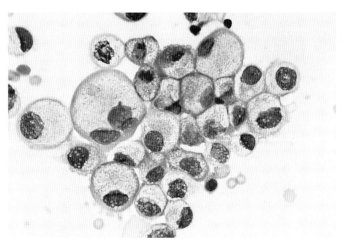

图 5-169 腺癌细胞,来源于乳糜样胸腔积液,细胞退化现象明显,成堆分布,胞体明显大小不等,部分细胞胞体巨大,胞质内可见大量脂质空泡,呈泡沫样改变(×400)

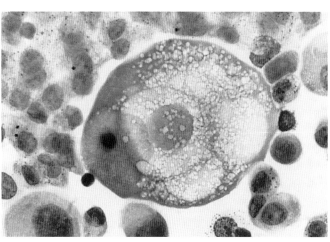

图 5-170 腺癌细胞,胞体巨大,胞核大,核仁大而明显,胞质内同时含有黏液空泡和脂质空泡

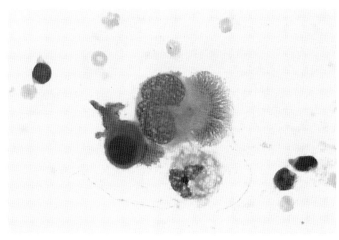

图 5-171 腺癌细胞,胞体大小不等,可见较长的纤毛样结构,在很多类肿瘤细胞均可见,并非腺癌细胞所特有

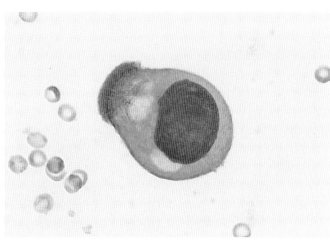

图 5-172 腺癌细胞,细胞体积巨大,胞核大,核仁明显,在细胞的一侧可见纤毛样物质,呈粉红色

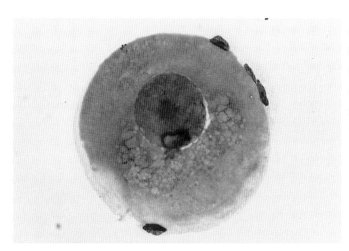

图 5-173 腺癌细胞,细胞体积巨大,胞核大,核仁明显,细胞周围可见大量嗜酸性物质,瑞-吉染色呈粉红色

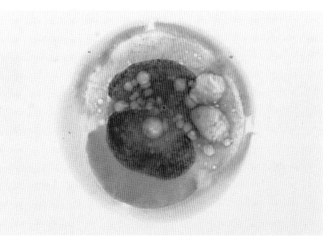

图 5-174 腺癌细胞,细胞体积巨大,胞质内可见黏液空泡,从细胞形态特征可以明确是肿瘤细胞,在细胞的一侧可见粉红色物质,呈绒毛样

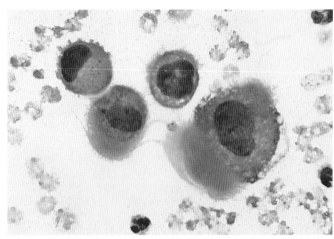

图 5-175　腺癌细胞,细胞异型性明显,体积明显大小不等,细胞边缘可见绒毛样的嗜酸性物质

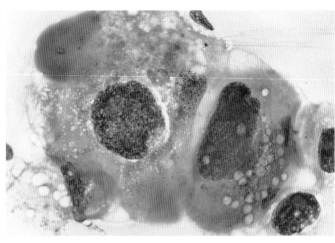

图 5-176　腺癌细胞,体积巨大,胞质丰富,细胞内可见大量嗜酸性物质,可溢出细胞外,胞核大,染色质厚重,核仁大而明显

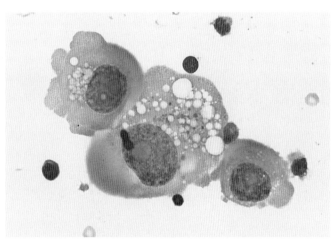

图 5-177　腺癌细胞,细胞体积巨大,边缘可见嗜酸性物质,呈粉红色,胞质丰富,其内可见体积大小不一的脂质空泡,胞核大,核仁大而明显

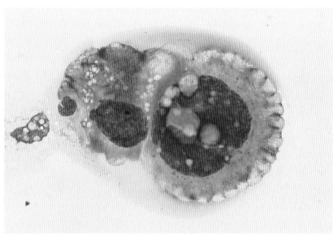

图 5-178　腺癌细胞,细胞体积巨大,异型性明显,胞质内的嗜酸性物质呈纤毛样

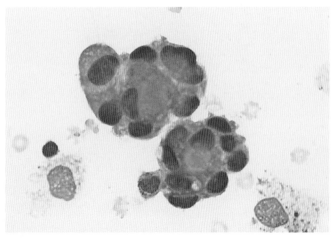

图 5-179　腺癌细胞,该类细胞成腺腔样排列,中心区域可见一些嗜酸性物质,胞质强嗜碱性,胞核大,核质比偏高,染色质致密,呈细颗粒状

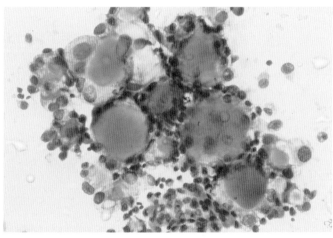

图 5-180　腺癌细胞,细胞体积偏小,成腺腔样排列,中心区域可见大量均状嗜酸性物质(×200)

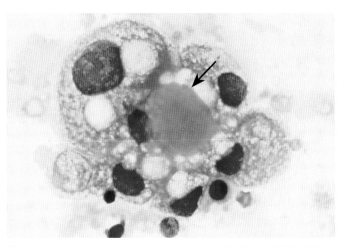
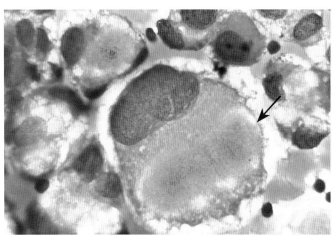

图 5-181 腺癌细胞,细胞成团分布,胞质丰富,可见均质状的嗜酸性物质(箭头所指),该类物质不仅见于腺癌细胞,有的间皮细胞中心区域也能见到

图 5-182 腺癌细胞,细胞体积巨大,胞质丰富,在细胞内可见嗜酸性物质(箭头所指),呈粉红色,胞核大、明显偏位

5)胞核:胞核是鉴别肿瘤细胞重要部分,腺癌细胞胞核数量不等,单个核或多个核,甚至可见数十个核,可均匀地分布在胞质内,也可拥挤成堆(图 5-183~ 图 5-190);胞核大小不一,部分细胞胞核巨大,可见畸形核(图 5-191~ 图 5-196)。

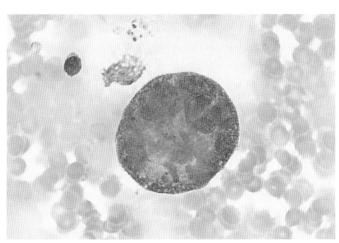
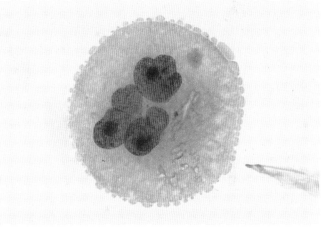

图 5-183 腺癌细胞,胞体巨大,胞质量少,多个核,核形不规则,染色质颗粒状,核仁明显;这类细胞需要与多核间皮细胞进行区别,后者胞核一般呈圆形,核膜光滑

图 5-184 腺癌细胞,细胞体积巨大,胞质丰富,着色较浅,多个核,核的大小不等,核形不规则,核仁比正常间皮细胞大

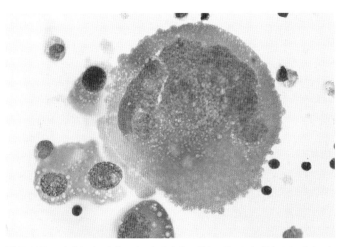
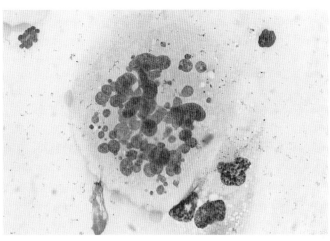

图 5-185 腺癌细胞,胞体巨大,胞质丰富,质地厚重,强嗜碱性,呈深蓝色,多个核,核仁明显

图 5-186 腺癌细胞,胞体巨大,胞核数十个,体积大小不一,染色质颗粒状,核仁不明显,需要与核碎裂细胞区别;来源于肺腺癌确诊病例

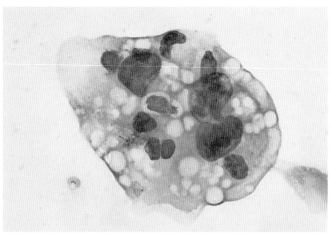

图 5-187 腺癌细胞,胞体巨大,胞质丰富,可见大量分泌泡,多个核,胞核大小不一、畸形,核仁大而明显,从细胞学角度分析,符合腺癌细胞

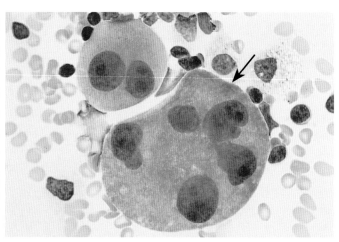

图 5-188 腺癌细胞(箭头所指),与多核间皮细胞形态相似,但该细胞胞核不规则,染色质厚重,核仁大而明显,数目多个

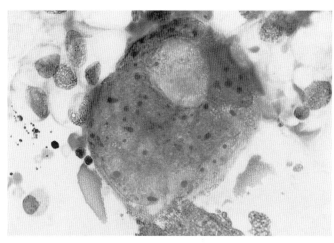

图 5-189 腺癌细胞,从细胞形态特征,可以判断为肿瘤细胞,但细胞体积巨大,胞质量少,多个核,胞核大小不等,染色质致密,核仁深染,与其他肿瘤细胞不易鉴别

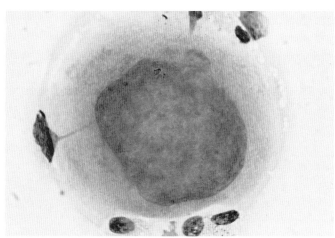

图 5-190 腺癌细胞,胞体巨大,胞质丰富,多个核,胞核排列极其紧密,容易误认为是单个核

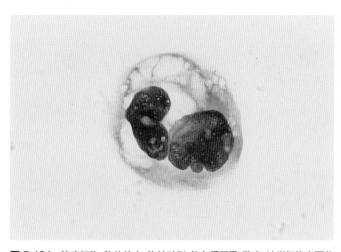

图 5-191 腺癌细胞,胞体偏大,胞核畸形,染色质厚重、致密,该类细胞主要分布在片尾,细胞数量少时容易漏检,使用细胞离心涂片机制片效果较好

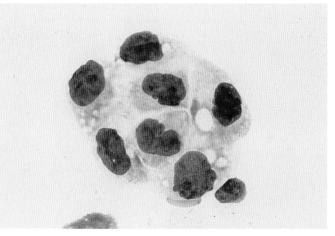

图 5-192 腺癌细胞,体积稍偏大,胞核不规则,染色质致密,核仁明显;当细胞不典型或较难鉴别时,需要兼顾细胞整体特征,着重分析胞核形态及染色质结构

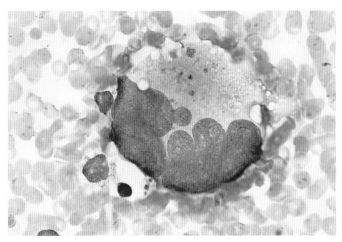

图 5-193 腺癌细胞,胞体巨大,胞质丰富,胞核大、畸形

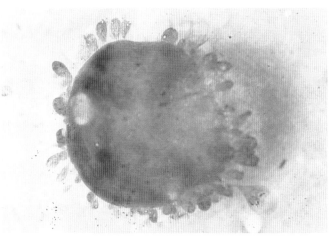

图 5-194 腺癌细胞,胞体巨大,巨大的胞核脱出细胞外,核膜表面可见大量突起,染色质细致,核仁明显

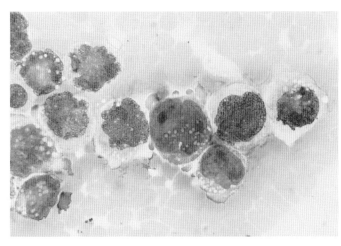

图 5-195 腺癌细胞,胞体中等大小,胞质量少,胞核偏大、不规则,与淋巴瘤细胞不易鉴别,需要结合流式细胞术及免疫组化染色进行确诊

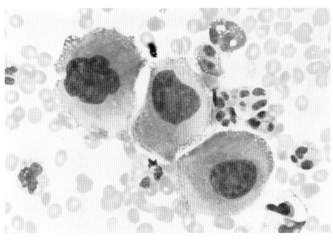

图 5-196 腺癌细胞,胞质丰富且厚重,有颗粒感,胞核不规则,核仁明显,与鳞癌细胞不易鉴别

6）染色质及核仁:肿瘤细胞的染色质厚重、致密;核仁大而明显(图 5-197~ 图 5-200),数目多个,也有成团的肿瘤细胞核仁不明显。

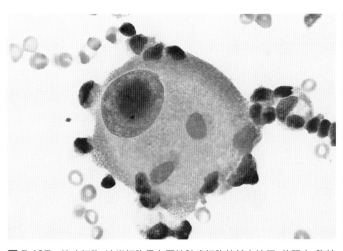

图 5-197 腺癌细胞,该类细胞具有恶性肿瘤细胞的基本特征:体积大、胞核大、核仁巨大且深染

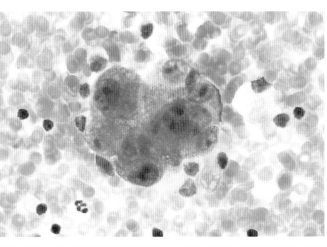

图 5-198 腺癌细胞,细胞排列、体积大小、胞质量及颜色与间皮细胞类似,但该类细胞核仁大而明显且深染,数目 1~3 个;来源于肺腺癌确诊病例

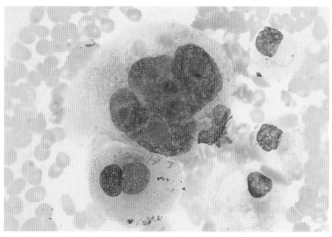

图 5-199 腺癌细胞,体积大,多个核,核仁大而明显,呈深蓝色

图 5-200 腺癌细胞,成团分布,胞质量少,胞核大,核质比高,核仁巨大且深染

以上是高分化腺癌细胞主要特点,阅片时要结合其他视野或整张涂片细胞进行综合分析,避免过度诊断。典型的高分化腺癌细胞可以通过细胞形态鉴别,但不典型的腺癌细胞(图 5-201~ 图 5-212)需要结合 ICC 结果及其他检查进一步明确,如 TTF-1、Napsin A、CK7 在肺腺癌中多呈阳性表达。

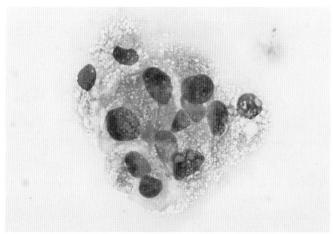

图 5-201 腺癌细胞,细胞体积较小,有退化现象,极容易漏诊,与周围正常间皮细胞相比较,该类细胞染色质更厚重、更细致

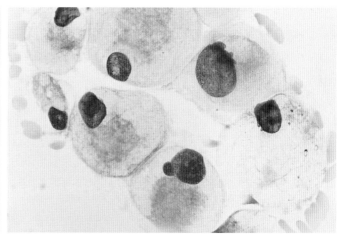

图 5-202 腺癌细胞,细胞胞体巨大,成堆或散在分布,胞质薄而透明是该类细胞最大的特点,可能与细胞退化有关;来源于肺腺癌确诊病例

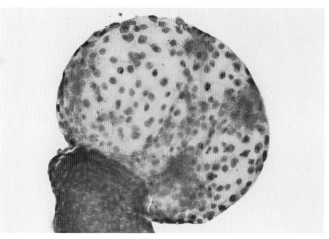

图 5-203 腺癌细胞,细胞体积较小,结构立体,呈"蘑菇样",细胞团外部轮廓光滑;来源于肺腺癌胸腔转移确诊病例(×400)

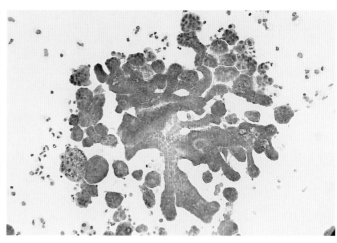

图 5-204 腺癌细胞,细胞呈团状、乳头状或鹿角样分布(×200)

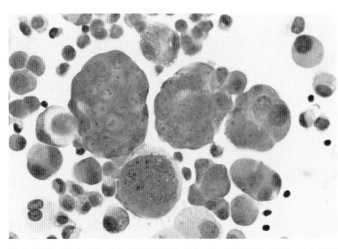

图 5-205 腺癌细胞,细胞异型性明显,既有成团排列的肿瘤细胞,又有体积巨大的和散在分布的肿瘤细胞(×400)

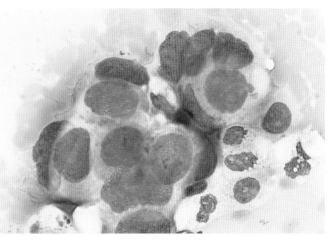

图 5-206 腺癌细胞,胞体积大,胞质量偏少,胞核大,核质比高,染色质细腻,核仁明显,与大细胞未分化癌细胞形态类似,仅从细胞形态特征无法确定肿瘤细胞类别;免疫组化支持腺癌

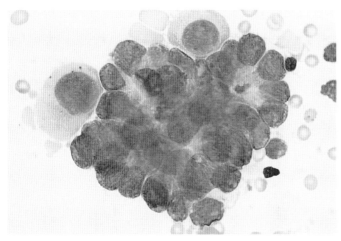

图 5-207 腺癌细胞,细胞成簇分布,边缘细胞仅剩细胞核,中心区域细胞排列紊乱,染色质致密,核仁明显

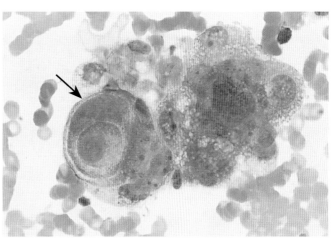

图 5-208 腺癌细胞,细胞多层嵌合(箭头所指),胞核大,染色质厚重,核仁明显

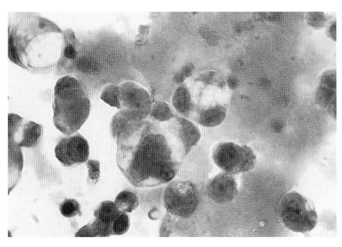

图 5-209 腺癌细胞,体积整体偏小,可见分泌泡,背景可见大量嗜酸性物质,可能与腺癌细胞异常分泌有关

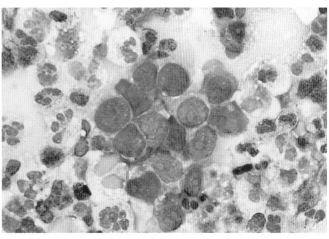

图 5-210 腺癌细胞,来源于化脓性积液,容易漏诊,肿瘤细胞成堆分布,胞质量偏少,核质比高,背景可见大量坏死的中性粒细胞

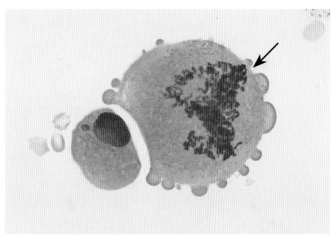

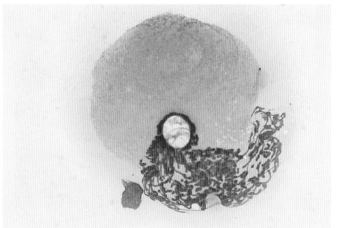

图 5-211 含多倍染色体的细胞,体积巨大,含数十条染色体;来源于肺腺癌确诊病例

图 5-212 含多倍染色体的细胞,染色体从细胞内脱出,受牵拉呈丝状

（2）低分化腺癌细胞:在胸腔积液中,除了一些分化好的腺癌细胞外,还可以见到一些中、低分化的肿瘤细胞（图 5-213~ 图 5-222),该类细胞散在、成团或成堆分布,低分化肿瘤细胞胞质量少或极少,胞核大,核质比明显增高,胞质

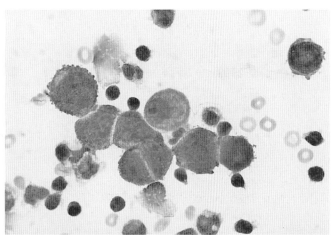

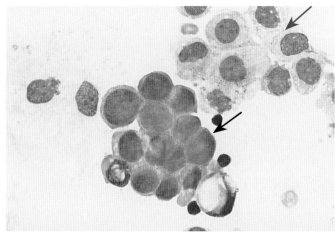

图 5-213 低分化腺癌细胞,成堆分布,胞质强嗜碱性,胞核大,核质比高,核仁明显,该类细胞与间皮瘤细胞、淋巴瘤细胞、肉瘤样癌细胞不易鉴别,需结合 ICC 进行确诊

图 5-214 低分化腺癌细胞（黑箭所指）,细胞边界不清,胞质量少,核质比明显增高;退化间皮细胞（红箭所指）,结构简单,胞核规整,染色质偏薄

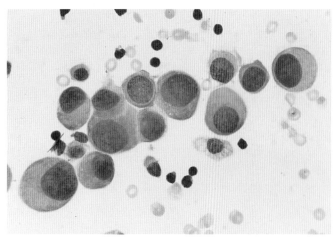

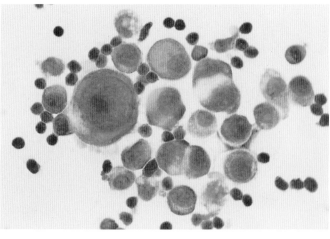

图 5-215 低分化腺癌细胞,胞体大小不等,散在分布,胞质丰富,呈深蓝色,染色质厚重

图 5-216 低分化腺癌细胞,细胞异型性明显,散在分布,胞质量少,强嗜碱性,胞核大,核质比高,核仁明显

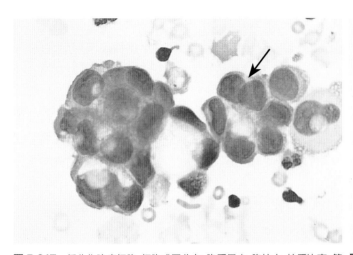

图 5-217 低分化腺癌细胞,细胞成团分布,胞质量少,胞核大,核质比高,箭头所指细胞呈腺腔样排列

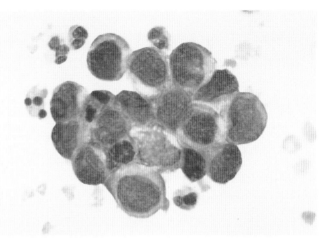

图 5-218 低分化腺癌细胞,细胞边界不清,胞质量少,强嗜碱性,胞核大,核质比明显增高,染色质厚重、致密,但核仁不明显

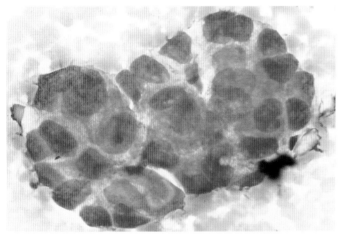

图 5-219 低分化腺癌细胞,成团分布,排列紧密,胞核不规则,染色质致密,仅从形态特征不好鉴别肿瘤细胞类别;免疫组化支持低分化腺癌

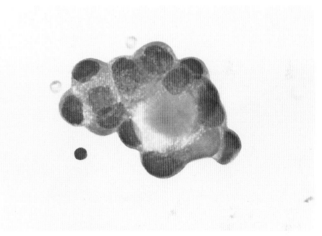

图 5-220 低分化腺癌细胞,细胞体积偏小,成团分布,胞质量少,其内可见少量脂质空泡,核质比高,细胞群中间可见嗜酸性物质

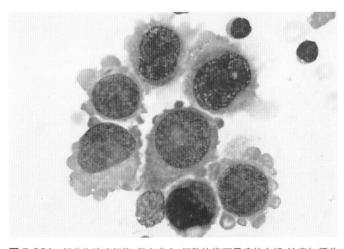

图 5-221 低分化腺癌细胞,散在分布,细胞边缘可见瘤状突起,注意与低分化鳞癌细胞进行区别

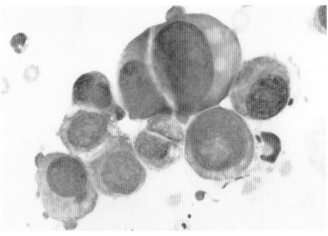

图 5-222 低分化腺癌细胞,胞体大小不等,特出特征:胞质量少,胞核大,核质比高

强嗜碱性,呈深蓝色,分泌泡或腺泡样结构少见,染色质细致,核仁明显。分化差的腺癌细胞容易转移和复发,所以准确识别该类细胞,对疾病的诊疗、预后判断有着重要的临床意义。

2. 肺鳞状细胞癌（pulmonary squamous cell carcinoma） 鳞状细胞癌简称鳞癌，多见于有鳞状上皮覆盖的部位，如皮肤、口腔、唇、食管及子宫颈等处。此外，有些部位如支气管、膀胱、肾盂等处虽无鳞状上皮覆盖，但可通过鳞状上皮化生而发展为鳞癌。浆膜腔积液中鳞状细胞癌少见，仅占 2%~3%。胸腔积液转移性鳞癌原发灶主要为肺癌和食管癌。

按照分化程度鳞癌细胞分为高分化癌、中分化癌、低分化癌及未分化癌；高分化鳞癌恶性程度相对较低；中 - 低分化的癌症恶性程度比较高，肿瘤生长、扩散和转移的速度比较快，治疗的效果比较差，平均生存时间比较短；未分化癌恶性程度最高。胸腔积液中的典型鳞癌细胞可以从细胞形态初步判断，不典型的细胞很难从细胞形态判断细胞的种类及分化程度，需要结合 ICC 结果进一步明确。

（1）高分化鳞癌细胞：细胞异型性明显，可以分为角化型和非角化型鳞状细胞癌。非角化型鳞状细胞癌最为常见，但细胞学诊断比较困难，细胞多散在分布，少数病例可见成团排列，细胞多呈圆形或不规则，胞核巨大、偏位，核仁明显（图 5-223~ 图 5-230）；鳞癌细胞形态多变，可见多核癌细胞（图 5-231~ 图 5-233）或出现成片、成团分布的癌细胞（图 5-234~ 图 5-236），这些癌细胞与反应性间皮细胞、间皮瘤细胞及腺癌细胞不易鉴别，需结合 ICC 结果及其他检查才能诊断。角化型鳞癌细胞在积液中极其罕见，癌细胞大小不一，形态多变，蝌蚪形、纤维状或不规则形（图 5-237~ 图 5-242）。常用的鳞癌免疫组化标志物有 P63、P40 等。

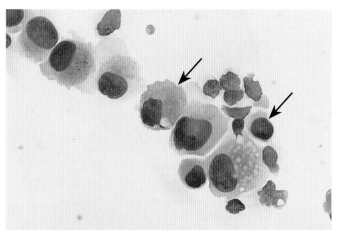

图 5-223 非角化型鳞癌细胞（箭头所指），散在分布，体积大小不一，胞质较薄，胞核大，明显偏位

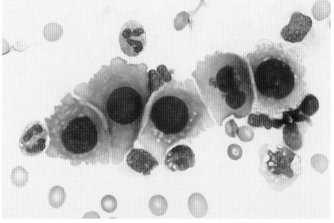

图 5-224 非角化型鳞癌细胞，胞体偏大，呈站队样排列，胞质相对腺癌细胞偏薄，无颗粒感，胞质着色偏红，胞核大、呈圆形，居中或偏位

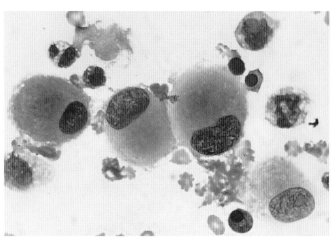

图 5-225 非角化型鳞癌细胞，细胞体积巨大，胞质丰富，胞核大，明显偏位，免疫组化支持鳞癌

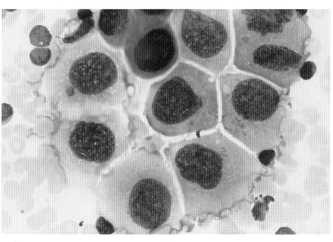

图 5-226 非角化型鳞癌细胞，胞体偏大，细胞间有清晰的边界，胞质量丰富，着色偏红，胞核巨大，染色质厚重

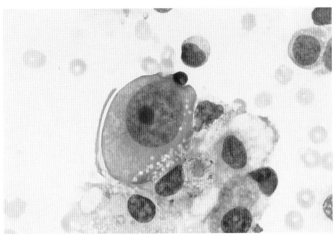

图 5-227 非角化型鳞癌细胞,胞体巨大,胞质丰富且偏薄,呈灰蓝色,胞核大、偏位,核仁大而明显

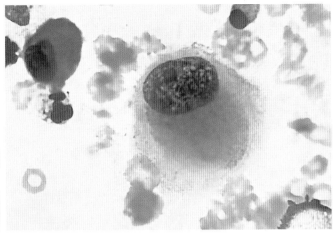

图 5-228 非角化型鳞癌细胞,胞体巨大,胞核大,核仁明显,具有肿瘤细胞特征

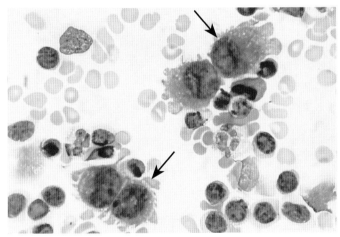

图 5-229 非角化型鳞癌细胞,胞体中等大小,散在分布,胞核大,明显偏位;注意在细胞边缘可见瘤状突起(箭头所指),该种形态在其他类肿瘤细胞也可以出现

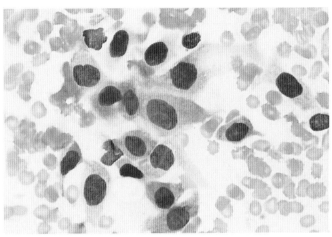

图 5-230 非角化型鳞癌细胞,细胞呈梭形或多边形,染色质厚重,核仁明显;免疫组化 TTF-1(−)、CK7(−)、NapsinA(−)、P63(+)、P40(+)符合鳞癌

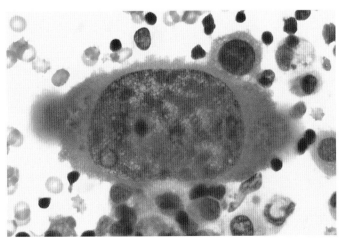

图 5-231 非角化型鳞癌细胞,胞体巨大,细胞两侧可见绒毛状突起,胞质厚重,胞核巨大,需要与腺癌细胞进行区别

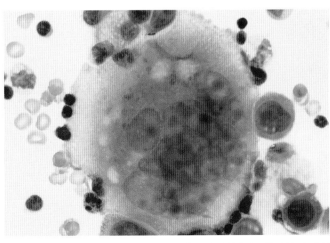

图 5-232 非角化型鳞癌细胞,胞质丰富,多个核,胞核大小不等,核仁大而明显,呈深蓝色

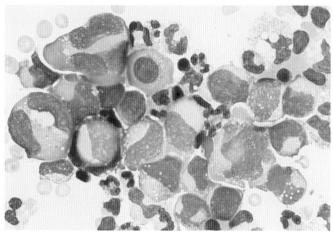

图 5-233 非角化型鳞癌细胞,大小不等,胞体不规则,胞核畸形;来源于食管鳞癌确诊病例

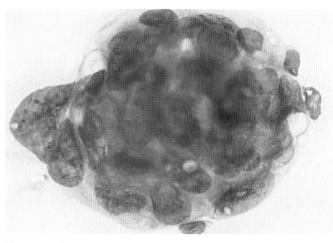

图 5-234 非角化型鳞癌细胞,形态不典型,细胞成团分布,排列紊乱,胞核大, 免疫组化 P63(+)、P40(+)、TTF-1(-)、CK7(-)、NapsinA(-)符合鳞癌

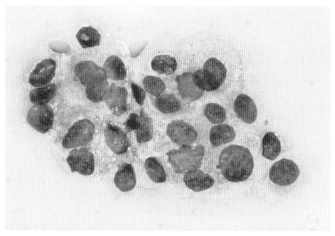

图 5-235 非角化型鳞癌细胞,胞体偏小,细胞成片分布,胞质着色较浅,胞核偏大,染色质厚重,核仁明显

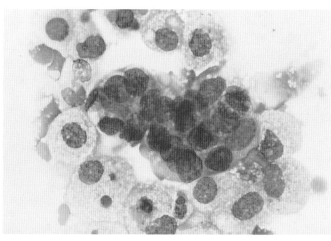

图 5-236 非角化型鳞癌细胞,成堆分布,细胞不典型,仅从形态特征很难鉴别,免疫组化符合鳞癌

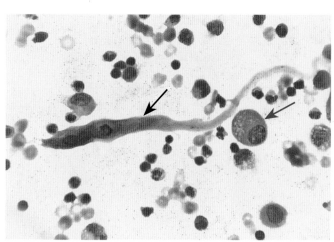

图 5-237 角化型鳞癌细胞(黑箭所指)胸腔转移,细胞呈纤维状;间皮细胞(红箭所指)

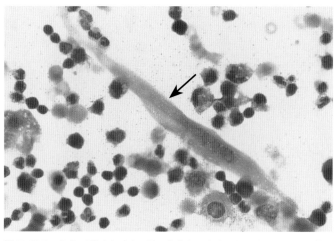

图 5-238 角化型鳞癌细胞(黑箭所指),细胞细长,胞核大,呈椭圆形,背景可见大量淋巴细胞

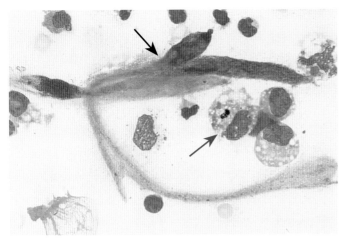

图 5-239 角化型鳞癌细胞(黑箭所指),细胞狭长,胞核结构清晰,背景可见大量巨噬细胞(红箭所指)及淋巴细胞

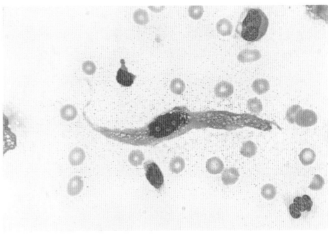

图 5-240 角化型鳞癌细胞,细胞数量较少,但形态比较典型,胞质内可见细小的脂质空泡(由于细胞退化所致)

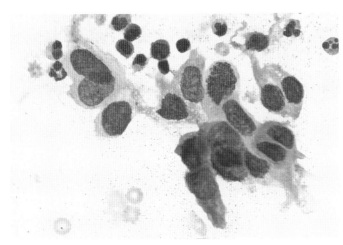

图 5-241 角化型鳞癌细胞,细胞体积偏大,呈梭形或不规则形,胞核大,偶见双核癌细胞,染色质致密,核仁明显

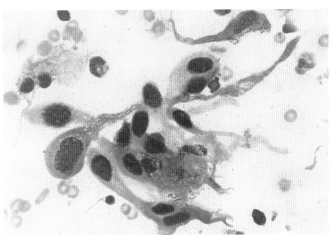

图 5-242 角化型鳞癌细胞,细胞数量较多,体积大小不等,成堆分布,形态各异,多呈蝌蚪状、纤维状或呈梭形

（2）中、低分化鳞癌细胞:恶性胸腔积液除了能见到高分化鳞癌细胞外,还可见一些中、低分化鳞癌细胞(图 5-243~ 图 5-246),中分化与低分化鳞癌细胞无明显界限,细胞成堆或散在分布,边界清楚,胞质量少,胞核大,细胞核居中,核质比明显增高,染色质厚重、致密,核仁明显。注意不典型鳞癌细胞可成团或成片分布,需要与其他肿瘤进行鉴别,必要时结合免疫组化结果。

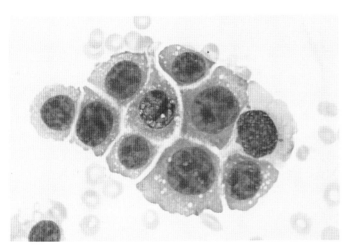

图 5-243 中 - 低分化鳞癌细胞,肺中下叶支气管鳞癌胸腔转移,细胞成堆分布,胞质量少,胞核大,核质比偏高

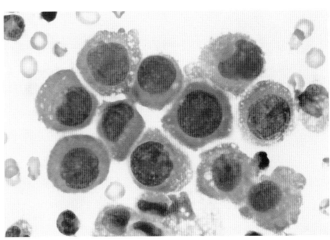

图 5-244 中 - 低分化鳞癌细胞,胞体圆形,胞质厚重,核质比偏高,胞核圆形,染色质厚重,核仁明显

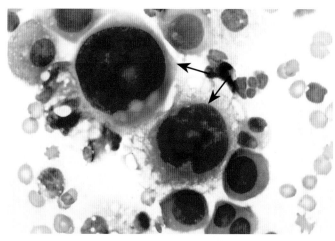

图 5-245　低分化鳞癌细胞,胞体巨大(箭头所指),胞核大,核质比明显增高

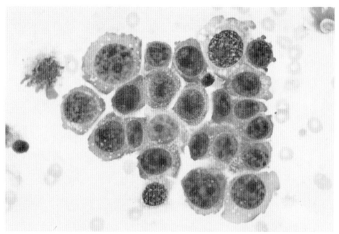

图 5-246　低分化鳞癌细胞,细胞中等大小,成堆分布,胞质强嗜碱性,胞核大,核质比高,免疫组化支持鳞癌

3. **小细胞癌(small cell carcinoma)**　恶性胸腔积液中的小细胞癌细胞多来源于肺部肿瘤细胞转移。细胞体积小,胞质量少或极少,染色质细腻是小细胞癌细胞的主要特点。与成熟淋巴细胞、淋巴瘤细胞、神经母细胞瘤、尤因肉瘤或 Wilms 肿瘤形态相似,需结合病史、免疫细胞化学检查进行明确。小细胞癌细胞形态学可以有以下特点:

(1)分布和排列:癌细胞成片或呈葡萄状排列(图 5-247、图 5-248),索状排列的小细胞癌细胞排列极其紧密(图 5-249),细胞相互重叠,可见嵌合现象(图 5-250)。

(2)胞体:胞体小是该类细胞主要特点,小细胞癌比淋巴细胞体积略大。

(3)胞质:胞质量少或极少,有的细胞呈裸核样,这也是小细胞癌主要的特点之一。胞质薄,呈淡蓝色,胞质内无颗粒、无分泌泡。

(4)胞核与核仁:胞核不规则,排列紧密,核质比极高,核染色质极其细腻(图 5-251~图 5-257);用推片方法制片或癌细胞发生退变时,癌细胞体积变大,无胞质,核染色质较薄,呈涂抹状(图 5-258)。小细胞癌细胞一般无核仁。

小细胞癌燕麦细胞型与淋巴细胞形态相似,淋巴细胞散在分布,胞核呈圆形,而小细胞癌成簇或成堆,有镶嵌现象。低分化鳞癌或腺癌细胞与中间细胞型小细胞癌不易区别,必要时结合免疫细胞化学结果,小细胞癌 TTF-1、CD56、Syn、CgA 多为阳性表达。

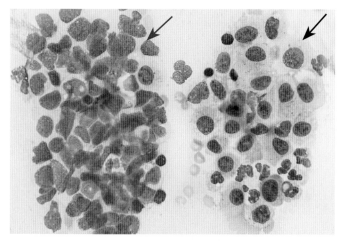

图 5-247　小细胞癌细胞(红箭所指),免疫组化 TTF-1(+)、CD56(+)、Syn(+)、CgA(+)、NapsinA(-)、Ki67(热点区 80%+);间皮细胞(黑箭所指)

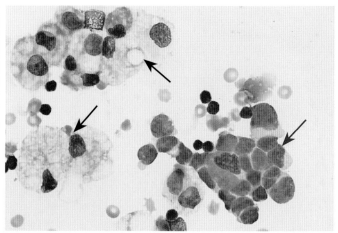

图 5-248　小细胞癌细胞(红箭所指),该类细胞体积较小,成片分布,胞质极少,染色质细腻,无核仁;退化间皮细胞(黑箭所指),胞质丰富,呈泡沫样,染色质颗粒状

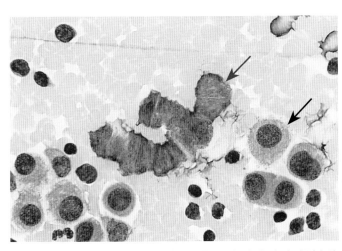

图 5-249 小细胞癌细胞(红箭所指),细胞排列紧密,胞质量极少;间皮细胞(黑箭所指)

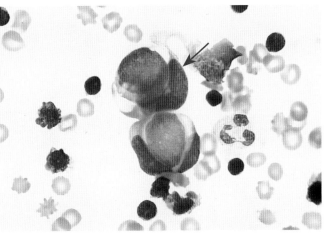

图 5-250 小细胞癌细胞(箭头所指),细胞成镶嵌状,胞质量少,胞核大,核质比极高,染色质细腻,无核仁

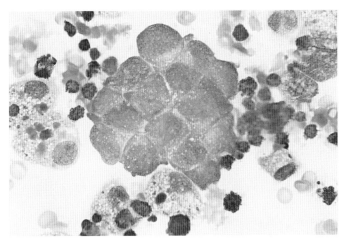

图 5-251 小细胞癌细胞,成片分布,细胞融合,边界不清,无核仁,与神经母细胞瘤、肉瘤细胞形态相似,需结合病史及免疫组化进一步确诊

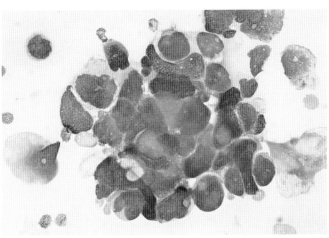

图 5-252 小细胞癌细胞,细胞常成堆分布,推片可使细胞呈涂抹状,部分细胞仅剩裸核,这也是小细胞癌细胞的特点之一

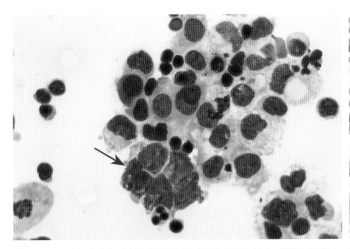

图 5-253 小细胞癌细胞(箭头所指),该病例肿瘤细胞极少,所以在阅片时,注意要全片浏览,结合小细胞癌特征,综合分析

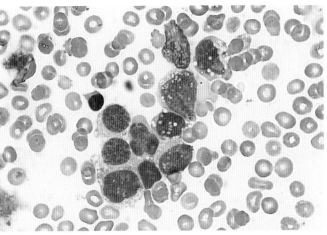

图 5-254 小细胞癌细胞,该类细胞与淋巴瘤细胞十分相似,而且胞质内可见脂质空泡,染色质细致,无核仁,影像学提示肺部占位性病变,免疫组化符合小细胞癌

167

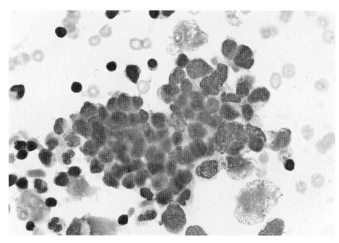

图 5-255 小细胞癌细胞,体积较小,细胞成片或成堆分布,仅比周围淋巴细胞略大一些,但该类细胞相互融合,胞质量极少,背景可见大量小淋巴细胞

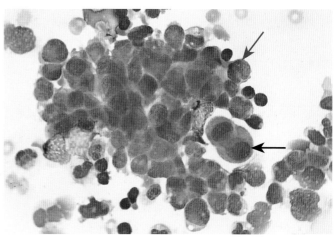

图 5-256 小细胞癌细胞(红箭所指),细胞成堆,数量明显增多,间皮细胞(黑箭所指)少量,可以从细胞排列、胞质量、核形及核质比、染色质疏松程度、有无核仁等方面进行对比分析

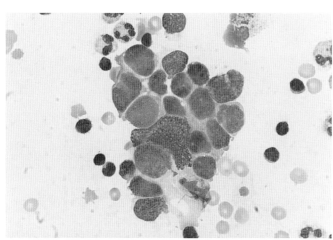

图 5-257 小细胞癌细胞,成片分布,胞质量少,染色质细腻,无核仁

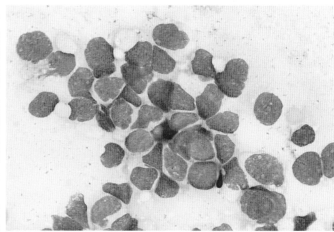

图 5-258 小细胞癌细胞,使用推片方法进行制片,在片尾可见大量不完整细胞,呈裸核样,类似涂抹细胞,在其他视野可见完整的、典型的癌细胞

4. 大细胞癌(large cell carcinoma) 大细胞癌为未分化非小细胞癌,肿瘤细胞未出现明显分化表型的恶性上皮性肿瘤,恶性程度高,生长快,早期即可发生浸润和转移,对放疗和化疗均较敏感,但预后较差。大细胞癌细胞胸腔转移比较少见,仅从细胞形态特征很难诊断。

大细胞癌细胞形态特征:不同病例肿瘤细胞大小差异性较大(图 5-259、图 5-260),涂片中的癌细胞散在或成堆、成片分布(图 5-261~ 图 5-263),胞体不规则,胞质量少或中等,瑞 - 吉染色呈深蓝色,胞核一个或多个(图 5-264),染色质厚重,核仁明显。

大细胞癌细胞与肉瘤细胞、肉瘤样癌细胞、生殖细胞瘤细胞及淋巴瘤细胞形态相似。形态学上必须先排除鳞状细胞癌、腺癌和小细胞癌。ICC/IHC 分析及黏液染色不支持鳞样及腺样分化,大细胞癌细胞细胞表达 CK,但不表达 mucin,肺腺癌免疫标志物(TTF-1、Napsin A)和鳞癌标志物(P40、P63、CK5/6)及黏液染色均为阴性。

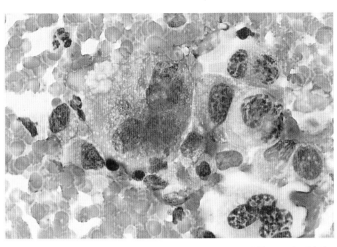

图 5-259 大细胞癌细胞,细胞体积大小不等,胞质强嗜碱性,可见脂质空泡,胞核一个或多个

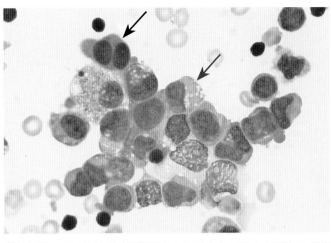

图 5-260 大细胞癌细胞(红箭所指),成片分布,胞质量少,核质比高,胞核不规则,染色质细颗粒状,核仁明显;双核间皮细胞(黑箭所指)

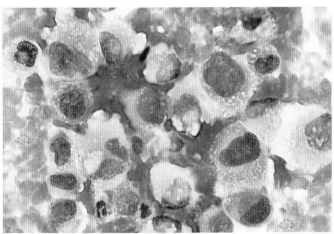

图 5-261 大细胞癌细胞,细胞散在分布,胞体大小不一,胞质量稍多,胞核不规则,染色质厚重,核仁明显,与淋巴瘤细胞不易鉴别

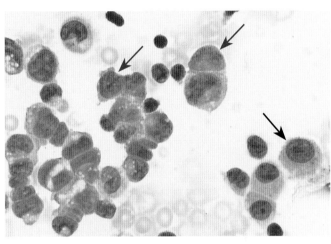

图 5-262 大细胞癌细胞(红箭所指),体积偏小,成片或散在分布,胞质量少,核质比高,胞核畸形;间皮细胞(黑箭所指),胞质丰富,胞核圆形,核膜光滑

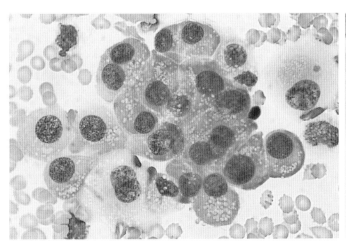

图 5-263 大细胞癌细胞,与反应性间皮细胞、间皮瘤细胞及肉瘤样癌细胞形态相似,ICC 结果 CK(+)、TTF-1(-)、Napsin A(-)、P40(-)、P63(-)、CK5/6(-)、CK20(-)、Syn(-)、CgA(-) 符合大细胞癌

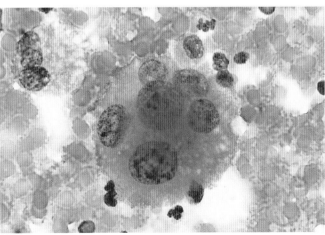

图 5-264 大细胞癌细胞,胞体巨大,胞质丰富,强嗜碱性,多个核,染色质颗粒状,核仁明显,ICC 结果符合大细胞癌

5. 恶性黑色素瘤（malignant melanoma） 恶性黑色素瘤起源于皮肤，晚期可以引起浆膜腔积液，并且在积液可以发现黑色素瘤细胞，少数病例积液中出现转移性黑色素瘤细胞，但无明确的原发灶。黑色素瘤细胞在浆膜腔积液中常散在分布，偶见成团细胞，细胞体积大小不一，部分细胞胞体巨大，胞质内可见数量不等的黑色素颗粒，胞核巨大，核仁大而明显（图 5-265~ 图 5-273）。部分瘤细胞内无任何的黑色素颗粒，称为无颗粒型黑色素瘤细胞（图 5-274）。

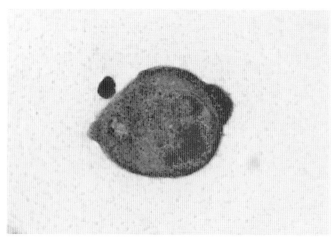

图 5-265 黑色素瘤细胞，胞体巨大，胞核大，核仁明显，细胞内可见黑色素颗粒

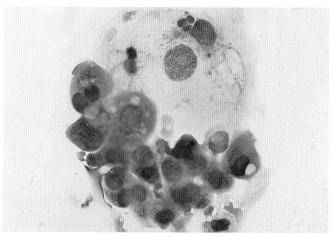

图 5-267 黑色素瘤细胞，胞体大小不等，成团分布，胞质内可见黑褐色素颗粒

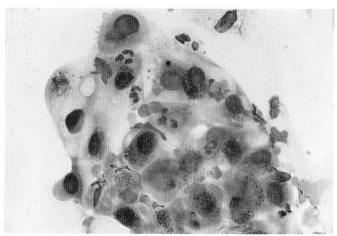

图 5-268 黑色素瘤细胞，异型性明显，细胞排列紊乱，胞质内可见少量色素颗粒

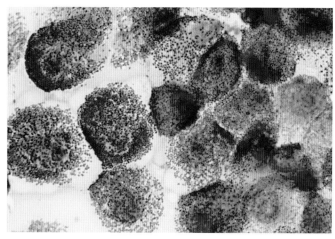

图 5-269 黑色素瘤细胞，细胞数量明显增多，胞质内可见大量的黑色素颗粒

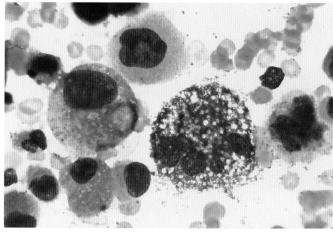

图 5-270 黑色素瘤细胞，细胞异型性明显，大部分细胞内可见色素颗粒，当色素颗粒较多时积液可呈黑褐色或棕褐色

图 5-266 黑色素瘤细胞，胞体不完整，胞质内可见大量黑色素颗粒

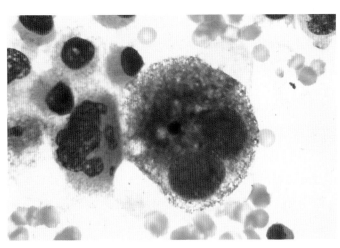

图 5-271 黑色素瘤细胞,形态典型,细胞异型性明显,胞质内可见大量黑色素颗粒,免疫组化 HMB45(+),Melan-A(+),S-100(+)支持恶性黑色素瘤

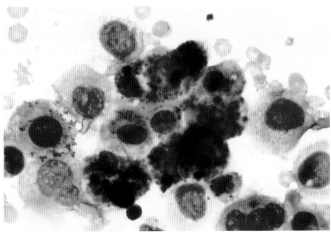

图 5-272 黑色素瘤细胞,胞质内可见大量粗大的黑色素粒状,需要与含铁血黄素细胞进行区别

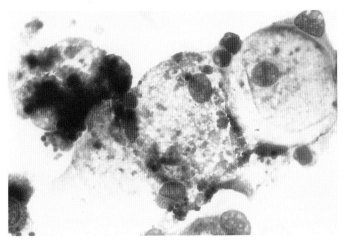

图 5-273 黑色素瘤细胞,体积巨大,胞核较小,细胞内可见大量黑色素颗粒,颗粒大小不等,数量多少不一

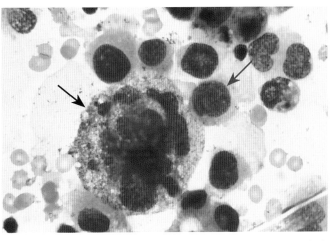

图 5-274 黑色素瘤细胞,颗粒型(黑箭所指),细胞体积巨大,多个核,细胞内可见大量黑色素颗粒;无颗粒型(红箭所指),细胞体积偏大,胞核大,核质比高,染色质厚重,但胞质内无黑色素颗粒

　　胸腔积液中黑色素瘤细胞与尘细胞不易鉴别,可根据表 5-4 从细胞学角度分析。免疫组化染色对黑色素瘤的诊断很有帮助,S-100 蛋白是黑色素瘤细胞最敏感的标志物,特异性不如 HMB45,但 HMB45 灵敏度比较低,黑色素瘤细胞标志物三联染色(HMB45、MART-1、Tyrosinase)灵敏度更高。

表 5-4　胸腔积液中的黑色素瘤细胞与尘细胞鉴别要点

	黑色素瘤细胞	尘细胞
积液中的细胞数量	大量	无或偶见
排列	成堆、成团或散在	散在
胞体	细胞异型性明显,胞体巨大	细胞异型性较小,胞体偏小
胞质内的颗粒	数量多,黑色或黑褐色	数量少,颗粒粗大,褐色或棕褐色
胞核	巨大	较小
核仁	大而明显	无核仁
S-100 蛋白、HMB45	阳性	阴性

6. **白血病细胞胸腔浸润** 急性和慢性白血病细胞均可侵及胸膜，其中以急性髓系白血病细胞侵及胸膜最为常见（图 5-275~ 图 5-279）。胸腔积液中白血病细胞与淋巴瘤细胞形态相似（图 5-281、图 5-282），散在分布，胞体不规则，胞质嗜碱性，颜色偏深，胞质内常见嗜天青颗粒或脂质空泡，胞核不规则，染色质致密，核仁明显，部分髓系白血病细胞可见 Auer 小体（图 5-280）。

白血病细胞与分化低的腺癌细胞、肉瘤细胞、淋巴瘤细胞及生殖细胞瘤细胞不易鉴别。细胞在积液中存积时间较长，可发生不同程度的退变（图 5-283、图 5-284），使得细胞不好鉴别，胸腔积液发现原始 / 幼稚细胞，患者常有白血病病史。此外，免疫组化染色及流式细胞术有助于细胞的鉴别。

7. **骨髓瘤细胞（myeloma cell）** 多发性骨髓瘤偶尔可侵及浆膜腔，多见于胸膜腔，可出现恶性积液。涂片可见大量骨髓瘤细胞（图 5-285~ 图 5-288），胞体略大，单个散在分布，胞质丰富，灰蓝色，可见核周晕，胞核圆形或不规则，核偏位，可见多核瘤细胞。免疫组化染色浆细胞标志 CD38 和 CD138 阳性，细胞角质蛋白阴性，Κ 或 λ 轻链阳性。

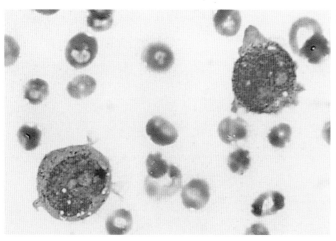

图 5-275 原始细胞，急性髓系白血病（AML-M2）细胞胸腔浸润，该类细胞胞体 20~25μm，胞质灰蓝色，可见少量嗜天青颗粒，胞核大、核质高，染色质细致，核仁大而明显

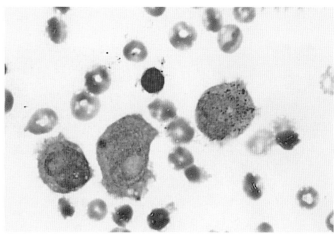

图 5-276 原始 / 幼稚细胞，AML-M2 细胞胸腔浸润，与骨髓中的原始 / 幼稚细胞相比，胸水中的幼稚细胞颗粒增多，与肿瘤细胞相比，原始细胞的核仁为灰白色，而肿瘤细胞的核仁多为深蓝色

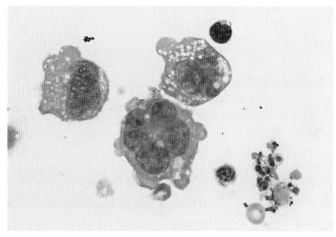

图 5-277 原始细胞，急性单核细胞白血病（M5）病史，白血病细胞胸腔浸润，有核细胞明显增多，该类细胞体积巨大，胞质深蓝色、泡沫样，胞核巨大、畸形，染色质致密，细颗粒状，核仁大而明显

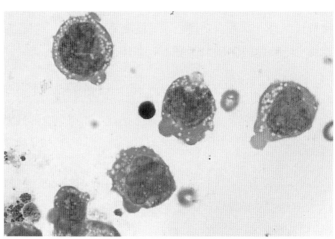

图 5-278 原始细胞，可见脂质空泡，该类细胞与淋巴瘤细胞形态相似，淋巴瘤细胞胞质多为均质的深蓝色，而该类细胞胞质呈泡沫样的灰蓝色，免疫组化染色可进一步明确

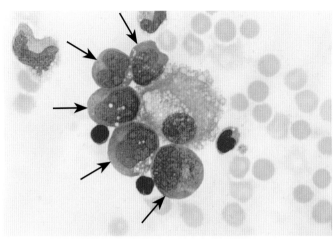

图 5-279　原始／幼稚细胞（箭头所指）胸腔浸润；来源于慢粒急变期（赵舒祺提供）

图 5-280　原始单核细胞，白血病细胞胸腔浸润，细胞数量极度增多，可见Auer 小体（箭头所指），染色质细致，核仁明显

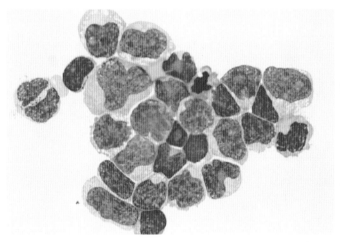

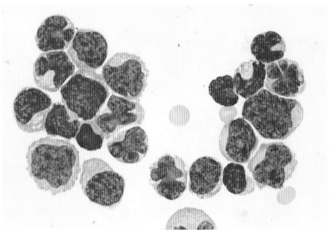

图 5-281　原始／幼稚淋巴细胞，胞质量少且着色较浅，胞核畸形，染色质厚重，核仁明显

图 5-282　原始／幼稚淋巴细胞；来源于 B 淋巴细胞白血病胸腔浸润

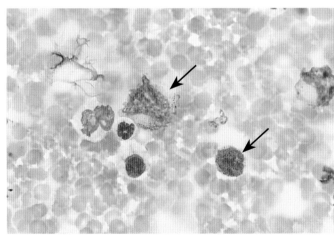

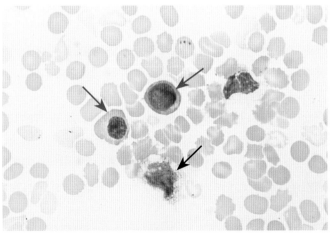

图 5-283　幼稚粒细胞（箭头所指），骨髓增生异常综合征（MDS）病史，与骨髓中幼稚粒细胞形态相似，胞体大小不等，胞质内可见细小的粉红色中性颗粒。该类细胞过氧化物酶染色（POX）阳性

图 5-284　幼稚粒细胞（黑箭所指）细胞形态多不规则，可以通过胞质内的颗粒及染色质进行鉴别；幼红细胞（红箭所指）与骨髓中的幼红细胞形态相似

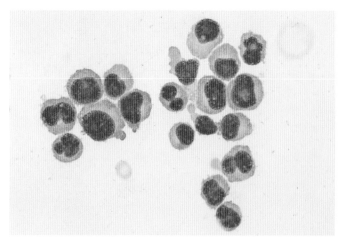

图 5-285 骨髓瘤细胞,患者有 MM 病史,胸腔积液细胞种类单一,均为骨髓瘤细胞

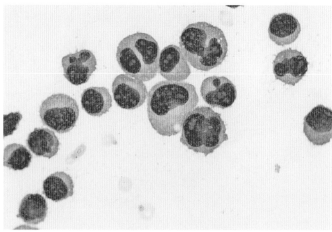

图 5-286 骨髓瘤细胞,来源于确诊的 MM 患者胸水标本,细胞数量极度增多,胞质灰蓝色,胞核偏大,可见核周淡染区

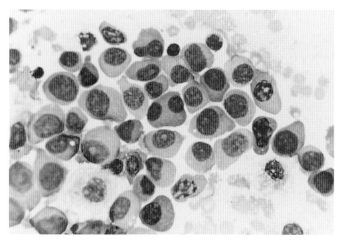

图 5-287 骨髓瘤细胞,患者左侧胸腔积液,诊断多发性骨髓瘤8月,胸闷气急5天(孙冬梅提供)

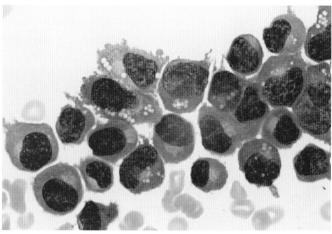

图 5-288 骨髓瘤细胞,细胞散在分布,胞体大小不等,胞质丰富,灰蓝色,胞核偏位,可见核周淡染区

    8. 肉瘤(sarcoma) 是由实体间叶组织及其衍生物(包括纤维结缔组织、脂肪、肌肉、脉管、骨、软骨组织等)发生的恶性肿瘤,多发生于皮肤、皮下、骨膜及长骨的两端。原发性的浆膜肉瘤如滑膜肉瘤、平滑肌肉瘤、血管肉瘤和恶性纤维瘤等病例罕见。骨肉瘤以青年人为多,好发于四肢长骨之两端,尤以股骨下端、胫骨上端及肱骨上端最多见。骨肉瘤发展迅速,病程短,开始在皮质内生长,可逐渐向骨髓腔发展,有时向外突破骨膜,侵入周围软组织,易引起病理性骨折,早期即可发生血行转移。

    肉瘤累及浆膜时多为疾病晚期,一般有明确的病史和原发部位。若累积胸膜时,胸腔积液中可见大量瘤细胞(图 5-289~ 图 5-300),该类细胞体积大小不一,胞质量少或丰富,呈深蓝色,胞质内常见脂质空泡,胞核较大,染色质细颗粒状,质地厚重,核仁大而明显。不同种类的肉瘤,细胞形态有明显的差异,平滑肌肉瘤、滑膜肉瘤及恶性神经鞘膜瘤细胞多呈梭形;尤因肉瘤、胚胎性横纹肌肉瘤及骨骼肌肉瘤细胞胞体小而圆;上皮样血管肉瘤和上皮样肉瘤细胞呈上皮样。

    肉瘤细胞可以没有特别明显的组织学的分化,肉瘤细胞与白血病细胞、淋巴瘤细胞、恶性间皮瘤、恶性黑色素瘤以及肉瘤样癌细胞不易区分,若有已知的原发病灶,通过免疫组织化学染色,与原发肿瘤细胞形态学的比较有助于确诊。

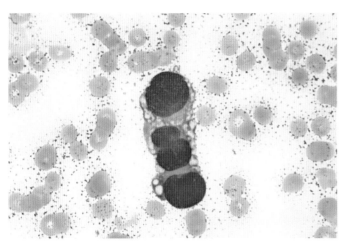

图 5-289 横纹肌肉瘤细胞,分为胚胎性、腺泡性及多形性,以胚胎性最为常见,约 90% 的胚胎性横纹肌肉瘤发生于婴儿及小于 5 岁的儿童,临床表现一般为阴道肿物

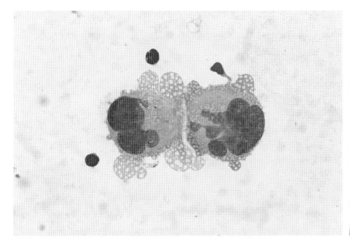

图 5-291 横纹肌肉瘤细胞,胞质丰富,胞核巨大、畸形,核仁明显

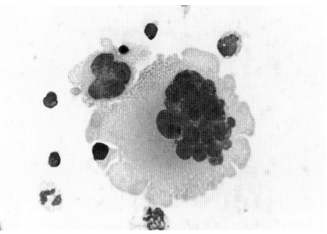

图 5-290 横纹肌肉瘤细胞,胞体偏大,胞质厚重,脂质空泡常见,Myogenin 与 Myo-D1 主要用于横纹肌肉瘤的诊断

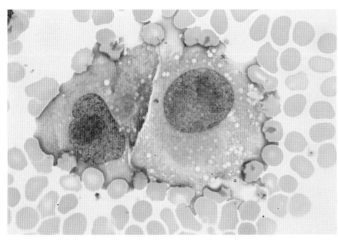

图 5-293 横纹肌肉瘤细胞,胞体巨大,胞质丰富,强嗜碱性,可见脂质空泡,胞核大,核仁明显

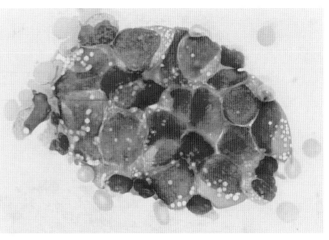

图 5-292 横纹肌肉瘤细胞,胞体巨大,胞质丰富且厚重,多个核,胞核较小、排列紧密

图 5-294 尤因肉瘤细胞胸腔转移,细胞成堆分布,胞质深蓝色,可见脂质空泡,胞核大,核质比高,染色质细腻(白云提供)

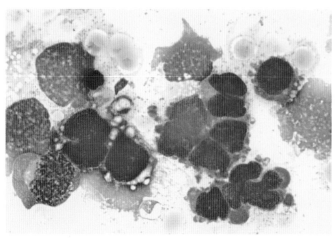

图 5-295　卡波西肉瘤（Kaposi sarcoma）细胞，胞体大小不等，成堆分布，细胞边界不清，胞质量少，强嗜碱性，胞核大、畸形，核质比明显增高，注意与淋巴瘤细胞进行区别

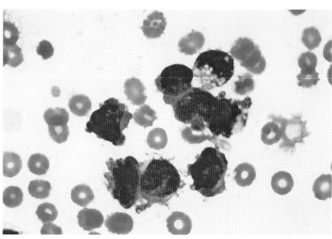

图 5-296　卡波西肉瘤细胞，细胞散在分布，胞体不规则，胞质量少，呈强嗜碱性

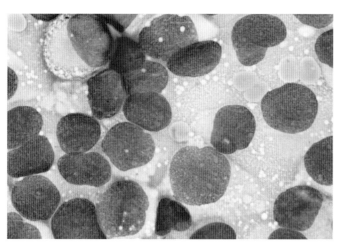

图 5-297　腺泡性横纹肌肉瘤细胞，恶性程度比较高，多见于青少年或青年，免疫组化 Desmin 阳性、Myoglobin 与 Myo-D1 阳性（强弱不等）；可有特征性易位 t（2；13）和 t（1；13）

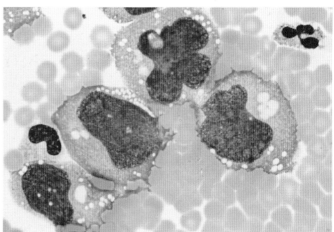

图 5-298　原始单核髓系肉瘤细胞，主要细胞构成成分为原始单核细胞，形态与骨髓中的原始单核细胞相似，胞核不规则，染色质细颗粒状，核仁大而明显

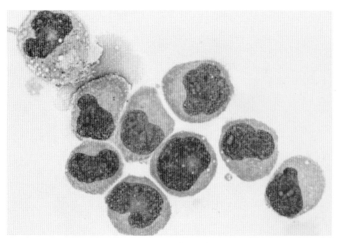

图 5-299　髓系肉瘤（myeloid sarcoma，MS）细胞，是由髓系原始细胞或未成熟髓系细胞在髓外增生和浸润所形成的局限性肿瘤，积液中的细胞与骨髓中的原始细胞形态相似

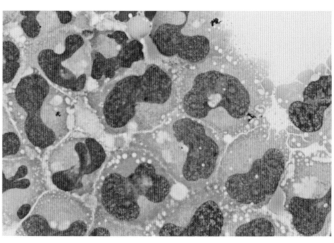

图 5-300　髓系肉瘤细胞，多见于儿童及青年人，且男性发生率多于女性，常表现为不同组织或器官的单个肿块，或出现多发结节，临床表现与发病部位相关

9. **肉瘤样癌（sarcomatoid Carcinomas）** 2021 版 WHO 肺肿瘤分类将肉瘤样癌分为多形性癌（pleomorphic carcinoma）、肺母细胞瘤（pulmonary blastoma）及癌肉瘤（carcinosarcoma）。肉瘤样癌是一种单克隆起源的侵袭性强的恶性上皮肿瘤，是一组分化差的含有由肉瘤或肉瘤样分化的非小细胞癌肉瘤样癌细胞。原发灶可发生于甲状腺、肺、肝、胰腺、肾、皮肤、骨骼等部位，肉瘤样癌细胞也可出现胸膜转移，出现不规则的胸膜增厚、均质结节、胸腔积液等，但无特异性。

转移至胸腔积液中肉瘤样癌细胞散在分布（图 5-301）或呈腺腔样排列（图 5-302、图 5-303），胞质量少，呈灰蓝色，胞质内可见脂质空泡，胞核大，核质比高，可见多核癌细胞（图 5-304、图 5-305）；染色质细颗粒状，核仁大而明显；核分裂象易见（图 5-306）。

肉瘤样癌细胞与腺癌细胞、淋巴瘤细胞、恶性间皮瘤细胞及白血病细胞形态不易鉴别，仅从形态只能判断为肿瘤细胞，进一步明确需要结合病史及免疫组化。常用的免疫组织化学指标有 TTF-1、CK、P53、EMA 及 Vimentin 等，阳性表达有助于肉瘤样癌的诊断，但 CK、EMA 阴性不能排除诊断。

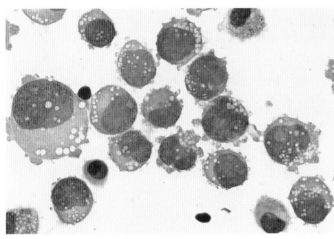

图 5-301 肉瘤样癌细胞，肺癌胸腔转移，与淋巴瘤或白血病细胞不易区分，免疫组化结果 TTF-1（＋）、Napsin A（－）、CK7（－）、P40（－）、Ki-VIM（＋）、LCA（－）、PCK（散＋）、PD-L1（22c3）-Neg（－），倾向肉瘤样癌

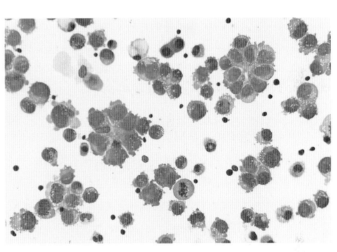

图 5-302 肉瘤样癌细胞，细胞散在、成片或呈腺腔样排列，胞质量少，呈灰蓝色，胞质内可见脂质空泡，胞核大，核质比高，染色质细颗粒状，核仁大而明显，需结合免疫组化确诊（×200）

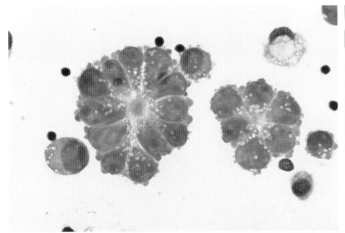

图 5-303 肉瘤样癌细胞，呈腺腔样排列，中心区域可见嗜酸性物质。从细胞排列看，可除外淋巴瘤细胞及白血病细胞；腺腔样排列的细胞需结合免疫组化结果排除腺癌细胞

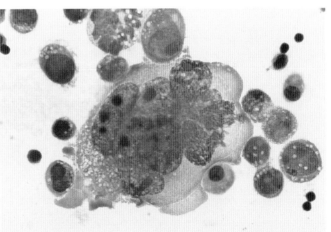

图 5-304 肉瘤样癌细胞，来源于肺癌确诊病例，免疫组化支持肉瘤样癌细胞，除散在分布的肿瘤细胞外，偶见体积巨大、多核、核仁明显的肿瘤细胞，仅从形态学角度分析，与其他肿瘤细胞不易鉴别

177

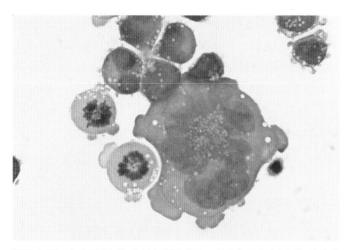
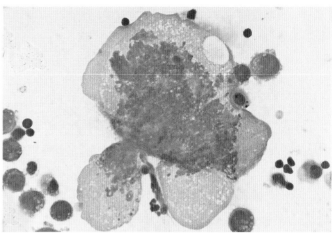

图 5-305 肉瘤样癌细胞,细胞异型性明显,可见胞体巨大的癌细胞,胞核多个,核仁大而明显

图 5-306 含多倍染色体的肉瘤样癌细胞,体积巨大,细胞出现退化,背景可见大量癌细胞

目前比较公认的诊断标准为:①组织病理活检发现神经节细胞、神经细胞;②多部位骨髓穿刺获得确切的免疫细胞学阳性或瘤体细胞学阳性的细胞簇。再结合 1 种或 2 种以上尿液或血液样本儿茶酚胺及其代谢产物表达升高则基本可以确诊。用于神经母细胞瘤早期诊断的基因与分子生物学指标有 N-MYC 基因扩增倍数、DNA 倍性、染色体选择性缺失等,中华小儿外科学肿瘤学组与中国小儿抗癌协会在《儿童神经母细胞瘤诊断与治疗专家共识》中将这 3 项检测纳入治疗前的主要检查,其中 N-MYC 基因扩增倍数、DNA 倍性被认为是儿童神经母细胞瘤的必查项目。

神经母细胞瘤可以出现胸腔转移,在胸腔积液中的瘤细胞(图 5-307~ 图 5-314)常成片分布,细胞融合,边界不清,胞质量极少,呈灰蓝色,部分病例胞质内可见脂质空泡,胞核大,核质比极高,染色质厚重、呈颗粒状。神经母细胞瘤细胞与肉瘤细胞、淋巴瘤细胞、低分化肿瘤细胞不易区别,可结合患者年龄、临床症状及其他检查综合分析,特异的免疫组化有助于鉴别,瘤细胞一般表达 NSE、Syn、CgA,但 CD99 常阴性。

10. 神经母细胞瘤(neuroblastoma,NB) 神经母细胞瘤是婴幼儿时期最常见的恶性颅外实体肿瘤,占儿童恶性肿瘤发病率的 6%~10%,其所导致的病死率占儿童恶性肿瘤的 15%。由于起病隐匿、恶性程度高、病情进展迅速、早期就容易发生远处转移等,这使得大部分患儿确诊时已属于高危,发生远处转移的神经母细胞瘤预后差且病情进展迅速,治疗难度极高。初诊的首发症状不典型,可以有发热、疲乏、食欲减退、面色苍白以及关节疼痛等。预后差别大,根据高危因素的不同,神经母细胞瘤可以分为低危组、中危组和高危组。对于低危组神经母细胞瘤患者(最常见于婴幼儿),手术治疗往往可以取得很好的效果;但是高危组神经母细胞瘤患者,即使综合各种强化的治疗方案,预后仍然不理想。

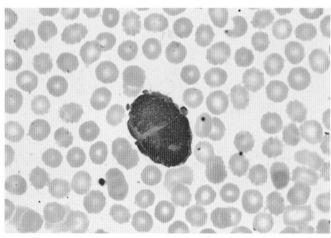
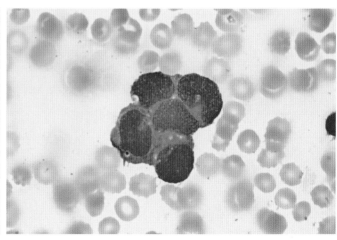

图 5-307 神经母细胞瘤细胞,胞体中等大小,胞质量少,呈深蓝色,核质比极高,胞核大,染色质呈粗颗粒状,核仁明显

图 5-308 神经母细胞瘤细胞,细胞边界不清,胞质量少,核质比极高,染色质颗粒状,注意与小细胞癌细胞区别,后者染色质细腻

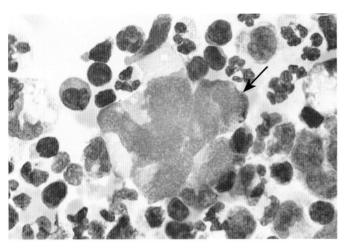

图 5-309　神经母细胞瘤细胞（箭头所指），胞体巨大，多个核，染色质细颗粒状，核仁明显，呈灰白色

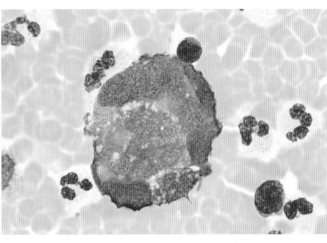

图 5-310　神经母细胞瘤细胞，成片分布，细胞相互融合，胞质量极少，染色质颗粒状

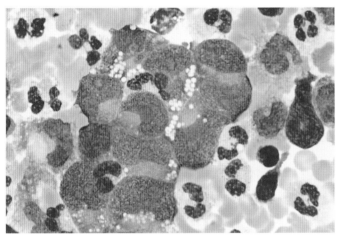

图 5-311　神经母细胞瘤细胞，成片分布，细胞边界不清，胞质量少，可见少量脂质空泡，染色质颗粒状，核仁大而明显，与肉瘤及肉瘤样癌细胞不易鉴别

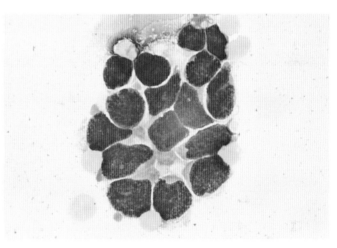

图 5-312　神经母细胞瘤细胞，成堆分布，胞质量极少，核质比极高，与淋巴细胞、淋巴瘤细胞、肉瘤细胞不易区分

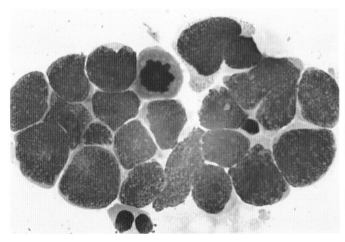

图 5-313　神经母细胞瘤细胞，胞质量极少，胞核大，核质比高，染色质厚重、致密

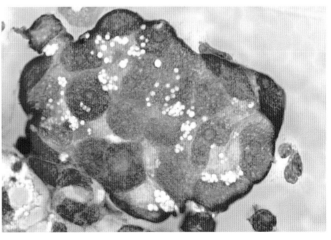

图 5-314　神经母细胞瘤细胞，成团分布，胞质强嗜碱性，可见脂质空泡，胞核不规则，染色质细颗粒状，核仁明显

179

11. 生殖细胞瘤(germinoma) 生殖细胞肿瘤较少累及浆膜腔,但年轻患者的积液涂片中见到大而多形的肿瘤细胞时,应排除生殖细胞瘤的可能。

生殖细胞瘤细胞单个散在或聚集成堆分布,胞体差异性较大,部分细胞胞体巨大(图5-315);胞质量少,瑞-吉染色呈深蓝色(图5-316);胞核大、不规则,可见多核瘤细胞(图5-317);核质比极高,染色质厚重、致密,核仁明显(图5-318)。确诊需结合病史及免疫组化结果。

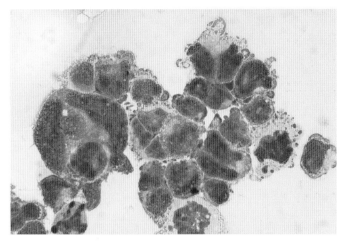

图5-315 生殖细胞瘤细胞,细胞异型性明显,突出特征:胞体不规则、胞质量极少、核质比高,染色质致密,核仁明显

图5-316 生殖细胞瘤细胞,细胞聚集成堆,与淋巴瘤细胞、肉瘤样癌细胞等不易鉴别

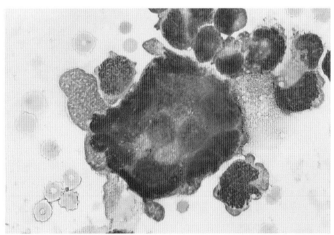
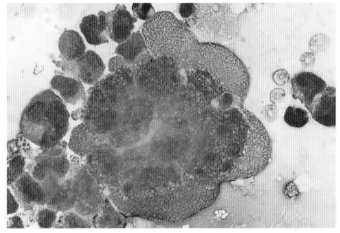

图5-317 生殖细胞瘤细胞,胞体巨大,胞质量少,多个核,胞核不规则,染色质厚重,核仁明显

图5-318 生殖细胞瘤细胞,胞体巨大,细胞有些退化,胞质泡沫样,染色质变得疏松

生殖细胞瘤细胞需要与低分化肿瘤细胞、淋巴瘤细胞、恶性黑色素瘤细胞及肉瘤样细胞进行鉴别。生殖细胞瘤细胞PAS(+)、胎盘碱性磷酸酶HPAP(+)、CK(-)。

(三)淋巴瘤细胞(lymphoma cells)

胸腔积液淋巴瘤细胞种类丰富,形态多变。淋巴瘤可以由浆膜原发,也可由其他部位或血液系统淋巴瘤细胞浸润,细胞学可以诊断淋巴瘤,但不能准确分型和明确来源,需结合病史、影像学检查及免疫表型分析进行分型和定位。相对其他染色法,瑞-吉染色在鉴别淋巴瘤有一定的优势,染色后的细胞结构清晰,易于鉴别。

1. 原发性积液淋巴瘤(primary effusion lymphoma) 原发性积液淋巴瘤是源于体腔的恶性淋巴瘤,表现为浆膜腔积液,但无肿瘤包块,也无淋巴结或器官肿大,B细胞标记阴性,HHV-8阳性;而弥漫性大B细胞淋巴瘤B细胞标记阳性,HHV-8阴性。原发性积液淋巴瘤常见于免疫严重缺陷的患者,也可见于老年非免疫抑制患者。

胸腔积液中原发性积液淋巴瘤细胞体积大(图5-319),细胞核圆形或不规则(图5-320),核仁明显,胞质丰富,强嗜碱性,呈深蓝色,胞质内可有脂质空泡,胞核大,多不规则(图5-321),染色质厚重、致密,核仁明显。

2. **霍奇金淋巴瘤（hodgkin lymphoma）**　霍奇金淋巴瘤细胞胸腔浸润，患者常有霍奇金淋巴瘤病史，浆膜腔积液伴有淋巴结肿大，在积液中可以找到 Reed-Stemberg（R-S）细胞（图 5-322）和霍奇金细胞，R-S 细胞可以做为诊断依据。R-S 细胞形态特点：胞体大，胞质量少，深蓝色，可见镜影状细胞核。霍奇金细胞：细胞增大，胞核增大，单个核或多个核，核仁大而明显（图 5-323）。

3. **大细胞淋巴瘤（large-cell lymphoma）**　大细胞淋巴瘤由 B 细胞、T 细胞或 NK 细胞淋巴瘤组成。淋巴瘤细胞异型性明显（高级别滤泡性淋巴瘤异型性不明显），细胞学容易诊断。积液细胞数量极度增多，散在分布，胞体大或巨大；胞质量少，偶见胞质丰富的淋巴瘤细胞，强嗜碱性，呈深蓝色，其内可见数量不等的脂质空泡；胞核不规则，有切迹、扭曲、折叠；核仁大而明显，数目多个，且不规则，细胞边缘易见淋巴腺小体（图 5-324~图 5-328）。

4. **小细胞淋巴瘤（small-cell lymphoma）**　小细胞淋巴瘤由 B、T 或 NK 细胞淋巴瘤组成。积液中淋巴瘤细胞数量明显增多，散在分布，体积较小，直径为 6~12μm，圆形或卵圆形，胞质量少，胞核大，核质比高，染色质细致，核仁小或不明显；背景可见大量凋亡细胞，该类细胞体积偏小，胞核碎裂、固缩或溶解，部分细胞碎裂（图 5-329~图 5-333）。小细胞淋巴瘤细胞与成熟淋巴细胞不易鉴别，淋巴瘤细胞胞质更厚重，染色质更细致，细胞学提示淋巴瘤细胞即可，必要时结合免疫细胞表型分析。

5. **其他种类的淋巴瘤**　淋巴瘤细胞种类丰富，治疗方案有所不同，具体分型需结合流式细胞技术及免疫表型分析（图 5-334~图 5-342）。

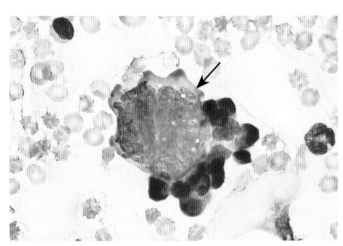

图 5-319　淋巴瘤细胞，细胞体积巨大，胞质量少、无颗粒，强嗜碱性，胞核大，染色质厚重；该病例淋巴瘤细胞数量较少，容易漏检，可结合整张涂片细胞进行分析

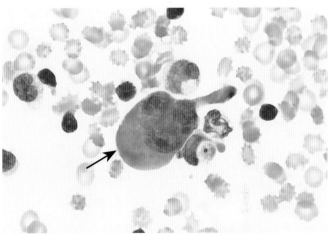

图 5-320　淋巴瘤细胞，细胞数量较少，细胞体积巨大，从胞质的颜色可以初步判断是淋巴类细胞，综合细胞特点，染色质致密，核仁大而明显，故考虑是淋巴瘤细胞

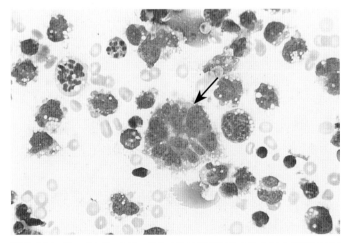

图 5-321　淋巴瘤细胞，来源于淋巴瘤胸腔浸润确诊病例，图片中的淋巴瘤细胞大小不等，背景可见大量凋亡细胞，箭头所指细胞胞体巨大，呈花样核

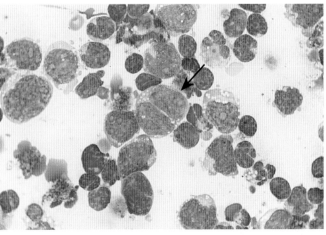

图 5-322　淋巴瘤细胞，胸水细胞学有核细胞极度增多，细胞散在分布，体积大小不一，依据细胞形态学分析，符合淋巴瘤细胞，箭头所指为 R-S 细胞，见于霍奇金淋巴瘤

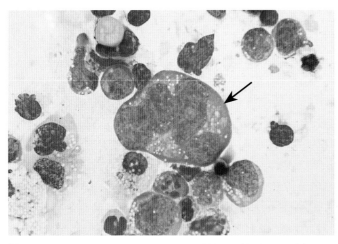

图 5-323 淋巴瘤细胞,体积大小不一,可见多核淋巴瘤细胞,胞质稍多,可见少量脂质空泡,与腺癌细胞不易区分,可结合其他视野的细胞综合分析

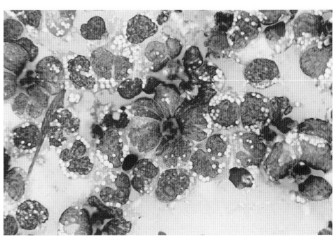

图 5-324 淋巴瘤细胞,该病例中的淋巴瘤细胞胞体不规则,胞核畸形,胞质内可见大量脂质空泡,与巨噬细胞不易鉴别,可以结合免疫表型分析结果进一步明确

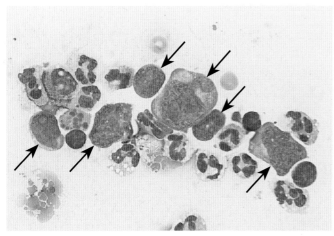

图 5-325 淋巴瘤细胞伴中性粒细胞增多,细胞体积大小不等,胞体不规则,胞质量少、深蓝色,胞核大、不规则,染色质致密,核仁明显

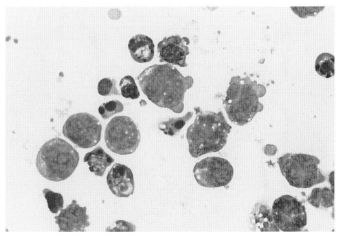

图 5-326 淋巴瘤细胞伴大量凋亡细胞增多,淋巴瘤细胞散在分布,大小不一,胞体及胞核均不规则,胞质内可见少量脂质空泡,核仁大而明显

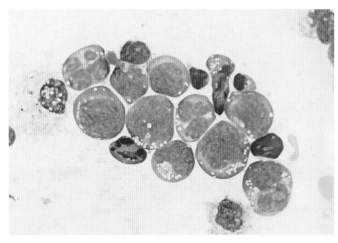

图 5-327 淋巴瘤细胞,胞质量少,均质状的深蓝色,可见脂质空泡;胞核圆形或呈花样;染色质细致,核仁明显

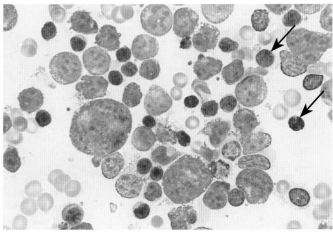

图 5-328 淋巴瘤细胞,与成熟淋巴细胞(箭头所指)相比较,淋巴瘤细胞胞体偏大或巨大,染色质细致,核仁明显

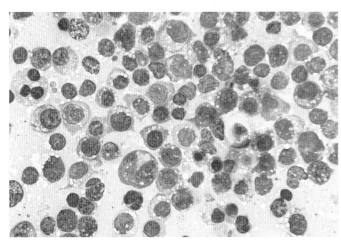

图 5-329 淋巴瘤细胞,有核细胞极度增多,该病例中的淋巴瘤细胞体积偏小,但是具有淋巴瘤细胞的基本特征;来源于小细胞淋巴瘤确诊病例

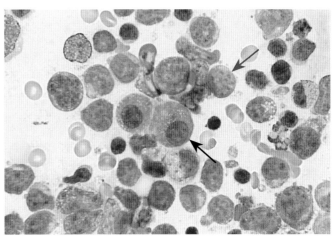

图 5-330 淋巴瘤细胞(红箭所指),胞质量极少,深蓝色,胞核大,核质比高,染色质细致,核仁明显;间皮细胞(黑箭所指),胞体规整,胞质灰蓝色,胞核圆形,核仁较小

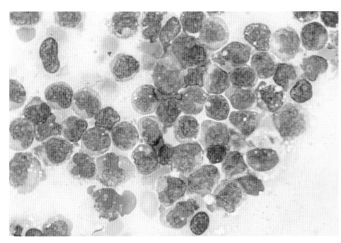

图 5-331 淋巴瘤细胞,数量明显增多,体积偏小,胞质量少,胞核畸形,染色质厚重、致密,核仁明显,免疫表型分析提示 T 细胞淋巴瘤

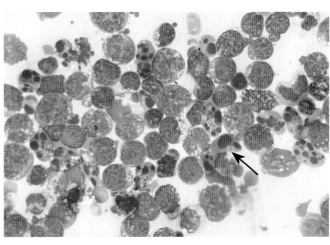

图 5-332 淋巴瘤细胞,图片中可见大量典型的淋巴瘤细胞,从细胞形态基本可以确诊,值得注意的是,该病例可见大量的凋亡细胞(箭头所指),这也是淋巴瘤病例特点之一

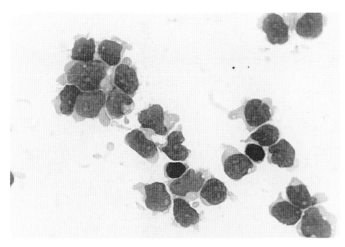

图 5-333 淋巴瘤细胞,细胞数量明显增多,但体积偏小,胞体不规则,细胞边缘伪足样突起,胞核不规则,染色质细致,核仁较小;视野中可见两个成熟淋巴细胞,体积较小,胞核深染(张峰伟提供)

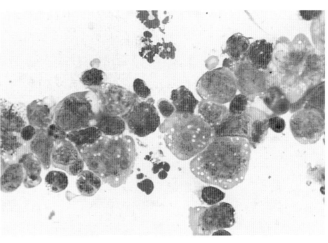

图 5-334 淋巴瘤细胞,细胞数量多,体积明显大小不等,具有淋巴瘤细胞基本特征,值得注意的是部分细胞边界不清,需要结合整张涂片细胞综合分析

183

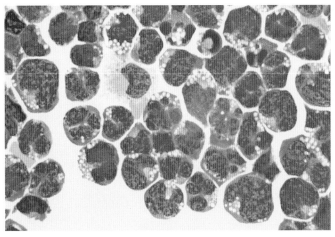

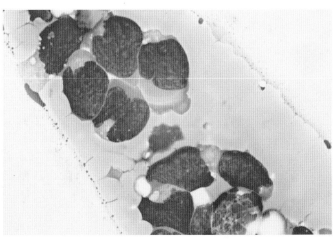

图 5-335 伯基特淋巴瘤细胞,瘤细胞极度增多,胞体大小不等,胞质量少,强嗜碱性,胞质内可见大量脂质空泡,胞核不规则,部分细胞呈花样核,染色质厚重、致密,核仁明显

图 5-336 T淋巴母细胞淋巴瘤,好发于青少年,原发性少见,男性多见,主要发生于淋巴结,常累及纵隔、骨髓及中枢神经系统,极少累及皮肤,易演变为白血病(剪切后的图片)

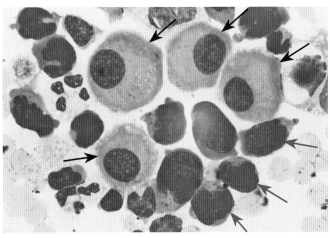

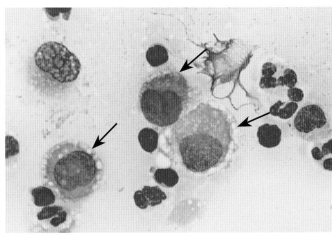

图 5-337 淋巴瘤细胞(红箭所指),与间皮细胞(黑箭所指)形态完全不同,淋巴瘤细胞胞质量少,染色质厚重、致密,而间皮细胞胞体偏大,胞质丰富,呈灰蓝色,胞核呈圆形

图 5-338 间变性大细胞淋巴瘤细胞,形态不易鉴别,CD30 +、间变性淋巴瘤激酶(anaplastic lymphoma kinase,ALK)融合蛋白表达阳性

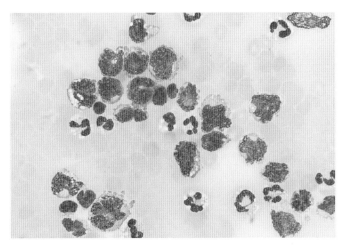

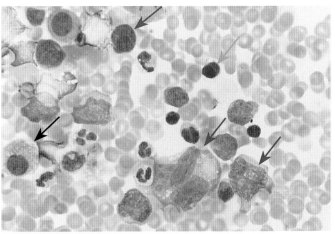

图 5-339 滤泡性非霍奇金淋巴瘤细胞,细胞数量增多,胞体不规则,胞质量少,胞核不规则,核仁明显,形态不典型,需结合流式细胞检测结果进行确诊

图 5-340 滤泡性非霍奇金淋巴瘤细胞(红箭所指),胞体大小不等,胞核不规则,胞质深蓝色,染色质致密,核仁明显;间皮细胞(黑箭所指)、成熟淋巴细胞(蓝箭所指)

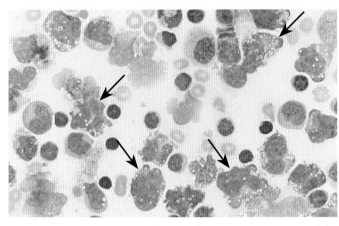

图 5-341 非霍奇金淋巴瘤细胞(箭头所指),胞体不规则,胞质量少,深蓝色,脂质空泡易见,胞核不规则,染色质细致;背景可见体积偏小的成熟淋巴细胞

图 5-342 非霍奇金淋巴瘤细胞,数量明显增多,胞体偏小,胞质量少,染色质细致,来源于套细胞淋巴瘤(mantle cell lymphoma,MCL)确诊病例;间皮细胞(黑箭所指)、成熟淋巴细胞(红箭所指)

(四)肺外肿瘤细胞胸腔转移

除了肺癌可以出现胸腔转移外,其他部位的肿瘤细胞也可以转移至胸腔,这些细胞与肺肿瘤细胞形态类似,仅从细胞形态很难区别,若患者有肿瘤病史或结合免疫组化结果有助于判断细胞的来源。

1. 消化道肿瘤细胞胸腔转移 消化道肿瘤细胞可以通过血行转移或淋巴道转移至肺部或胸腔,如胆囊癌(图 5-343)、肝细胞癌(图 5-344)、胆管癌(图 5-345~ 图 5-349)、胃癌(图 5-250~ 图 5-358)、胰腺癌(图 5-359、图 5-360)直肠癌和结肠癌(图 5-361~ 图 5-366)等。有的部位肿瘤有特征性变化,如胃癌细胞多呈印戒样,直肠癌细胞多成团分布,但确诊还需结合病史及其他检查。

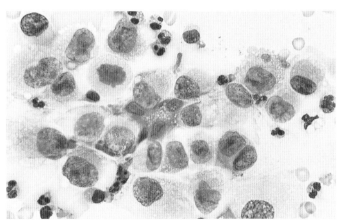

图 5-343 胆囊癌细胞胸、腹腔转移,该类细胞体积偏小,胞核不规则,染色质厚重,核仁明显,细胞形态不典型,容易漏诊

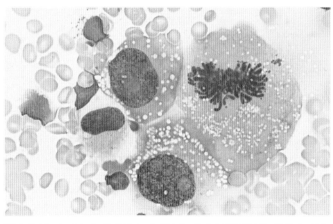

图 5-344 肝癌细胞,胞体偏大,胞质丰富,可见大量脂质空泡,胞核大,核仁大而明显,可见核分裂象

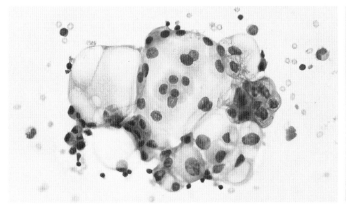

图 5-345 胆管腺癌细胞浆膜腔转移,成团分布,细胞排列不规则,胞质云雾状,胞核较小,染色质颗粒状,无核仁(×200)

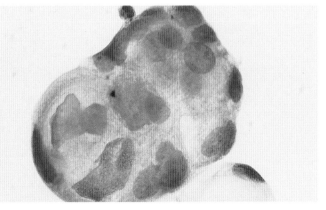

图 5-346 胆管腺癌细胞,成团分布,具有肿瘤细胞特征,有胆管癌病史

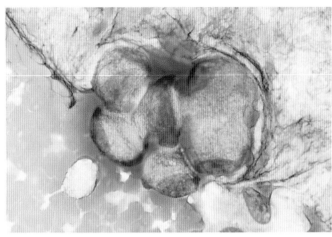

图 5-347 胆管腺癌细胞,细胞体积巨大,边界不清,胞质丰富,胞核大、明显偏位,核仁明显

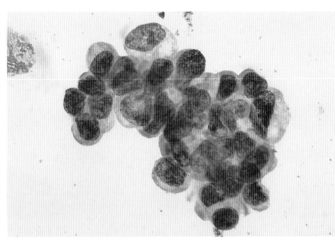

图 5-348 胆管癌细胞,细胞边界不清,胞质量少,核质比高,染色质厚重、致密,可见小核仁;与其他部位转移性腺癌细胞形态相似

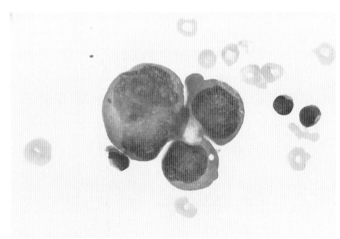

图 5-349 胆管癌细胞,细胞体积大小不等,胞质量偏少,胞核大,核质比高,染色质细致,核仁不明显

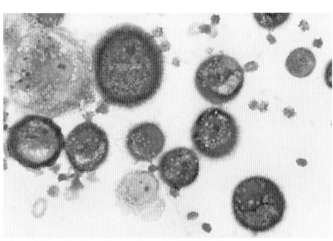

图 5-350 胃腺癌细胞胸、腹腔转移,细胞散在分布,胞体明显大小不等,整张涂片细胞厚重,着色较深,结构不清,细胞边缘可见粉红色绒毛样结构,胞质内可见大量脂质空泡

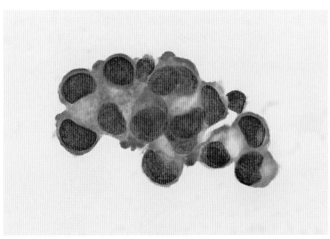

图 5-351 胃低分化腺癌细胞,胃癌多处转移,胸水中可见大量肿瘤细胞,该类细胞成团,胞质量少,核质比高,染色质致密,核仁明显

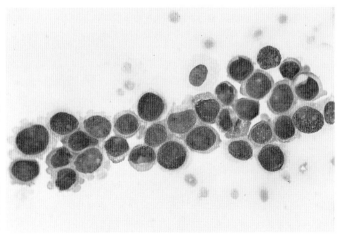

图 5-352 胃低分化腺癌细胞胸、腹腔转移,胞体稍偏大,胞质量极少,胞核大,核质比明显增高,染色质致密,核仁明显,组织病理学诊断为印戒细胞癌

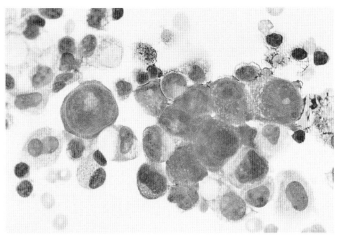

图 5-353 胃低分化腺癌细胞,是比较典型的低分化肿瘤细胞,突出特征:胞质量少,胞质强嗜碱性,核质比明显增高,核仁大而明显

图 5-354 胃印戒样细胞癌细胞,细胞胞体整体偏小,胞核明显偏位,胞质空泡样,细胞呈印戒样

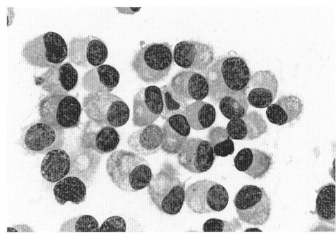

图 5-355 胃印戒细胞癌细胞,细胞数量极度增多,散在分布,胞质丰富,胞核大且明显偏位,染色质致密且厚重,核仁不明显

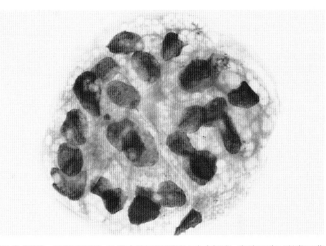

图 5-356 胃腺癌细胞,从形态就可以判断是腺癌细胞;胸腔积液可以发现典型的肿瘤细胞,但不能确定转移性肿瘤细胞的原发灶

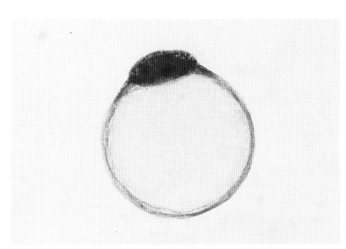

图 5-357 胃印戒细胞癌细胞,体积巨大,细胞边缘较厚,细胞分泌大量黏液物质并将胞核推向一侧,形成印戒样结构,染色质致密,核仁明显

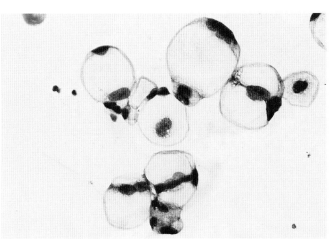

图 5-358 胃印戒细胞癌细胞,细胞数量明显增多,呈印戒样,胞质几乎不着色,需要与退化间皮细胞进行区别

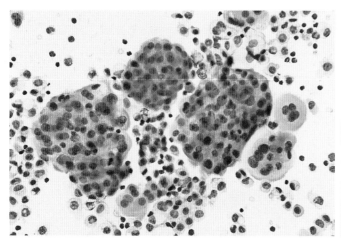

图 5-359 胰腺癌细胞,患者有胰腺癌病史,胸水细胞学可见大量成团细胞,三维立体,部分细胞呈乳头状排列(×400)

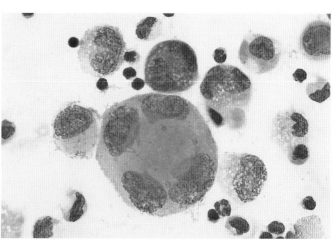

图 5-360 胰腺癌细胞,细胞大小不等,可见多核肿瘤细胞,胞核大,部分细胞退化现象明显

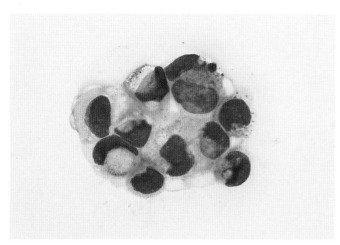

图 5-361 直肠癌细胞,细胞体积整体偏小,但成团分布,而且细胞胞核不规则,胞质着色深浅不一,染色质致密

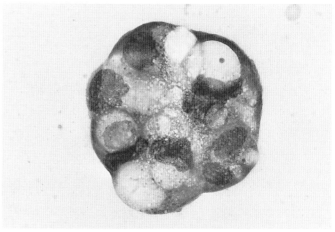

图 5-362 直肠癌细胞,细胞成团分布,外部轮廓光滑是区别于正常间皮细胞的关键点,胞质内出现分泌泡可初步判断为腺癌细胞

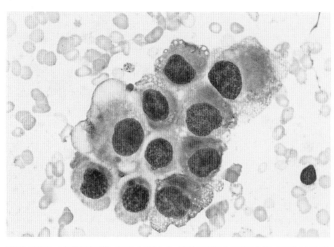

图 5-363 直肠癌细胞,胞体中等大小,形态不规则,聚集成堆,胞质丰富,部分细胞胞质呈嗜酸性

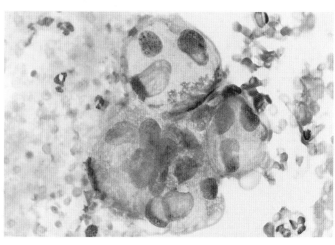

图 5-364 直肠癌细胞,多核肿瘤细胞聚集成堆,胞质着色深浅不一,胞核不规则

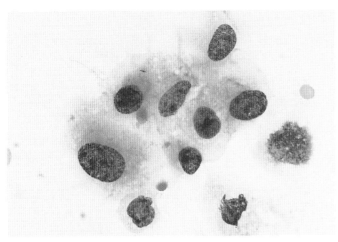

图 5-365 结肠癌细胞,细胞大小不一,成片分布,由于细胞形态不典型,极容易漏诊

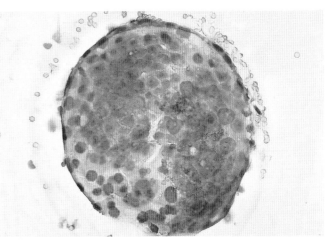

图 5-366 结肠癌细胞,成团分布,细胞排列紊乱,外部轮廓光滑(×400)

2. 乳腺癌细胞胸腔转移 乳腺癌是女性常见的侵及胸膜的恶性肿瘤,胸腔积液常常是最早出现的临床表现。乳腺导管癌细胞常表现为紧密排列的外表圆滑而内部中空的球状细胞团(图 5-367、图 5-368)。乳腺小叶癌细胞常表现为多个散在的癌细胞,胞质内可见黏液性空泡(图 5-369、图 5-370)。最终的诊断需借助免疫组化染色,如 CATA-3、CCDFP-15 和雌激素受体(ER)、孕激素受体(PR)等乳腺癌标志物以及 E-eadherin、P120 染色有助于细胞的鉴别。

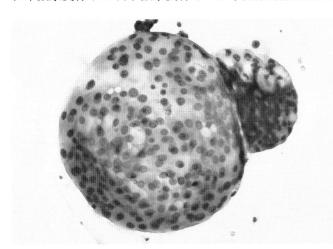

图 5-367 乳腺导管癌细胞胸腔转移,成团分布,结构三维立体,体积巨大,外轮廓边缘光滑,胞核较小(×200)

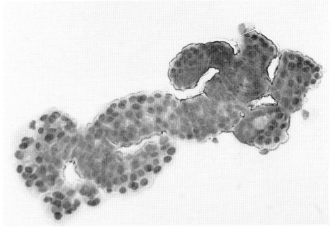

图 5-368 乳腺导管癌细胞胸腔转移,胞体较小,呈乳头状生长(×200)

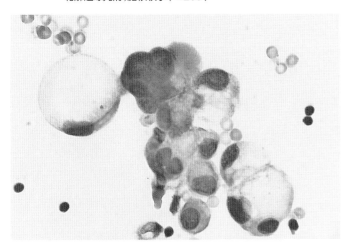

图 5-369 乳腺小叶癌细胞,体积大小不等,散在分布或聚集成堆,胞质内有空泡

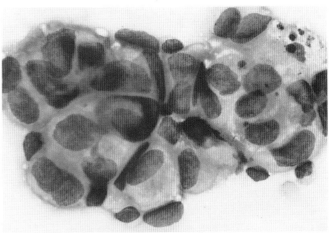

图 5-370 乳腺小叶癌细胞,细胞成团分布,体积偏大,细胞边界不清,胞核不规则

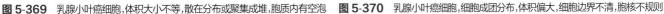

3. 卵巢癌细胞胸腔转移 卵巢癌细胞易腹腔转移,也可累及胸膜和心包膜,恶性积液中的癌细胞数量较多,肿瘤细胞形态多样(图 5-371~图 5-376),体积大小不一,常表现为团块状、腺腔样或乳头状排列,也可散在分布,细胞内常见黏液空泡,可见多核癌细胞。

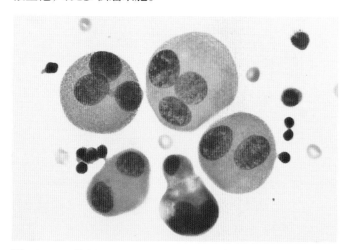

图 5-371 卵巢癌细胞,图中所示细胞胞体巨大,胞质灰蓝色,多个核,胞核规整,可见小核仁。与间皮细胞、间皮瘤细胞不易鉴别;来源于卵巢癌细胞肺、胸腔转移病例

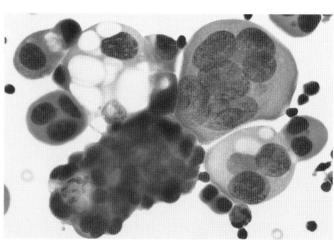

图 5-372 卵巢癌细胞,该病例出现多种形态的肿瘤细胞,既有成团分布、结构立体的肿瘤细胞,又有多核的肿瘤细胞,部分细胞可见腺泡样结构

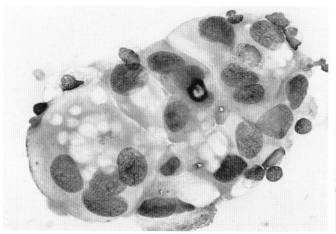

图 5-373 卵巢癌细胞,该类细胞具有腺癌典型特征:成团分布,可见分泌泡,云雾状胞质,核仁明显

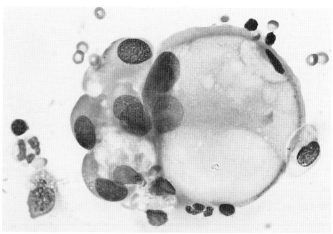

图 5-374 卵巢癌细胞,细胞形态典型,不难鉴别,成团分布,胞质内可见腺泡,该类细胞常分布在片尾

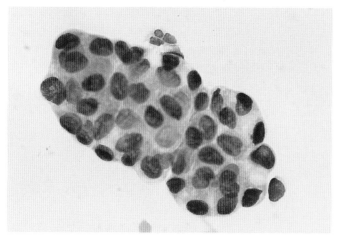

图 5-375 卵巢癌细胞,细胞体积偏小,与间皮细胞不易鉴别,该类细胞成团分布,结构更立体,具有光滑的外部轮廓

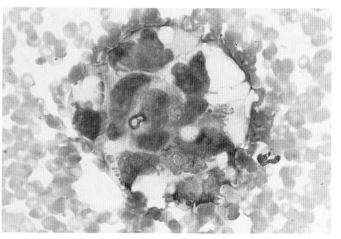

图 5-376 卵巢癌细胞,细胞排列混乱,胞核畸形,染色质细腻,核仁明显

4. 其他部位肿瘤细胞胸腔转移 腮腺肿瘤（图 5-377、图 5-378）或甲状腺癌（图 5-379、图 5-380）、前列腺癌（图 5-381、图 5-382）、肾透明细胞癌（图 5-383、图 5-384）等肿瘤也可出现胸腔转移，这些肿瘤细胞和肺部肿瘤细胞类似，需要结合病史、ICC 结果及其他检测确定肿瘤细胞类型及明确原发灶。

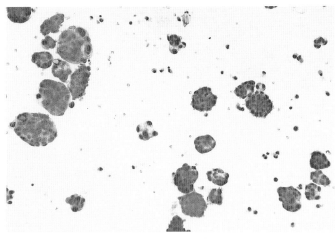

图 5-377 腮腺肿瘤细胞胸腔转移，细胞呈小团状，分布在涂片尾部（×100）

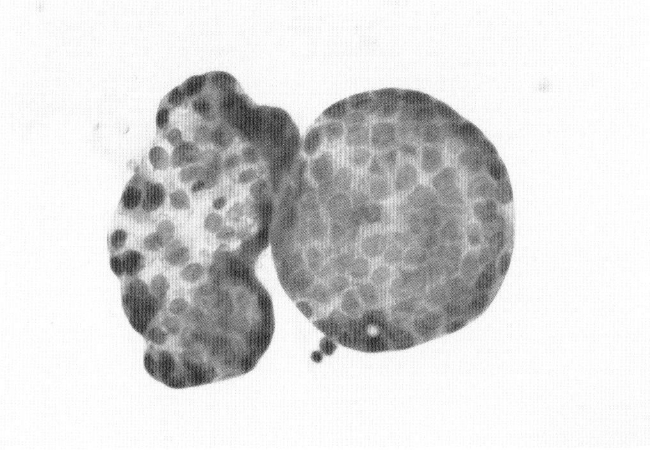

图 5-378 腮腺肿瘤细胞胸腔转移，成团分布，结构立体，形似乳腺导管癌细胞

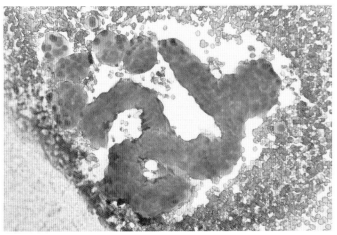

图 5-379 甲状腺癌（thyroid carcinoma）细胞胸腔转移，细胞体积较小，细胞呈团状或条状分布（×400）

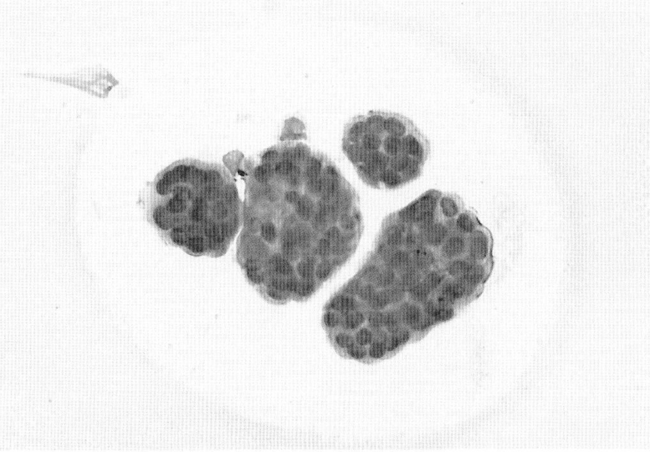

图 5-380 甲状腺癌细胞胸腔转移，细胞体积较小，呈小团状分布，结构立体，排列紊乱（×400）

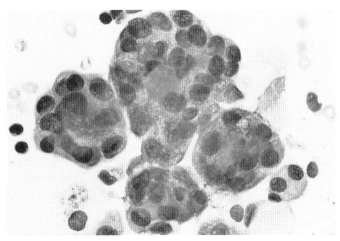

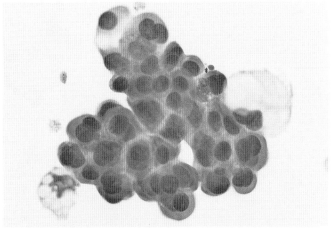

图 5-381 前列腺癌（prostate cancer）细胞，细胞体积偏小，成团状分布，中心区域可见嗜酸性均匀体。来源于前列腺癌胸腔转移确诊病例

图 5-382 前列腺癌细胞，仅从细胞形态不易鉴别，该类细胞与反应性间皮细胞形态十分相似，只是细胞多层分布，排列紊乱，需要结合免疫组化染色进行确诊

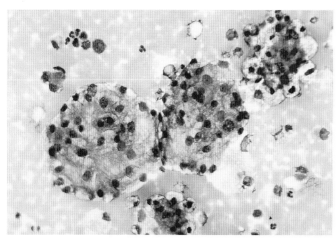

图 5-383 肾透明细胞癌（renal clear cell carcinoma），是一种典型的肾皮质肿瘤，源于近曲肾小管上皮的肾细胞癌，成团分布，胞质着色较浅（×100）

图 5-384 肾透明细胞癌细胞，细胞成片分布，细胞大小不等，胞质着色较浅，胞核大，核仁深染

（五）死亡的肿瘤细胞

由于肿瘤细胞在积液中存积时间长，可发生坏死或凋亡，细胞可以出现各种形态变化（图 5-385~图 5-400），胞体不完整，胞体肿胀，胞质可以发生颗粒变性或脂肪变性，胞核肿胀，核碎裂或核溶解。此外，放化疗可以使形态发生改变（图 5-401、图 5-402）。

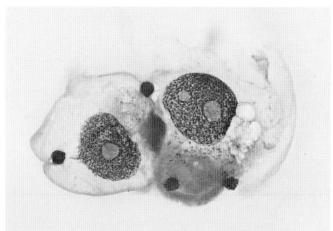

图 5-385 死亡的肿瘤细胞，胞体及胞核肿胀，染色质疏松。

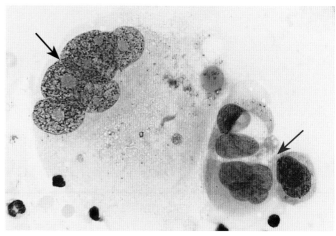

图 5-386 死亡的肿瘤细胞（黑箭所指），肿瘤细胞（红箭所指）。

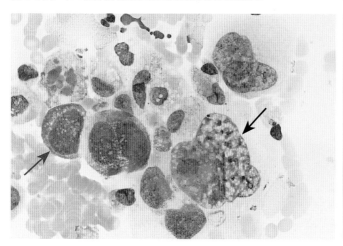

图 5-387 死亡的肿瘤细胞（黑箭所指），肿瘤细胞（红箭所指）

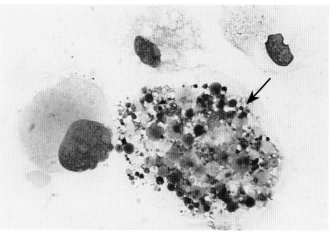

图 5-388 死亡的肿瘤细胞，细胞碎裂

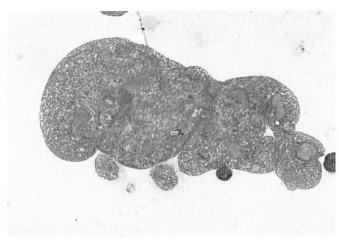

图 5-389 死亡的肿瘤细胞,仅剩巨大的裸核

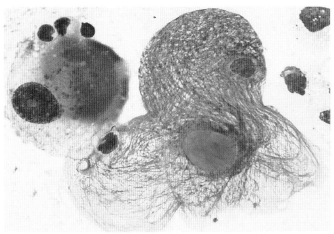

图 5-390 死亡的肿瘤细胞,仅剩裸核,核仁巨大

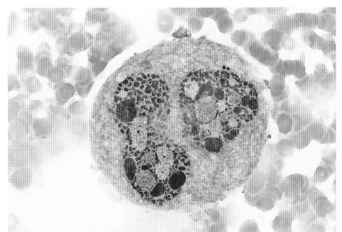

图 5-391 死亡的肿瘤细胞,体积巨大,核碎裂

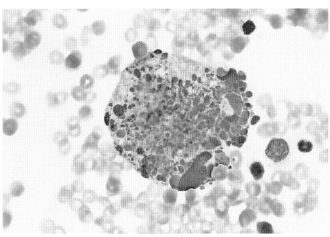

图 5-392 死亡的肿瘤细胞,胞核溶解

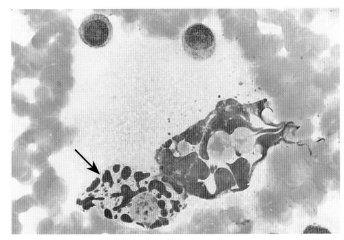

图 5-393 死亡的肿瘤细胞,核碎裂(箭头所指)

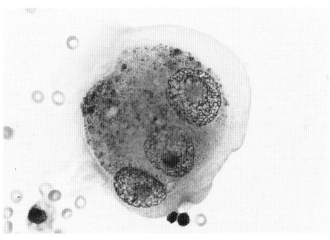

图 5-394 死亡的肿瘤细胞,胞质颗粒变性,染色质疏松呈网状

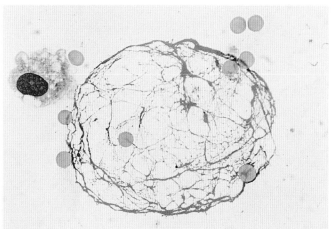

图 5-395 死亡的肿瘤细胞,仅剩核膜

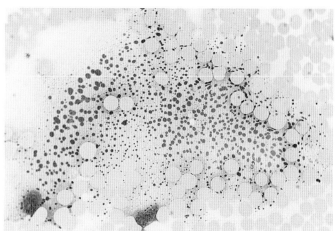

图 5-396 死亡的肿瘤细胞,细胞溶解

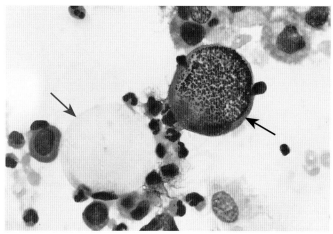

图 5-397 死亡的肿瘤细胞(黑箭所指),退变间皮细胞(红箭所指)

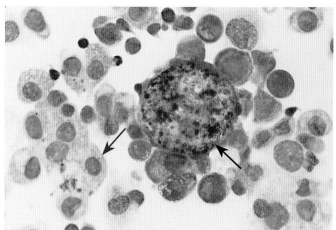

图 5-398 死亡的肿瘤细胞(黑箭所指),间皮细胞(红箭所指)

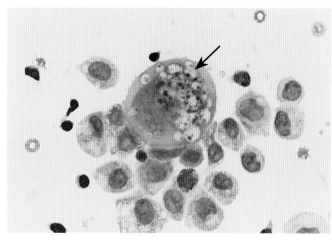

图 5-399 死亡的肿瘤细胞(箭头所指),胞质颗粒变性

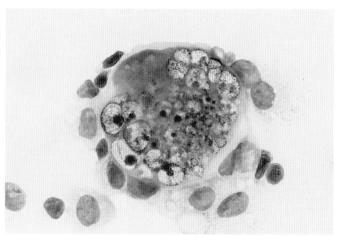

图 5-400 死亡的肿瘤细胞,胞质颗粒变性

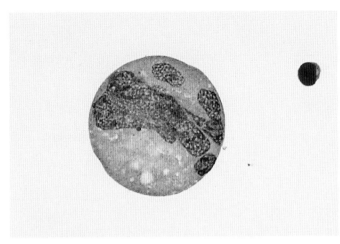

图 5-401 化疗后的肿瘤细胞,胞质着色变浅,染色质疏松呈网状

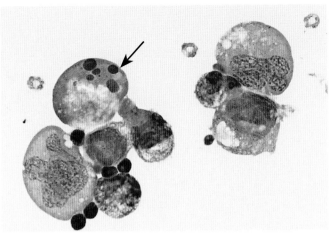

图 5-402 化疗后的肿瘤细胞(箭头所指),胞核碎裂

三、胸腔积液非细胞成分

(一)微生物

胸腔积液为无菌环境,若发现细菌多来源于胸腔感染。瑞-吉染色只能发现细菌(图 5-403~图 5-406),但不能判断细菌的种类,需要微生物培养致病菌。常见的致病菌有肺炎链球菌、大肠埃希氏菌、放线菌等,化脓性胸腔积液可培养出厌氧菌。此外,消化道穿孔的患者,积液中不仅可以发现细菌,而且还能发现真菌(图 5-407、图 5-408)。

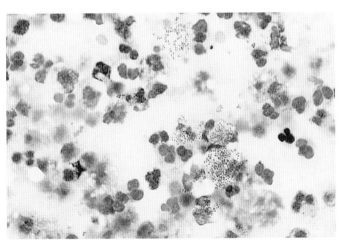

图 5-403 球菌,来源于化脓性胸腔积液,背景中性粒细胞胞体不完整,可见大量细胞碎片及坏死颗粒

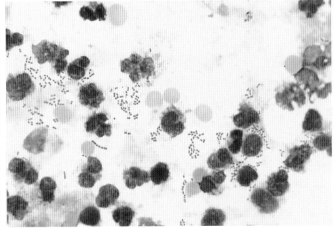

图 5-404 球菌,经微生物培养鉴定为肺炎链球菌

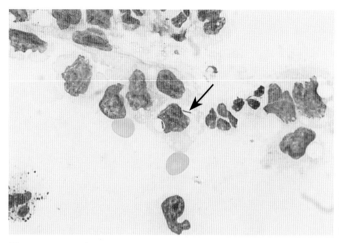

图 5-405 杆菌（箭头所指），被巨噬细胞吞噬，经微生物培养鉴定为大肠埃希氏菌

图 5-406 胞内球菌（箭头所指）；来源于化脓性胸腔积液

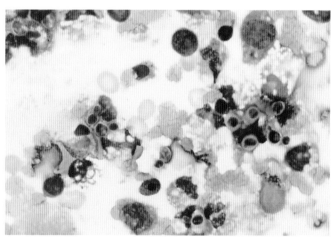

图 5-407 酵母样真菌孢子，椭圆形；来源于消化道穿孔确诊病例

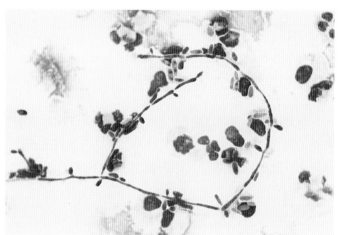

图 5-408 真菌菌丝，瑞-吉染色呈蓝色

（二）结晶

1. 夏科-莱登结晶　夏科-莱登结晶在胸腔积液中比较少见，与嗜酸性粒细胞增多有关。未染色时，无色透明，呈狭长双锥形，两端尖细，常散在分布于积液中（图 5-409），也可存在于细胞内（图 5-410）。瑞-吉染色结晶略带蓝色（图 5-411），相差镜检结晶折光性强（图 5-412）。夏科-莱登结晶见于急、慢性嗜酸性粒细胞性肺炎，寄生虫感染、过敏性哮喘、药物反应等疾病，也可见于血胸或气胸导致嗜酸性粒细胞明显增多的胸腔积液中。

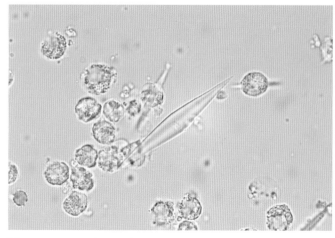

图 5-409 夏科-莱登结晶（未染色）

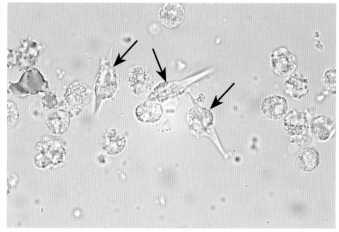

图 5-410 夏科-莱登结晶，存在于细胞内（未染色）

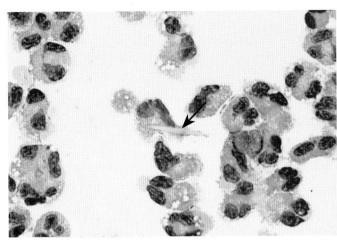

图 5-411　夏科 - 莱登结晶,瑞 - 吉染色

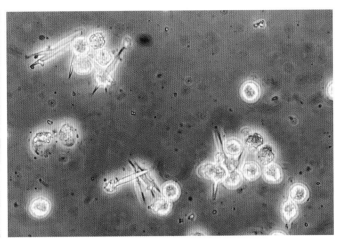

图 5-412　夏科 - 莱登结晶(相差显微镜镜检,×400)

　　2. **血红素结晶(heme crystals)**　血红素结晶又称橙色血质,与胆红素结晶形态相似,但形成的机制和存在部位不同。血红蛋白是由血红素和珠蛋白合成的,血红素是一种铁卟啉化合物。当红细胞破坏后,在无氧条件下血红素分解可形成血红素晶体,颜色为金黄色,形态有菱形(图 5-413、图 5-414)、针状或细丝状(图 5-415~ 图 5-417),针状结晶可聚集成束(图 5-418~ 图 5-426)。血红素结晶普鲁士蓝反应阴性,不溶于氢氧化钠溶液,遇硝酸可呈蓝色。

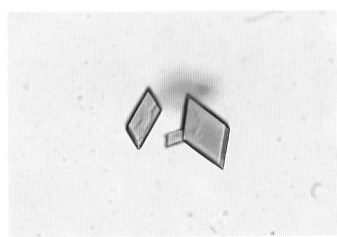

图 5-413　血红素结晶,呈斜方体样(未染色)

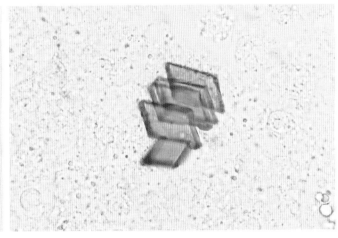

图 5-414　血红素结晶,呈斜方体样(未染色)

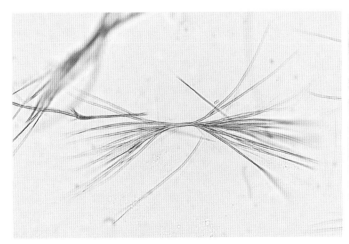

图 5-415　血红素结晶,呈针束样(未染色)

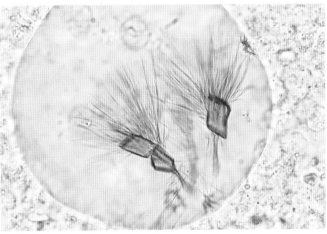

图 5-416　血红素结晶,呈斜方体样或针束样(未染色)

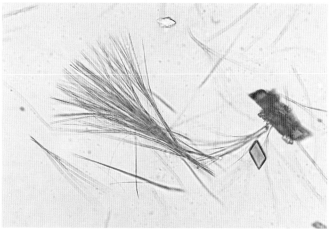

图 5-417 血红素结晶,呈针束样(未染色)

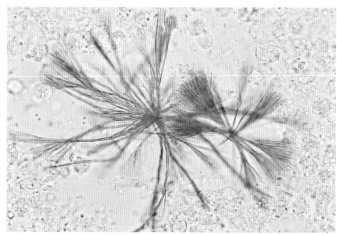

图 5-418 血红素结晶,聚集成束(未染色)

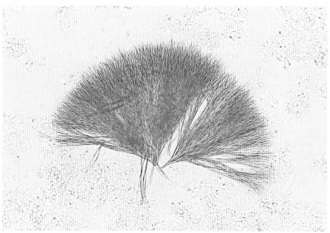

图 5-419 血红素结晶(未染色)

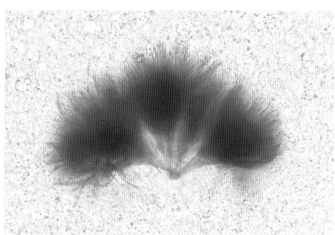

图 5-420 血红素结晶,聚集成束(未染色)

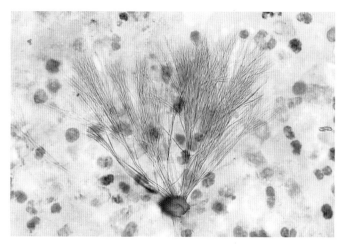

图 5-421 血红素结晶,聚集成束

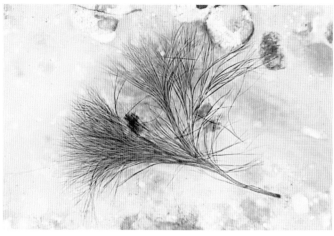

图 5-422 血红素结晶,聚集成束

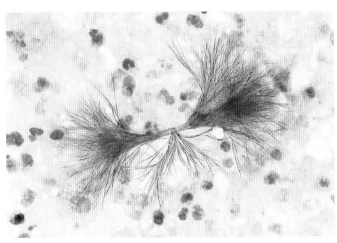

图 5-423 血红素结晶,聚集成束

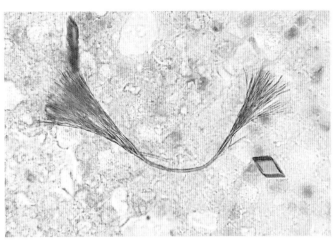

图 5-424 血红素结晶,聚集成束或呈菱形

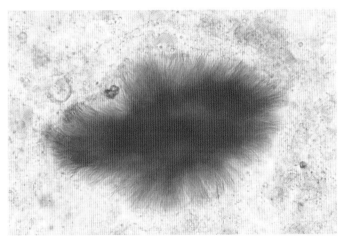

图 5-425 血红素结晶,绒球样

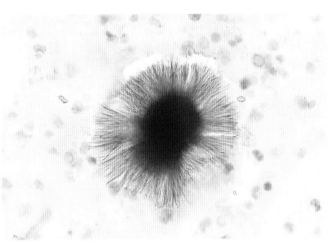

图 5-426 血红素结晶,聚集成花样

血红素结晶通常分布于细胞外,也可被巨噬细胞吞噬,多见于包裹性或化脓性胸腔积液。

3. **胆红素结晶**(bilirubin crystals) 胆红素结晶金黄色,形态多样(图 5-427),颜色与血红素结晶类似,呈金黄色,针状、颗粒状、小杆状或小片状结晶,溶于氢氧化钠溶液,遇硝酸可显绿色;瑞-吉染色胆红素结晶不着色、不溶解(图 5-428)。胸腔积液中出现胆红素结晶,见于胆管瘘、胆汁引流或胆管外伤的患者,积液多呈浑浊的深黄色。

4. **胆固醇结晶**(cholesterol crystals) 胆固醇结晶见于乳糜性胸腔积液,无色片状(图 5-429)、长条状(图 5-430)或不规则形(图 5-431),可多层重叠(图 5-432);瑞-吉染色胆固醇结晶不着色,结晶体边缘有溶解现象(图 5-433)。来源于包裹性胸腔积液或胸导管阻塞或破裂时的乳糜性积液;某些胆漏或者外伤的患者的胸腔积液,也可发现胆固醇结晶。

5. **细胞内结晶体** 胸腔积液中细胞内可见不明结晶体(图 5-434),结晶的析出可能与细胞内某种物质的浓度增高有关或与物质代谢异常相关。

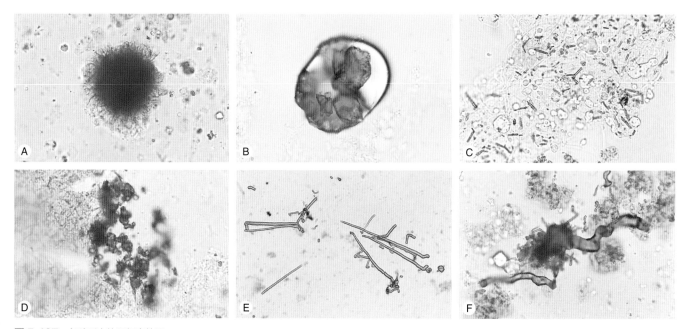

图 5-427 各种形态的胆红素结晶
A~F. 结晶体积大小不等,无固定形态,呈金黄色(未染色,×400)

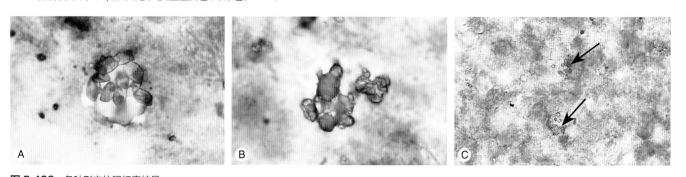

图 5-428 各种形态的胆红素结晶
A~B. 结晶体积较大,形态不规则,呈金黄色;C. 结晶体积较小,呈颗粒状,背景可见大量细菌(瑞 - 吉染色,×400)

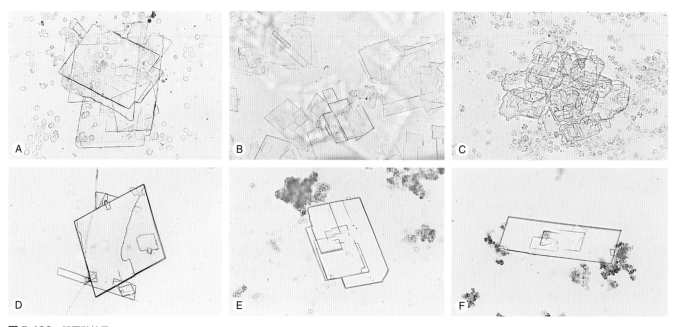

图 5-429 胆固醇结晶
A~F. 结晶呈片状,无色透明,可相互堆叠(未染色,×400)

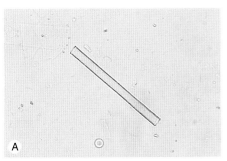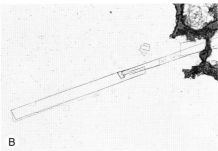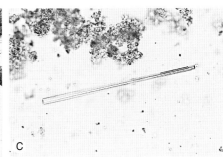

图 5-430 不典型胆固醇结晶
A~C. 结晶体无色、透明，呈条状（未染色，×400）

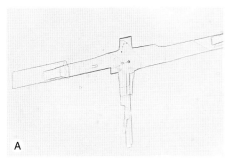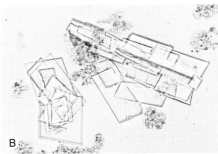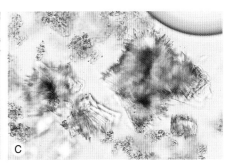

图 5-431 不典型胆固醇结晶
A~C. 结晶体不规则，无色；来源于胆漏的胸腔积液（未染色，×400）

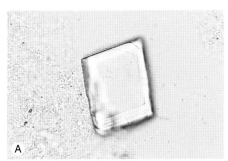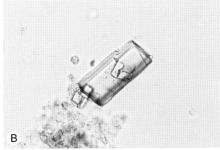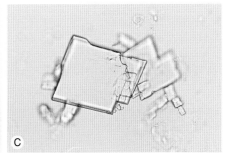

图 5-432 胆固醇结晶
A~C. 结晶体无色、透明，有一定的厚度（未染色，×400）

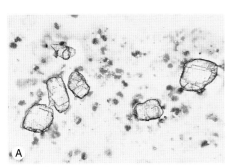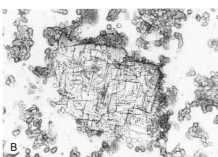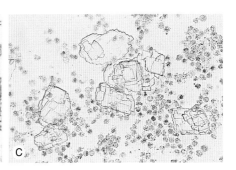

图 5-433 胆固醇结晶
A~B. 结晶体边缘因染色，有不同程度的溶解（瑞 - 吉染色，×400）；C. 结晶体不着色（SM 染色，×400）

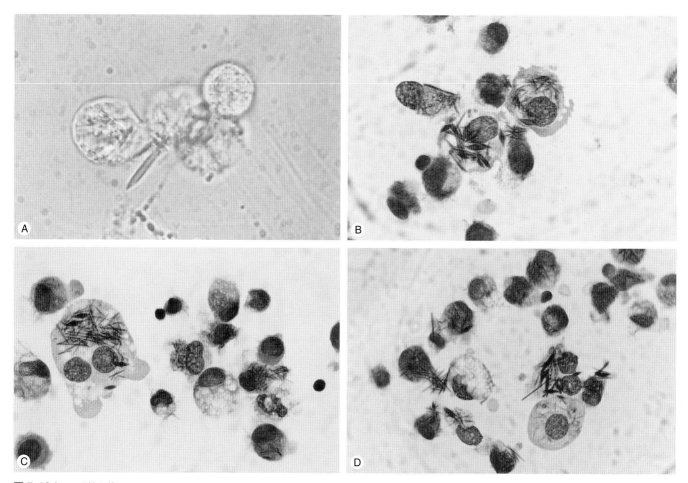

图 5-434 不明结晶体

A. 结晶体无色、透明（未染色）；B~D. 结晶分布在细胞内，呈菱形或针束状；细胞破碎后，可释放到细胞外，瑞 - 吉染色呈紫红色

第一节　肺穿刺活检细胞形态学

　　肺穿刺（lung biopsy）是经过皮肤、肌肉层、胸膜等组织穿刺入肺部进行活检的一种技术，可以获得细胞学样本或小活检样本，主要用于肺周围型病变或弥散性肺病变的诊断和鉴别诊断。肺穿刺的要求高，需要病人密切配合，常见的并发症有气胸、出血等。

　　肺穿刺的适应症有：①不明原因的肺部结节，痰液细胞学检验阴性的患者；②支气管外中央型肺部可疑占位性病变，特别是心脏后、脊柱旁、主动脉旁、肺门等区域的病灶；③低密度影或者毛玻璃样病变；④肺部空腔性病变，需避开坏死区域，选择最有价值的区域取材；⑤肺部弥漫性病灶。

　　CT引导下肺穿刺精确度高，适用范围广，在临床应用最多，可以准确定位肺部病灶位置，确定进针方向和深度，了解血管等周围结构的解剖关系。CT引导下肺穿刺适用于小病灶、定位难度大、病灶在肺门及纵隔附近者，尤其对直径小于2cm的肺结节活检准确性较高，是肺内孤立性小结节灶定性诊断的首选方法。如果病变紧贴胸壁时可使用超声引导穿刺，也可以达到满意的效果。

一、肺穿刺非肿瘤细胞

　　在穿刺过程中经皮肤、胸膜等组织才能到达肺部，所以可能穿刺到良性上皮细胞，如纤毛柱状上皮细胞（图6-1~图6-4）、间皮细胞（图6-5~图6-8）、泡沫细胞（图6-9）、肺泡巨噬细胞（图6-10、图6-11）、血管内皮细胞（图6-12）、脂肪细胞（图6-13、图6-14）及肌纤维（图6-15、图6-16）等，这些细胞常成片或成堆分布。需要注意的是穿刺后的标本若置于固定剂中，不适合用推片方法制片，而且对瑞-吉染色也会有影响。

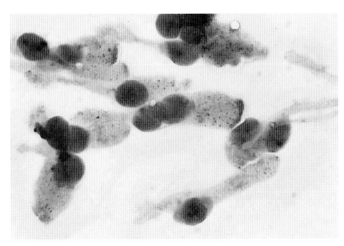

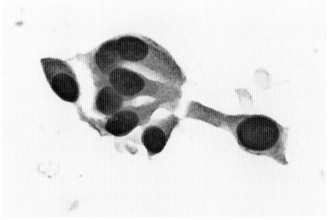

图6-1　纤毛柱状上皮细胞，呈长柱状，胞核偏于基底部，无纤毛，但终板结构清晰可见

图6-2　纤毛柱状上皮细胞，固定后的标本，瑞-吉染色着色偏紫，细胞呈栅栏样排列

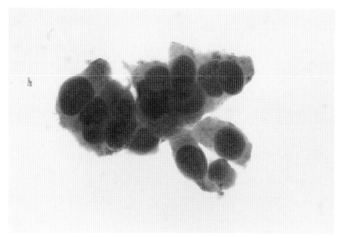

图 6-3 纤毛柱状上皮细胞,纤毛脱落,但细胞仍呈柱状

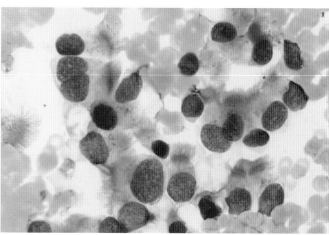

图 6-4 纤毛柱状上皮细胞,细胞完整,可见粉红色的纤毛及着色偏深的终板,染色质颗粒状,无核仁

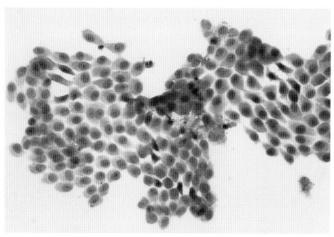

图 6-5 间皮细胞,单层片状分布,细胞边界清晰,大小基本一致,胞核圆形,核仁较小(×200)

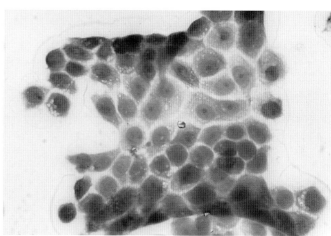

图 6-6 间皮细胞,成片分布,细胞大小基本一致,胞核规整,呈圆形,可见小核仁

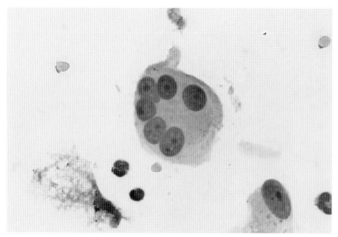

图 6-7 多核间皮细胞,胞质丰富,多个核,核大小均一,可见小核仁,需要与多核腺癌细胞进行区别,腺癌细胞染色质更厚重、更致密,核仁更明显

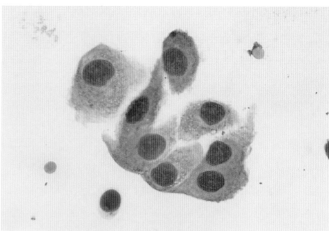

图 6-8 间皮细胞,细胞形态不规则,胞质丰富、呈灰蓝色,胞核大小基本一致,呈圆形,无核仁

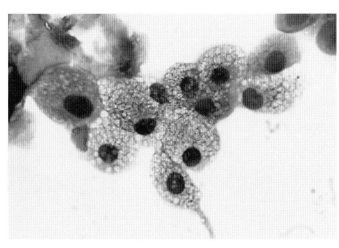

图 6-9 泡沫细胞,细胞吞噬大量脂类物质,在染色过程中被醇类物质溶解,使得胞质呈泡沫样,但该类细胞核较小且大小基本一致,为良性上皮细胞的一种退变

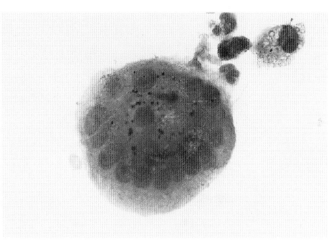

图 6-10 多核肺泡巨噬细胞,细胞体积巨大,胞质内可见少量尘埃颗粒,多个核,胞核大小基本一致

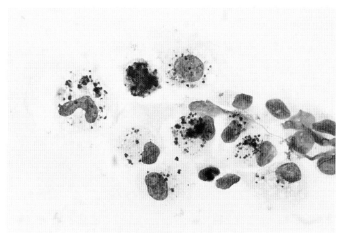

图 6-11 肺泡巨噬细胞及尘细胞,与支气管肺泡灌洗液中的细胞形态类似,尘细胞内可见大量棕黑色尘埃颗粒

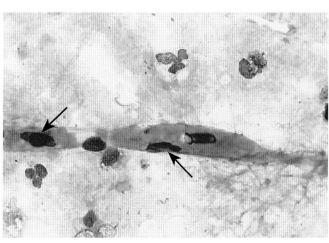

图 6-12 血管内皮细胞(vascular endothelial cell, VEC),紧密排列形成血管的内壁,胞核扁圆形

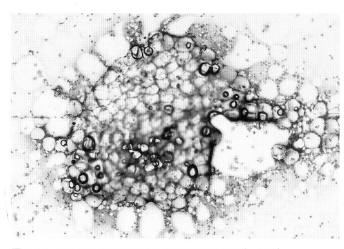

图 6-13 脂肪组织,细胞成堆分布,低倍镜下呈空泡样(×100)

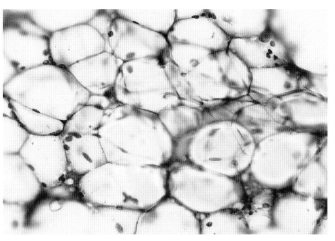

图 6-14 脂肪组织,细胞呈空泡样,排列紧密,仅细胞边缘着色,胞核较小,呈圆形或椭圆形

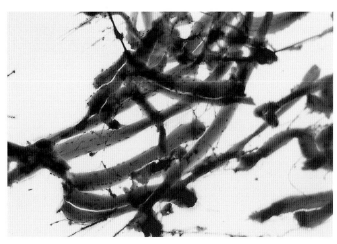

图 6-15 肌纤维,低倍镜下呈长条状,瑞 - 吉染色呈蓝色(×100)

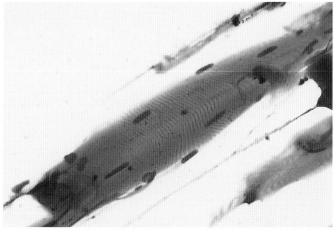

图 6-16 肌纤维,油镜下的肌纤维结构清晰,可见多个长椭圆形的细胞核及横纹结构

二、肺穿刺非细胞成分

很多肺穿刺的标本呈黑色,镜下可见大量碳末沉积,呈棕黑色或棕褐色(图 6-17),瑞 - 吉染色颗粒不着色(图 6-18),与吸烟、接触的环境及所从事的职业有关,人体吸入的粉尘颗粒或尘埃颗粒在肺内沉积,可被巨噬细胞吞噬形成尘细胞,肺内的尘细胞通过支气管表面纤毛运动,不断地被推出呼吸道,通过痰液排出。如果长期吸烟或接触灰尘,过多的尘埃颗粒不能被细胞吞噬,大量的尘细胞也无法排出体外,可导致肺内碳末沉积。

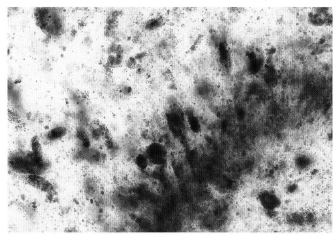

图 6-17 碳末沉积,呈棕黑色;来源于吸烟患者肺穿刺标本(未染色,×100) **图 6-18** 碳末沉积,成堆分布,呈黑色细小的颗粒(瑞 - 吉染色,×100)

三、肺穿刺肿瘤细胞

肺穿刺标本肿瘤细胞比较繁杂,不仅包含各种恶性肿瘤细胞,还涵盖肺部良性肿瘤。比较理想的穿刺标本,细胞数量丰富,细针穿刺样本用推片法制片效果较好;若使用专用穿刺针进行穿刺活检,推片效果不佳,细胞成堆分布,排列紧密,仅从形态特征不能准确鉴别细胞种类,可进行组织切片,结合病史及免疫组化结果进行确诊。常见的恶性肿瘤细胞有鳞癌细胞(图 6-19~ 图 6-24)、腺癌细胞(图 6-25~ 图 6-28)、小细胞癌细胞(图 6-29~ 图 6-34)、大细胞癌细胞(图 6-35、图 6-36)及转移性肿瘤细胞(图 6-37~ 图 6-44)。

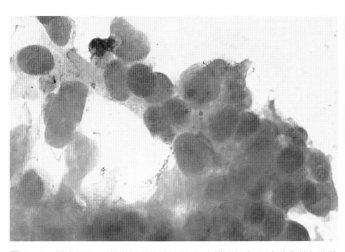

图 6-19 鳞癌细胞,用推片法制作的涂片,细胞排列紧密,只有边缘的细胞结构清晰,免疫组化支持肺鳞癌诊断

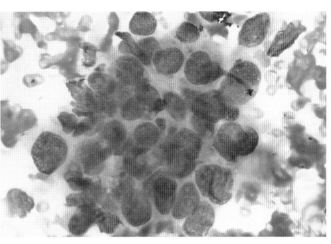

图 6-20 鳞癌细胞,成堆分布,排列紊乱,胞质着色较浅,胞核大,染色质致密,核仁大而明显,依据细胞形态可以判断为非小细胞癌,确诊需结合免疫组化结果

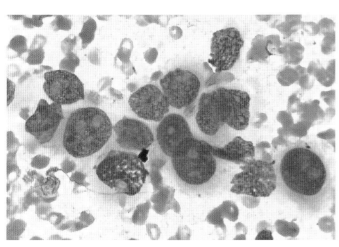

图 6-21 鳞癌细胞,细胞数量较少时,制片时细胞容易推开,细胞结构清晰,易于辨认

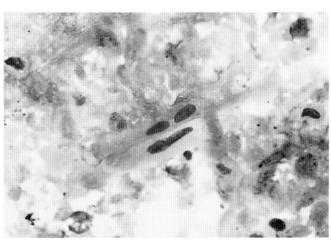

图 6-22 角化型鳞癌细胞,细胞呈梭形,胞质蓝色,胞核椭圆,背景可见大量坏死细胞

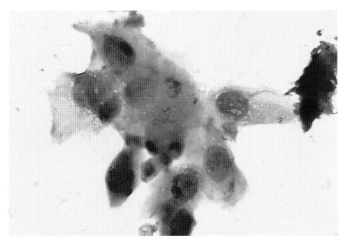

图 6-23 鳞癌细胞,细胞成片分布,仅从细胞形态无法判断细胞种类,免疫组化染色支持鳞癌

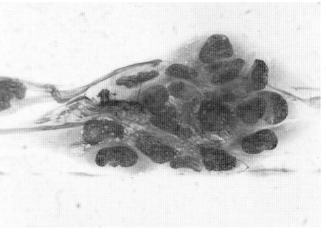

图 6-24 鳞癌细胞,在制片时细胞受牵拉呈梭形,易形成大量核丝,尤其是用推片法或涂片法制片时明显

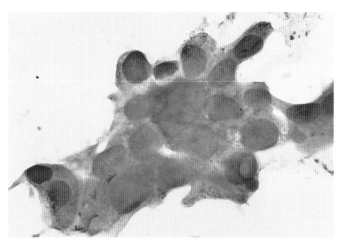

图 6-25 腺癌细胞,成片分布,胞质厚重且着色偏深,胞核大,染色质厚重、致密,核仁明显

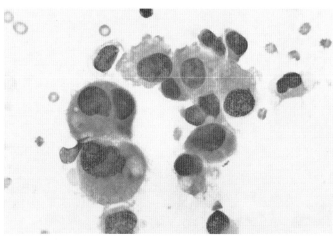

图 6-26 腺癌细胞,细胞异型性明显,与鳞癌细胞比较,该类细胞胞质更厚重,有颗粒感,免疫组化染色支持腺癌

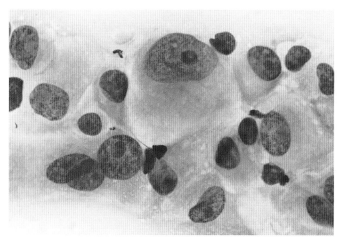

图 6-27 腺癌细胞,体积明显大小不等,成堆分布,具有恶性肿瘤细胞特征,免疫组化染色支持腺癌

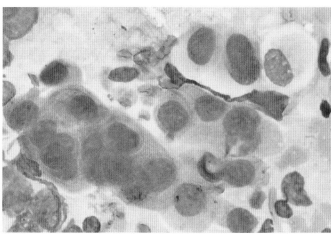

图 6-28 腺癌细胞,细胞体积中等大小,部分细胞成团分布,排列紊乱,胞核大小基本一致,染色质厚重,核仁明显

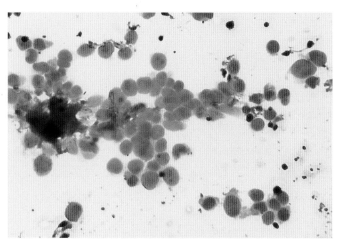

图 6-29 小细胞癌细胞,制片、染色满意,细胞成片或散在分布,胞体偏小,胞质量少,染色质细腻,是比较典型的小细胞癌(×400)

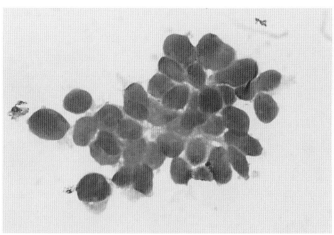

图 6-30 小细胞癌细胞,成片分布,细胞边界不清,突出特征:胞质量少、染色质细腻、无核仁

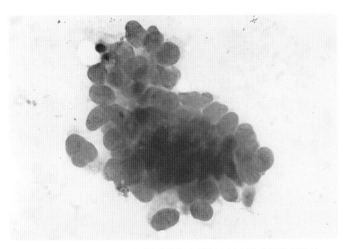

图 6-31 小细胞癌细胞,细胞群边缘的细胞结构清晰,具有小细胞癌特征

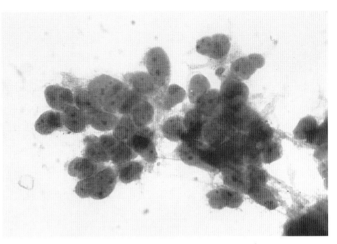

图 6-32 小细胞癌细胞,该类细胞有核仁,给诊断带来了很大的难度,但细胞整体偏小,胞质量少,染色质细腻,仍有小细胞癌特点,免疫组化染色支持小细胞肺癌

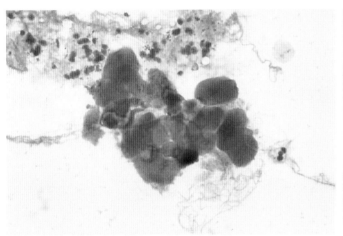

图 6-33 小细胞癌细胞,细胞成片或成堆分布,细胞呈裸核样,染色质厚重且细腻,无核仁,免疫组化染色支持小细胞癌

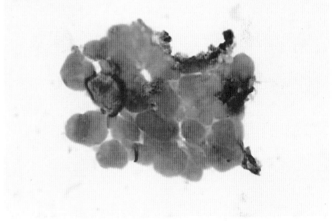

图 6-34 小细胞癌细胞,裸核样细胞成堆分布,形成染色质涂斑,容易漏检

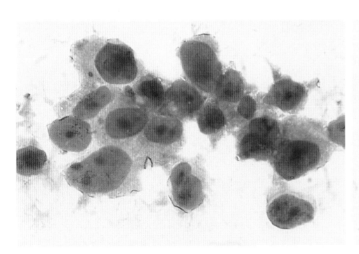

图 6-35 大细胞癌细胞,与鳞状细胞癌形态相似,仅从细胞形态无法鉴别,免疫组化支持大细胞癌

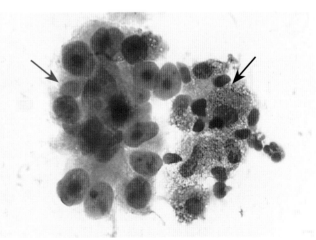

图 6-36 大细胞癌细胞(红箭所指),与良性上皮细胞(黑箭所指)相比,该类细胞体积偏大,胞核大,核仁明显,免疫组化支持大细胞癌

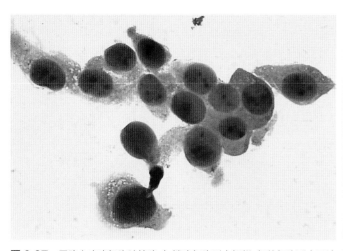

图 6-37 尿路上皮癌细胞肺转移,与鳞癌细胞形态相似,仅从细胞形态无法分辨,需结合病史及免疫组化染色进行确诊

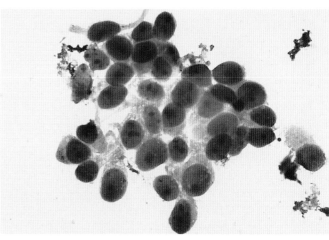

图 6-38 尿路上皮癌细胞肺转移,成片分布,体积偏大,胞核大,核仁明显,结合病史及免疫组化结果,确诊尿路上皮癌肺转移

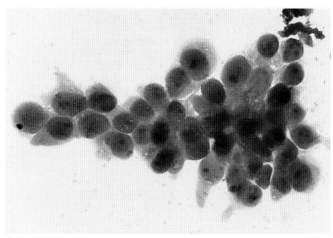

图 6-39 胃肠道肿瘤细胞肺转移,细胞成片分布,具有肿瘤细胞特征,结合原发灶及免疫组化染色进行确诊

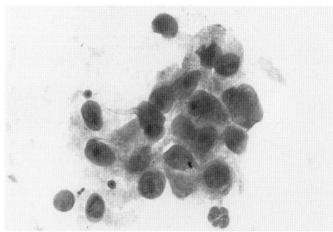

图 6-40 胰腺癌细胞肺转移,体积中等大小,胞质厚重且着色较深,核仁大而明显,免疫组化染色支持腺癌细胞

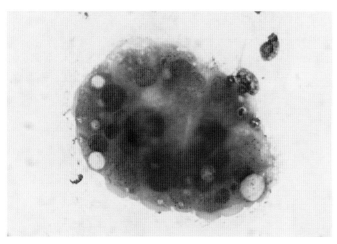

图 6-41 甲状腺癌细胞肺转移,细胞体积偏小,成团分布,结构立体,患者有甲状腺癌病史,免疫组化染色支持腺癌细胞

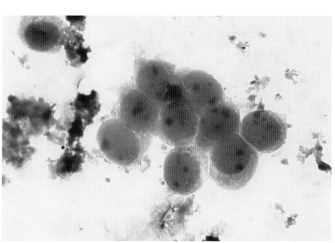

图 6-42 乳腺癌细胞肺转移,细胞成片分布,胞体偏大,胞质量少,核质比增高,染色质匀细,核仁明显,免疫组化染色符合低分化腺癌细胞

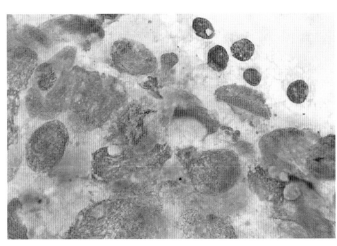

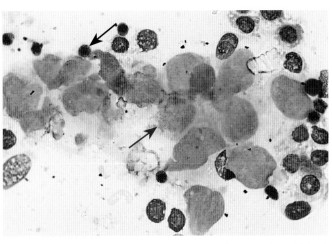

图 6-43 非小细胞癌细胞,该病例未做免疫组化,细胞成堆分布,胞核巨大,核仁明显,从形态特征可以判断为非小细胞癌

图 6-44 非小细胞癌(红箭所指),相对于淋巴细胞(黑箭所指)体积较大,成堆分布,胞质着色较浅,胞核巨大且畸形,从形态特征考虑鳞癌细胞可能性大

第二节 超声引导下经支气管针吸活检细胞形态

超声引导下经支气管针吸活检(endobronchial ultrasound-guided transbronchial needle aspiration, EBUS-TBNA),是一种在支气管镜前端安装超声探头的设备,结合专用的穿刺针,可在实时超声引导下经支气管针吸活检。由于 EBUS-TBNA 能够透过支气管壁发现壁外或纵隔内的一些病灶并进行细针活检,因此该技术主要适用于肺内肿瘤的诊断、肺癌患者淋巴结分期、诊断不明原因的肺门和/或纵隔淋巴结肿大以及纵隔肿瘤的诊断。

EBUS-TBNA 技术具有定位准确、操作简单、创伤小、安全性和准确性高的特点,可用于细胞学涂片、液基细胞制片及细胞蜡块的制作等。该项检查需要经过专业培训的医生完成,在操作过程中患者可能出现术中出血、麻醉药物过敏、喉痉挛或喉头水肿、严重的支气管痉挛、气胸或压缩性肺不张等并发症。

通过 EBUS-TBNA 获得的样本可见各种良、恶性细胞。良性细胞包括良性上皮细胞和良性肿瘤细胞(如肺错构瘤、炎性肌纤维母细胞瘤、孤立性纤维性肿瘤等);恶性肿瘤细胞种类丰富(图 6-45~ 图 6-53),与肺穿刺标本细胞形态相同。在肺结核肉芽肿(tuberculous granuloma)穿刺标本中还能见到内皮样细胞(图 6-54)。

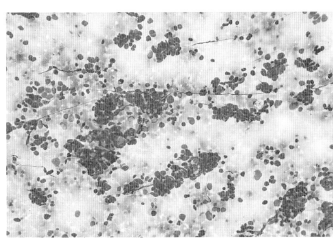

图 6-45 小细胞肺癌细胞,细胞数量较多,成片或散在分布,大部分细胞呈裸核样,可见少量核丝(×100)

图 6-46 小细胞肺癌细胞,细胞成片分布,胞核不规则,染色质细腻,无核仁

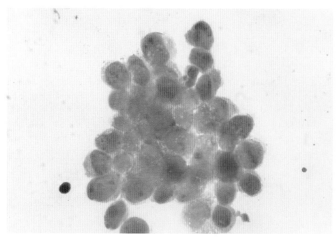

图 6-47 小细胞肺癌细胞,胞体偏小,核质比高,部分细胞有小核仁

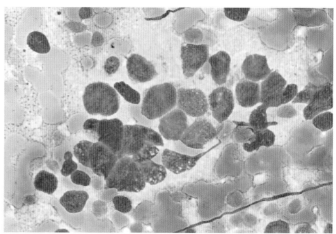

图 6-48 小细胞肺癌细胞,部分细胞散在分布,与淋巴瘤细胞不易鉴别,免疫组化染色符合小细胞癌特征

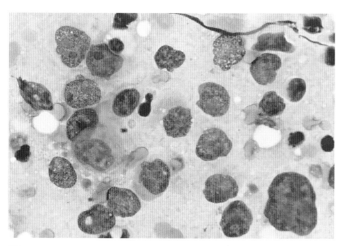

图 6-49 鳞癌细胞,细胞胞质较薄,胞核大小不等、畸形,染色质厚重,核仁大而明显

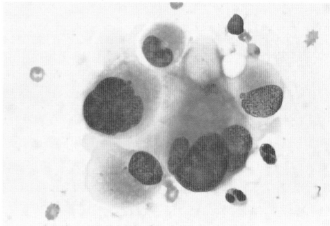

图 6-50 腺癌细胞,相对于鳞癌细胞,该类细胞突出特征是胞质较厚,细胞边界不清,部分细胞内可见分泌泡

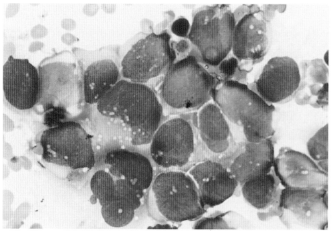

图 6-51 横纹肌肉瘤细胞,与淋巴瘤、神经内分泌肿瘤细胞不易鉴别,细胞成片分布,胞质量少,其内可见小的脂质空泡,染色质细腻且无核仁,仅从细胞形态特征无法分型,需结合 ICC 及免疫表型分析结果进行明确

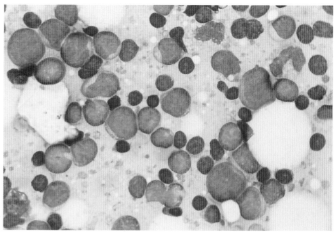

图 6-52 淋巴瘤细胞,细胞体积大小不等,散在分布,胞质量少、呈深蓝色,核质比高,染色质细腻,需要与小细胞癌细胞进行区别

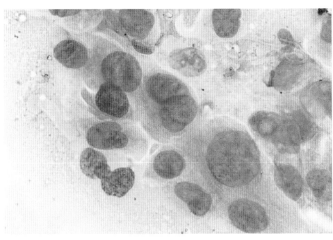

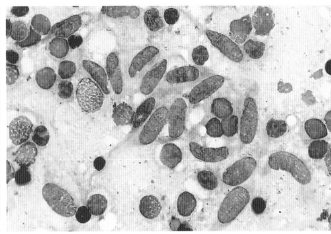

图 6-53 非小细胞癌细胞,细胞异型性明显,具有肿瘤细胞特征,未做免疫组化染色

图 6-54 内皮样细胞,呈梭形,胞核长椭圆形,染色质颗粒状,无核仁;来源于肺结核确诊病例

第三节　肺脓肿穿刺液细胞形态

　　肺脓肿(lung abscess)是多种病原菌感染引起的肺组织化脓性炎症,以高热、咳嗽、咳大量脓臭痰、胸闷气短为主要临床特征。常见病原体包括金黄色葡萄球菌、化脓性链球菌、肺炎克雷伯菌和铜绿假单胞菌等。肺脓肿可根据发病机制分为吸入性肺脓肿、血源性肺脓肿及继发性肺脓肿,其中以吸入性肺脓肿最常见。肺脓肿胸片上可见带有含气液平面的圆形空洞,内壁光滑或略有不规则。

　　肺脓肿穿刺液常为黄色脓性液体,部分标本有明显的恶臭。细胞形态特征:有核细胞极度增多,以中性粒细胞为主,可见大量细胞碎片、坏死颗粒及液化颗粒(图 6-55、图 6-56),细菌常见(图 6-57);有的标本可见血红素结晶(图 6-58~图 6-62)及胆固醇结晶(图 6-63);少数病例以细菌为主,无完整的细胞(图 6-64)。

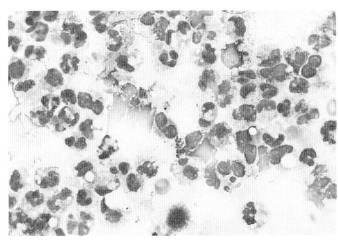

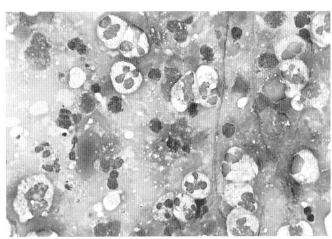

图 6-55 中性粒细胞,细胞数量明显增多,胞体不完整,可见大量细胞碎片背景可见大量细菌

图 6-56 中性粒细胞及坏死颗粒,只有少量完整的中性粒细胞,可见大量坏死颗粒及细胞碎片,使得背景呈紫红色

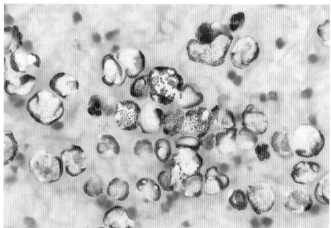

图 6-57 中性粒细胞及胞内菌,细胞数量明显增多,细胞退变现象明显

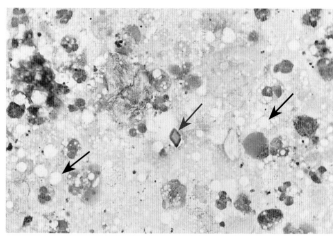

图 6-58 液化颗粒(黑箭所指)及血红素结晶(红箭所指),瑞-吉染色后液化颗粒溶解,形成大小不一的空泡

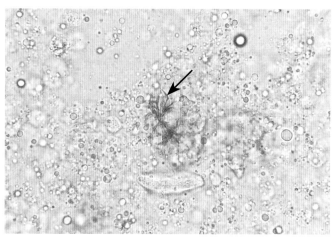

图 6-59 血红素结晶(箭头所指),背景可见大量液化颗粒,是脓肿比较常见的一种形态(未染色)

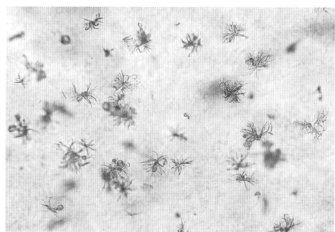

图 6-60 血红素结晶,金黄色,聚集呈花样

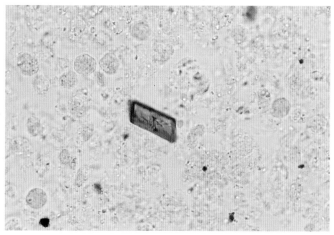

图 6-61 血红素结晶,斜方体样,背景可见大量白细胞及坏死颗粒(未染色)

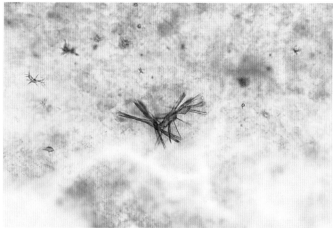

图 6-62 血红素结晶,与胆红素结晶形态类似,比胆红素结晶更粗、体积更大(×200)

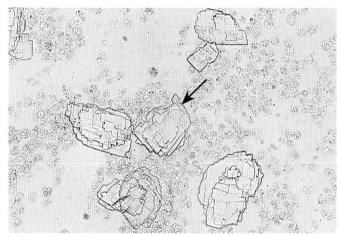

图 6-63 胆固醇结晶(箭头所指),无色片状,多层重叠,背景可见大量炎性细胞(未染色,×200)

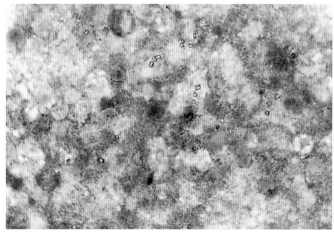

图 6-64 血红素结晶,颗粒状,呈金黄色,背景可见大量细菌,无完整细胞;来源于肺脓肿病例

第四节 淋巴结穿刺细胞形态

淋巴结穿刺(lymph node puncture)细胞学检验可以辅助诊断肿瘤、淋巴结炎、结核、造血系统肿瘤(白血病、淋巴瘤)等多种疾病,尤其在肿瘤的诊断、分期及选择治疗方案方面有着重要的临床意义。引起淋巴结肿大的原因有很多,增生的细胞成分及种类也比较复杂,常见的淋巴结疾病有以下几种:

1. **淋巴结炎症(lymphadenitis)** 根据病因及细胞形态学特征可分为急性淋巴结炎(图 6-65)、组织细胞性坏死性淋巴结炎、慢性淋巴结炎、病毒性淋巴结炎及结核性淋巴结炎(图 6-66)等。

2. **增生性疾病** 包括窦组织细胞增生伴巨大淋巴结病、淋巴结的不典型增生及嗜酸性细胞淋巴肉芽肿等。穿刺液标本可见大量成熟淋巴细胞,以小淋巴细胞为主,反应性淋巴细胞及免疫母细胞少量,巨噬细胞不同程度增多。

3. **恶性淋巴瘤(malignant lymphoma)** 原发于淋巴结或结外淋巴组织的恶性肿瘤。发生在淋巴结者临床以无痛性、进行性淋巴结肿大为主要表现。淋巴瘤分类复杂,根据组织病理学改变分为霍奇金淋巴瘤(Hodgkin lymphoma, HL)和非霍奇金淋巴瘤(non-Hodgkin lymphoma, NHL)两大类。根据 WHO 造血和淋巴组织肿瘤分类将淋巴瘤分为前驱淋巴瘤、成熟 B 细胞淋巴瘤、成熟 T/NK 细胞淋巴瘤及霍奇金淋巴瘤,每一类又分为很多亚型。

淋巴瘤如弥漫性大 B 细胞淋巴瘤(diffuse large B-cell lymphoma, DLBCL)(图 6-67、图 6-68)和伯基特淋巴瘤(Burkitt lymphoma, BL)形态学诊断相对容易,但对于一些低级别滤泡性淋巴瘤(follicular lymphoma, FL)和边缘区淋巴瘤(marginal zone lymphoma, MZL)及其他种类的淋巴瘤(图 6-69、图 6-70),仅从细胞学诊断非常困难,需要结合流式细胞术、细胞遗传学、分子生物学及荧光原位杂交(FISH)等检测技术进行诊断和分类。

4. **白血病淋巴结浸润** 急性白血病淋巴结肿大较常见,其中急性淋巴细胞白血病(ALL)较急性非淋巴细胞白血病(ANLL)多见,可累及全身浅表及深部淋巴结。

5. **淋巴结转移性肿瘤** 淋巴结是恶性肿瘤最常见的转移部位,任何恶性肿瘤(图 6-71~图 6-76)都可能发生淋巴结转移,但不同类型的恶性肿瘤发生淋巴结转移的频度、累及范围有所不同。淋巴道转移是肺癌最常见的扩散途径,癌细胞经支气管和肺血管周围的淋巴管,先侵入邻近的肺段或叶支气管周围淋巴结,然后到达肺门或隆突下淋巴结,再侵入同侧纵隔和气管旁淋巴结,最后累及锁骨上或颈部淋巴结。

浅表淋巴结可采取细针穿刺活检,深部淋巴结可在 B 超或 CT 引导下穿刺,穿刺后的标本可制作涂片用于细胞学检查,穿刺液可用于流式细胞术检测,小活检标本可制作细胞蜡块用于免疫组化染色。以下是淋巴结细针穿刺液瑞 - 吉染色图片:

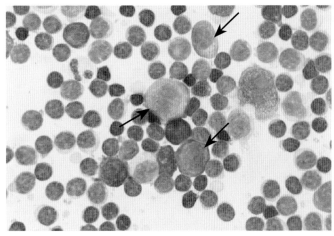

图 6-65 反应性淋巴细胞(箭头所指),涂片细胞数量明显增多,以成熟淋巴细胞为主;来源于淋巴结炎确诊病例

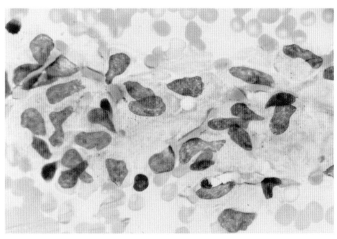

图 6-66 内皮样细胞,细胞边界不清,胞核常为椭圆形;来源于结核性淋巴结炎确诊病例

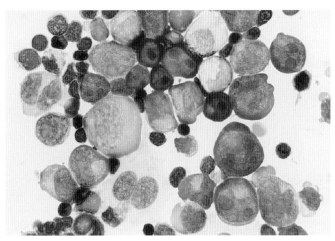

图 6-67 弥漫性大 B 细胞淋巴瘤细胞,体积大小不一,以大细胞为主,胞质强嗜碱性,胞核大,核仁明显

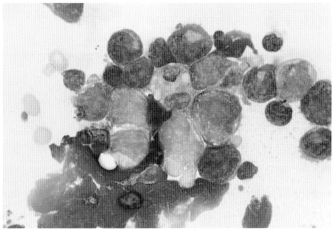

图 6-68 弥漫性大 B 细胞淋巴瘤细胞,细胞成堆分布,与低分化肿瘤细胞、神经内分泌肿瘤细胞、肉瘤细胞不易鉴别,需结合其他检查综合分析

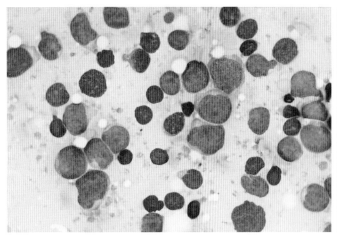

图 6-69 淋巴瘤细胞,散在分布,胞质量少,胞核不规则,染色质细腻,可见核仁,需要与小细胞癌进行鉴别

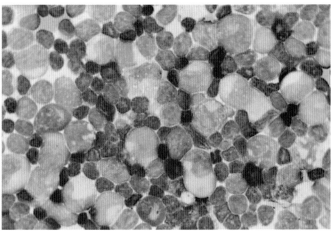

图 6-70 淋巴瘤细胞,体积偏大,胞质少;来源于血管免疫母 T 细胞淋巴瘤确诊病例

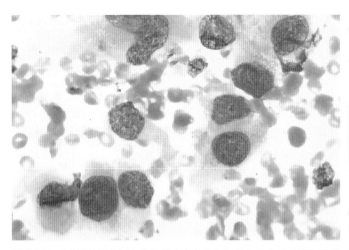

图 6-71 转移性肺鳞癌癌细胞,细胞散在或成片分布,胞体偏大,胞质薄且着色较浅,胞核大,染色质厚重,核仁明显

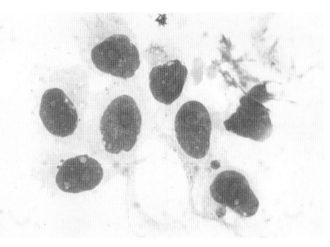

图 6-72 转移性肺低分化肿瘤细胞,胞质着色较浅,染色质匀细,核仁大而明显,免疫组化支持低分化肿瘤细胞

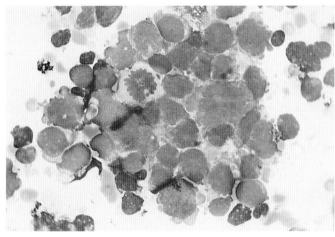

图 6-73 转移性小细胞肺癌癌细胞,细胞成片分布,胞质量少,核质比高,染色质细腻,无核仁

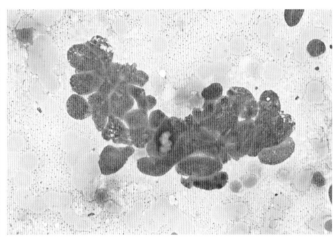

图 6-74 转移性小细胞肺癌癌细胞,淋巴内的癌细胞易坏死,细胞呈裸核样

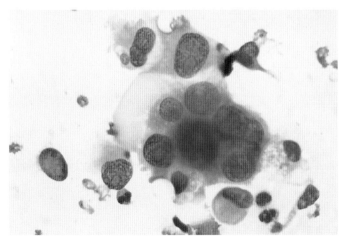

图 6-75 转移性肺腺癌癌细胞,细胞边界不清,胞质厚重、呈强嗜碱性,染色质粗颗粒状,核仁大而明显

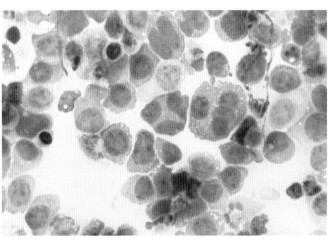

图 6-76 骨髓瘤细胞,胞质丰富、呈灰蓝色,可见多核瘤细胞

第五节　鼻黏膜细胞学

一、基础知识

（一）鼻（nose）

鼻是人体的嗅觉器官,也是呼吸道的起始部分,由外鼻、鼻腔、鼻旁窦三部分构成。鼻腔黏膜由上皮和固有层构成,根据结构、位置和功能的不同,鼻黏膜可分为前庭部、呼吸部和嗅部。黏膜深部与软骨膜、骨膜或骨骼肌相连。

1. **前庭部（vestibular region）**　前庭部是邻近外鼻孔的部分,分为有毛区和无毛区。有毛区表面被覆角化的复层扁平上皮,与皮肤相移行,有鼻毛、皮脂腺及汗腺。鼻毛可阻挡吸入空气中的大尘粒,是过滤吸入空气的第一道屏障。无毛区的上皮为未角化的复层扁平上皮,近呼吸部的固有层内含少量混合腺和弥散的淋巴组织。前庭部缺乏皮下组织,皮肤深层直接与软骨膜相贴,由于组织致密,在发生疖肿时,疼痛较为剧烈。

2. **呼吸部（respiratory region）**　呼吸部是鼻黏膜的主要部分,黏膜表面被覆假复层纤毛柱状上皮,含有较多的杯状细胞,基膜较厚。固有层为疏松结缔组织,内含混合性腺体,称为鼻腺（nasal gland）,鼻腺分泌物与杯状细胞分泌物共同形成一层黏液覆盖于黏膜表面。呼吸部黏膜丰富的血液供应与表面的黏液对吸入的空气有温暖和湿润作用。鼻炎时,静脉丛异常充血,分泌物增多,黏膜肿胀,鼻道变窄,影响通气。

3. **嗅部（olfactory region）**　嗅部黏膜呈浅黄色,由嗅上皮和固有层组成。人的嗅黏膜总面积约为 $2cm^2$,嗅上皮为假复层柱状上皮,由嗅细胞、支持细胞和基细胞组成。

（1）嗅细胞（olfactory cell）：嗅细胞是人体唯一暴露于外界的神经元,有感受刺激和传导冲动的作用,是嗅觉传导通路中的第一级神经元。嗅细胞为双极神经元,位于支持细胞之间,呈长梭形,细胞核位于中部,顶部树突细长,伸向上皮游离面,终端稍膨大呈球状,称为嗅泡（olfactory vesicle）。从嗅泡放射性发出数十根纤毛,称为嗅毛（olfactory cilia）。嗅毛浸于上皮表面嗅腺的分泌物中,以扩大与气味物质的接触面积。嗅细胞体向基膜方向伸出轴突至固有层内,形成无髓神经纤维,组成嗅神经。

（2）支持细胞（supporting cell）：支持细胞数目最多,呈高柱状,位于嗅细胞之间。顶部宽大,基部较细,细胞核呈椭圆形,细胞游离面有许多微绒毛。支持细胞有支持、保护和隔离嗅细胞的作用。

（3）基细胞（basal cell）：基细胞是上皮损伤后的修复细胞,有分裂能力,能分化为支持细胞和嗅细胞。基细胞呈圆形或锥体形,位于上皮基底部。

二、鼻黏膜分泌物细胞学

（一）非肿瘤性细胞

引起鼻黏膜损伤的常见原因有：

1. **炎症性损伤**　急性或者慢性鼻炎、鼻窦炎都会引起鼻黏膜炎症性损伤,鼻黏膜细胞脱落,可伴大量白细胞从鼻腔排出;过敏性鼻炎时,分泌物中的嗜酸性粒细胞明显增多。

2. **外伤**　外伤主要包括鼻黏膜撕裂伤以及鼻中隔黏膜穿孔。

3. **手术**　乳头状瘤、鼻息肉及鼻咽癌等鼻黏膜肿瘤术后也可导致黏膜损伤。

（二）肿瘤细胞

鼻咽癌（nasopharyngeal carcinoma, NPC）属于头颈部肿瘤,是一种发生于鼻咽黏膜柱状上皮的恶性肿瘤,绝大多数为鳞状细胞癌。2017年,世界卫生组织（WHO）将鼻咽癌分为角化型鳞状细胞癌（keratinizing squamous cell carcinoma）、非角化型鳞状细胞癌（non-keratinizing squamous cell carcinoma）和基底样鳞状细胞癌（basaloid squamous cell carcinoma）。鼻咽癌的病因包括遗传易感性、EB 病毒感染和环境因素等多个因素,可发生于任何年龄,男性多见。

大部分鼻咽癌患者是由于无症状性颈部肿块到医院就诊被发现,还可出现听力下降、耳鸣、头痛、流鼻血等症状。鼻咽癌向上可通过鼻腔顶端累及颅内、眼眶、脑神经,向两侧会累及咽旁、中耳等部位,还可通过向远处转移累及到骨、肺、肝等器官。治疗可分为局部治疗（局部放疗、手术等）和全身治疗（化疗、靶向治疗、免疫治疗等）。

角化型鳞癌细胞（图 6-78~图 6-80）奇形怪状,呈梭形、圆形、蝌蚪样或呈不规则形,细胞散在分布或聚集成堆,胞质丰富,质地偏薄,无颗粒感,瑞 - 吉染色呈蓝色,胞核大小不一,染色质颗粒状或聚集呈块状,可伴鳞化上皮细胞大量出现（图 6-77）。非角化鳞癌细胞（图 6-81、图 6-82）：成片或成堆分布,细胞边界不清,胞质量少,呈蓝色,胞核大,圆形或卵圆形,染色质细致,可见核仁。

鼻咽癌细胞易通过淋巴道转移,可通过淋巴结穿刺进行确诊（图 6-83、图 6-84）。鼻咽癌除了常见的鳞癌以外,还可见横纹肌肉瘤（图 6-85、图 6-86）及肉瘤样癌（图 6-87、图 6-88）等其他类型的恶性肿瘤。

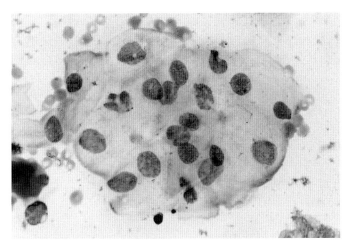

图 6-77 鳞化上皮细胞,常与鳞癌细胞同时出现,成片分布,胞质丰富,胞核偏小,染色质颗粒状

图 6-78 角化型鳞癌细胞,细胞体积较大,形态不规则,胞质薄,无颗粒感,呈淡蓝色,胞核偏大

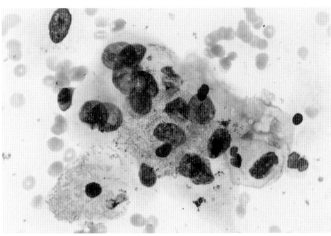

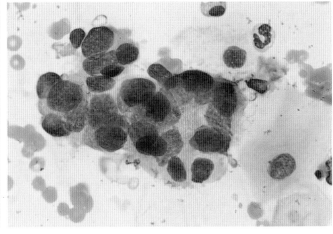

图 6-79 角化型鳞癌细胞,细胞边界不清,胞质丰富且较薄,呈淡蓝色,胞核偏大,染色质粗颗粒状

图 6-80 角化型鳞癌细胞（鼻咽癌）,成堆分布,细胞排列紊乱,胞核偏大

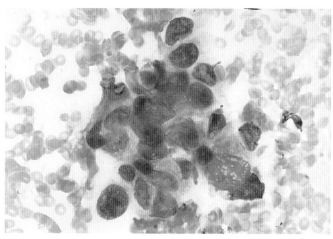

图 6-81 非角化型鳞癌细胞（鼻咽癌），成堆分布，细胞边界不清，仅从形态特征不易鉴别，可结合 ICC/IHC 结果明确诊断

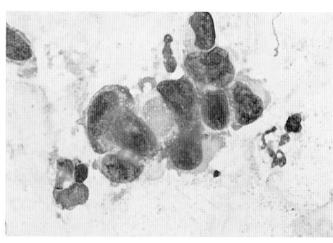

图 6-82 非角化型鳞癌细胞，胞质量少且无颗粒感，呈强嗜碱性，着色偏深，胞核大，核质比高，染色质厚重、致密，核仁明显

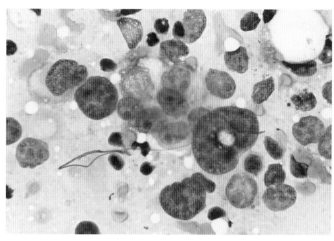

图 6-83 鳞癌细胞（鼻咽癌），细胞异型性明显，成堆分布，胞质较薄，胞核大小不等，染色质厚重，核仁大而明显（淋巴结穿刺液）

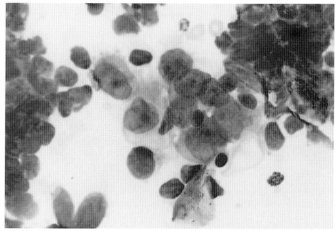

图 6-84 鳞癌细胞（鼻咽癌），成堆分布，胞质较薄且无颗粒（淋巴结穿刺液）

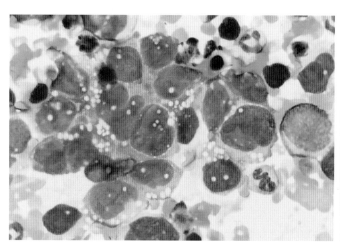

图 6-85 鼻腔滤泡型横纹肌肉瘤细胞，免疫组化染色结果：Ki67（80%+）、WyoD1（++）、Vimentin（++）、CD99（−）、Syn（−）、NSE（−）

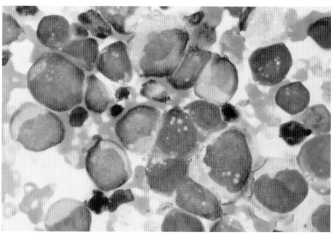

图 6-86 鼻腔滤泡型横纹肌肉瘤细胞，细胞散在或相互融合，胞核大，核质比高，染色质细腻（淋巴结穿刺液）

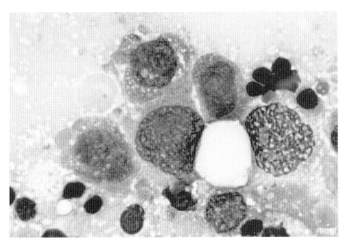

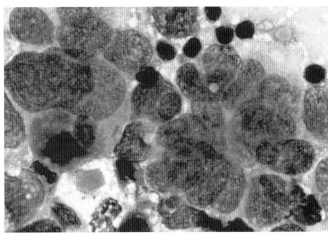

图 6-87 鼻咽部肉瘤样癌,胞体巨大,胞质厚重,可见小空泡,染色质厚重,核仁明显、数目多个(淋巴结穿刺液)

图 6-88 鼻咽部肉瘤样癌:免疫组化 CK(AE1/AE3)(肿瘤细胞 50%+)、Vimentin(+)、LCA(−)、CK7(−)、CK20(散在+)、TTF-1(−)、NapsinA(−)、Syn(−)、CgA(−)、CD56(−)、CDX2(−)、CEA(−)、CK5/6(−)、P40(−)、Ki-67(70%+)(淋巴结穿刺液)

第一节　细菌与真菌

随着医学各专业的快速发展,临床对致病微生物的鉴别要求越来越精准。一些先进的检测技术如质谱分析技术、高通量测序、PCR检测等技术的应用,推动了微生物学的快速发展,也给临床诊断和治疗提供了快速、准确的检验结果。引起呼吸系统感染性疾病的病原体种类繁多,按照病因上可分为细菌、病毒、真菌及非典型病原体。呼吸道标本不仅可以检出致病菌,而且还可观察到因感染导致的细胞形态及数量改变,这些变化在疾病的诊断方面同样有着重要的参考价值。

一、细菌

（一）常见的细菌

细菌性肺炎(bacterial pneumonia)的致病菌种类有很多,常见的细菌有肺炎链球菌、金黄色葡萄球菌、溶血性链球菌、肺炎克雷伯杆菌、流感嗜血杆菌、铜绿假单胞菌、大肠埃希菌、诺卡菌属、放线菌及厌氧菌等;非典型病原体有军团菌、支原体和衣原体等。细菌性肺炎常见的临床症状有咳嗽、咳痰、呼吸困难及体温变化等。

细菌性肺炎可导致呼吸道标本性状及细胞形态发生改变,有核细胞数量增多,以中性粒细胞增多为主,也可伴巨噬细胞、嗜酸性粒细胞、淋巴细胞增多。此外,痰液标本可伴鳞状上皮细胞大量脱落,还可发现鳞状化生细胞;支气管BALF或支气管刷检可见非典型的纤毛细胞;在一些慢性炎症病例中可出现杯状细胞增生;化脓性炎症时,中性粒细胞数量及比例明显增多,还可见大量的细胞碎片、坏死物质及液化颗粒等,少数病例可见血红素结晶。

瑞-吉染色后的涂片可发现各种形态的细菌(图7-1~图7-4),但并不能明确细菌的种类,需要通过细菌培养及其他检查鉴定致病菌。特别指出的是在恶性肿瘤患者的痰液中,由于合并细菌感染所致的化脓性炎症,镜下增多的中性粒细胞和坏死物质可以掩盖癌细胞,造成假阴性的诊断。

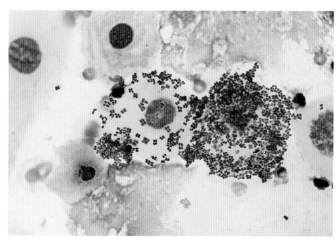

图 7-1　四联球菌,黏附在细胞表面(痰液)

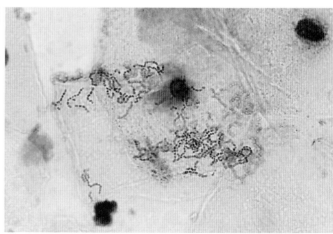

图 7-2　链球菌(痰液)

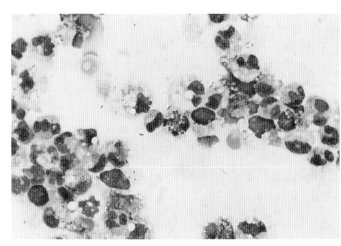
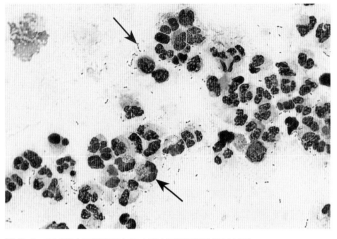

图 7-3 胞内球菌,背景可见大量中性粒细胞(痰液)　　　**图 7-4** 双球菌(红箭所指),胞内菌(黑箭所指)(BALF)

(二)放线菌

放线菌(actinomycetes)是一类特殊的细菌,在培养基中菌丝呈放射状排列,故名放线菌。主要以菌丝或孢子的形态存在于空气、水和土壤等环境中,医学上常见的菌属主要包括放线菌属(actinomyces)、诺卡菌属(nocardia)、链霉菌属(streptomyces)以及小单孢菌属(micromonospora)。

肺部感染常见的临床症状有咳嗽、咳痰、咯血、发热及胸痛等;影像学缺乏特异性表现;支气管镜下可表现为乳白色脓液、坏死、新生物、非特异性充血及水肿等;由于放线菌属和诺卡菌属的治疗药物有所差异,可通过微生物培养、质谱分析、高通量测序等技术准确诊断。

放线菌属多为厌氧或微需氧性,革兰染色阳性,抗酸染色阴性,菌体呈长丝状,纤细分枝,呈放射状(图 7-5),如同棉花球团样或毛线团样外观,在痰液中可找到黄褐色的小颗粒,称为硫磺样颗粒(sulfur granule)。放线菌是条件致病菌,常寄生于口腔龋齿、扁桃体隐窝、上呼吸道、胃肠道和泌尿生殖道(女性外生殖器)。肺放线菌病以咳嗽、咳痰、咯血、胸痛及发热多见,严重时可以侵犯胸腔,导致脓胸的形成。源于口腔污染的放线菌,细胞学检验没有中性粒细胞浸润;肺部放线菌感染可伴有大量中性粒细胞。

诺卡菌属是一群需氧性放线菌,目前诺卡菌属包括超过 100 种细菌,对人体致病的主要有星形诺卡菌(*N.asteroides*)、巴西诺卡菌(*N.brasiliensis*)和豚鼠诺卡菌(*N.cavae*)。其中星形诺卡菌在我国最常见(占 80% 以上),致病力最强,经呼吸道侵入引起肺部化脓性炎症与坏死,严重者可通过血流播散至全身。诺卡菌形态与放线菌属相似,但菌丝末端不膨大,革兰染色阳性,部分诺卡菌抗酸染色呈弱阳性(图 7-6),但如延长脱色时间则变为阴性,据此与典型的结核杆菌相区别。

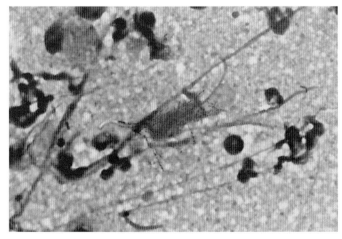

图 7-5 放线菌(痰液,革兰染色)

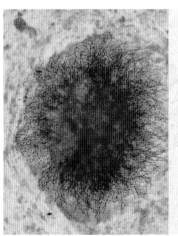
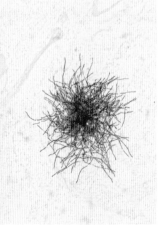

图 7-6 诺卡菌(痰液,革兰染色 + 弱抗酸染色)

（三）结核分枝杆菌

结核病（tuberculosis）是由结核分枝杆菌（mycobacterium tuberculosis）引起的慢性传染病，可侵及多个脏器，以肺部结核最为常见。目前，肺结核在我国仍有一定的发病率，多重耐药结核分枝杆菌的出现给治疗带来了很多困难，肺结核临床表现多为低热（午后为著）、盗汗、乏力、纳差、消瘦；呼吸道症状有咳嗽、咳痰、咯血、胸痛、不同程度胸闷或呼吸困难。90%以上的肺原发感染形成纤维化或钙化，不治而愈，但病灶内仍有结核分枝杆菌长期潜伏，可引起内源性感染，约5%可发展为活动性肺结核，可经血和淋巴系统播散至其他部位。

现在常用的诊断方法是临床表现结合微生物鉴定、影像学检查、免疫学方法以及 PCR 检测。细胞形态学在诊断结核病同样发挥着重要的作用，结核分枝杆菌感染的特征是形成肉芽肿性炎，并引起组织的干酪样坏死，常位于肉芽肿的中心，病灶内有大量呈梭形的巨噬细胞，由于其与上皮细胞形态相似，故称为类上皮细胞或上皮样细胞。类上皮细胞可以互相融合形成多核巨细胞（朗汉斯巨细胞）。痰液和支气管刷检中可以发现有结核病特征性的细胞成分，如类上皮细胞和朗汉斯巨细胞，淋巴细胞不同程度增多，可见反应性淋巴细胞，背景可见大量细胞碎片及坏死颗粒，抗酸染色找到病原体可以明确诊断。

瑞-吉染色或革兰染色，结核分枝杆菌不易着色，呈透明状（图7-7、图7-8），若在呼吸道标本中发现类似细菌，需要加做抗酸染色；结核分枝杆菌抗酸染色呈粉红色（图7-9）；GMS 染色结核分枝杆菌呈棕黑色（图7-10）。

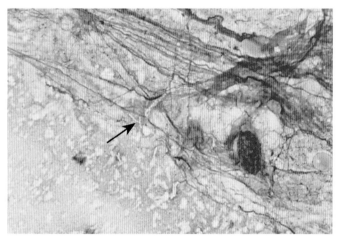

图 7-7　结核分枝杆菌（箭头所指）（痰液，瑞-吉染色）

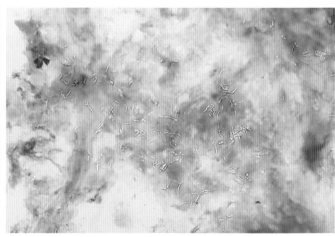

图 7-8　结核分枝杆菌，（支气管刷片，瑞-吉染色）

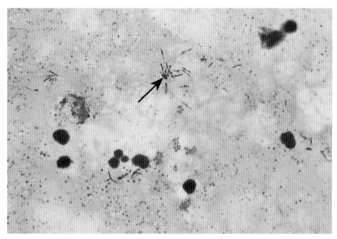

图 7-9　结核分枝杆菌（箭头所指）（痰液，抗酸染色）

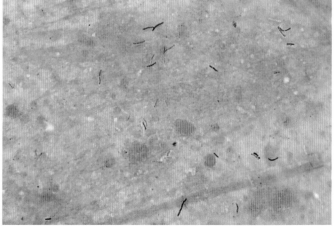

图 7-10　结核分枝杆菌（痰液，GMS 染色）

二、真菌

呼吸道的真菌（fungal）可能源于口腔污染、空气的污染或合并其他肺病同时出现。呼吸道真菌种类较多，瑞-吉染色可以发现真菌孢子或菌丝，有的真菌可以通过形态特点进行鉴别，但是有时仅从形态特征无法鉴别真菌的种类，还需要通过真菌培养进行鉴定。

（一）白假丝酵母菌

白假丝酵母菌（candida albicans）又称白色念珠菌，是上呼吸道的正常菌群，因此多数情况下痰样本发现白假丝酵母菌提示来自口腔寄居菌群而无临床意义，但免疫力低下、免疫缺陷或免疫抑制的患者可发生白假丝酵母菌的机会性感染。白假丝酵母菌形态学具有二相性，可以形成酵母样真菌孢子和假菌丝体两种形态（图7-11~图7-14），如果发现大量假菌丝，提示白假丝酵母菌处于活动状态，不同种类的假丝酵母菌感染可以通过微生物学培养或者分子生物学检测来区分。支气管刷检、支气管肺泡灌洗液、肺细针穿刺等标本若发现假丝酵母菌有临床意义，细胞学报告要进行描述和提示。

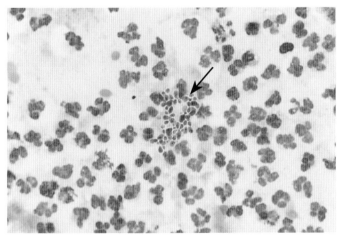

图 7-11 白假丝酵母菌孢子，瑞吉染色孢子呈深蓝色，背景可见大量中性粒细胞（BALF，瑞-吉染色）

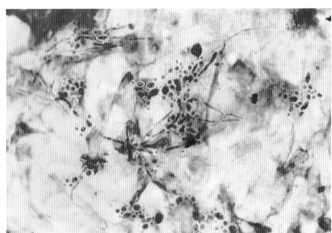

图 7-12 白假丝酵母菌，可见真菌孢子和假菌丝体（痰液，瑞-吉染色）

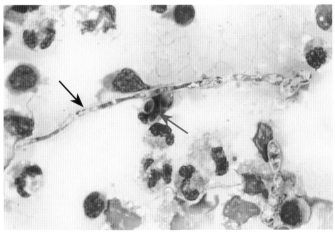

图 7-13 白假丝酵母菌假菌丝（黑箭所指）、孢子（红箭所指）（BALF，瑞-吉染色）

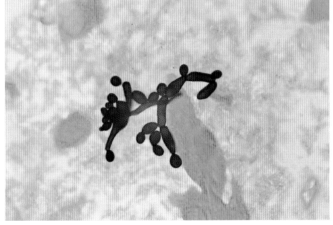

图 7-14 白假丝酵母菌（痰液，GMS染色）

（二）霉菌

1. **曲霉菌（aspergillus）** 曲霉菌广泛存在于土壤和大气中,至少有10多种可使人致病,其中以烟曲霉（图7-23、图7-24）最常见,黑曲霉和黄曲霉（图7-22）少见。正常人吸入曲霉菌的孢子不会发病,但有免疫抑制的人可感染引起曲菌病（aspergillosis）。侵袭性曲霉病是最常见的类型,也是最严重的类型,主要症状有干咳、胸痛、咯血,病变严重时可有呼吸困难,甚至呼吸衰竭,部分患者可出现中枢神经系统感染症状。

瑞-吉染色菌体呈蓝色,菌丝粗大,呈45°角的分支（图7-15、图7-16）,芽生可在有氧条件下形成,可有草酸钙结晶形成,GMS染色可进一步确定（图7-19、图7-21）。此外,革兰氏染色（图7-17、图7-18）、HE染色（图7-20）及其他染色也可以发现菌丝。细胞学检查时可发现曲霉菌丝,从形态可初步判断,但并不能排除外界的污染,真菌培养可通过菌丝、孢子及菌落形态鉴别曲霉种类。曲霉菌感染可使呼吸道上皮出现不典型增生,异型明显的细胞需要与肿瘤细胞进行鉴别。

2. **毛霉菌（mucor）** 是一类条件致病性深部真菌,可经呼吸道吸入造成肺部感染引起肺毛霉菌病,又称人类接合菌病,多见于免疫力低下的患者,主要表现为支气管肺炎,毛霉菌可阻塞血管形成血栓,导致肺梗塞。肺毛霉菌病起病较急、进展快、病死率高,感染后通常会出现高热、咳嗽、胸闷、胸痛等症状,严重的会出现咯血、呼吸困难等,可选择药物及手术等方式治疗。

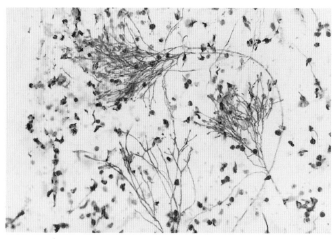

图 7-15 曲霉（痰液,瑞-吉染色,×100）

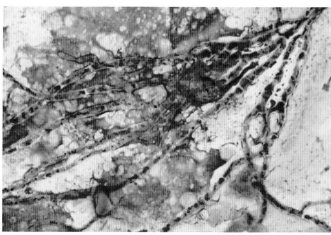

图 7-16 曲霉（BALF,瑞-吉染色）

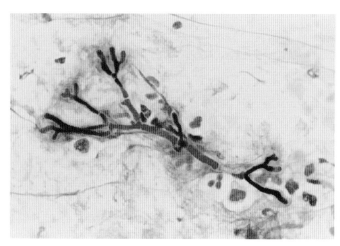

图 7-17 曲霉（痰液,革兰染色）

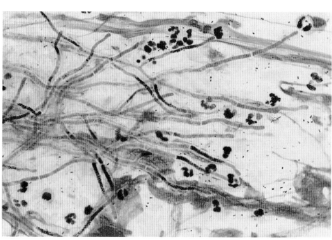

图 7-18 曲霉（痰液,革兰染色,×400）

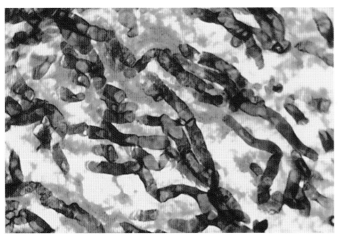

图 7-19 曲霉,GMS 染色呈棕褐色(组织切片,GMS 染色)

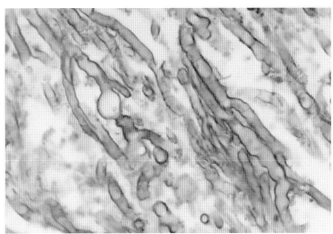

图 7-20 曲霉(组织切片,HE 染色)

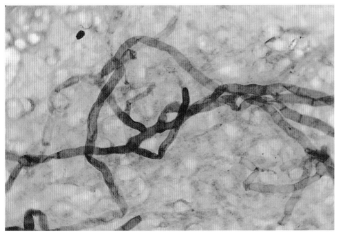

图 7-21 曲霉(痰液,GMS 染色)

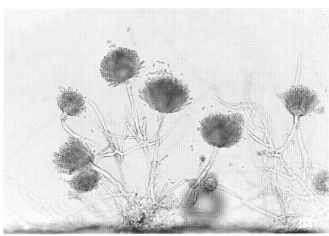

图 7-22 黄曲霉(培养后,棉兰染色,×400)

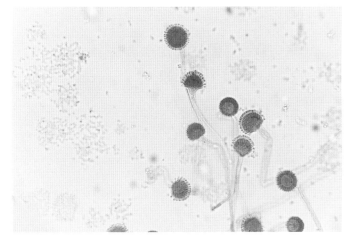

图 7-23 烟曲霉(培养后,棉兰染色,×400)

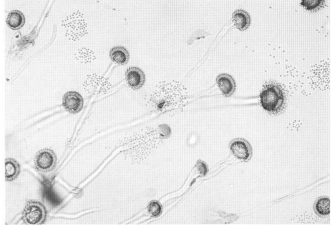

图 7-24 烟曲霉(培养后,棉兰染色,×400)

　　毛霉菌直接镜检菌丝较宽,无分隔或极少分隔,分支呈 90°夹角(图 7-25~ 图 7-28),有孢子但数量少,无草酸钙结晶形成。真菌培养 25℃或 37℃下生长迅速,形成白色丝状菌落(图 7-29),形成孢子后菌落变成灰褐色。荧光染色菌丝结构清晰,有助于毛霉菌的鉴别(图 7-30)。

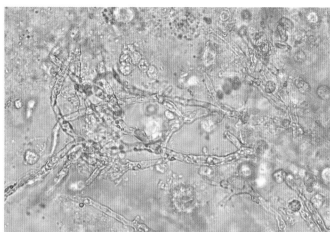

图 7-25　毛霉菌（BALF，未染色）

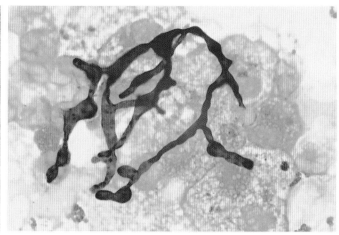

图 7-26　毛霉菌（BALF，GMS 染色）

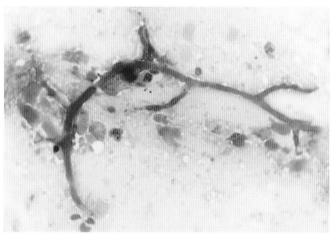

图 7-27　毛霉菌（痰液，革兰染色）

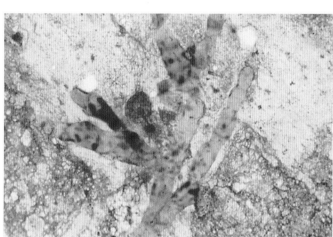

图 7-28　毛霉菌（BALF，瑞 - 吉染色）

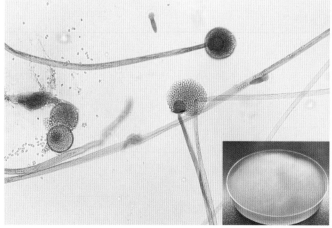

图 7-29　毛霉培养及菌落（棉兰染色）

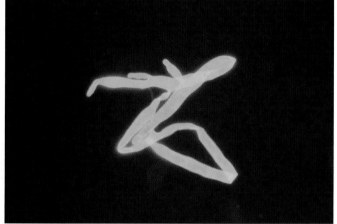

图 7-30　毛霉菌（荧光染色）

3. 马尔尼菲篮状菌（talaromyces marneffei）　马尔尼菲篮状菌是一种呈温度双相型的致病菌，在 25℃时为菌丝型，在 37℃时为酵母型，酵母型有致病性。马尔尼菲篮状菌感染多见于免疫缺陷或免疫功能抑制者，随着 HIV 感染者日渐增多，马尔尼菲篮状菌病报道也逐年增加，为条件致病真菌，起病隐匿，进展快速，死亡率高，若早期诊断、早期治疗可以治愈，合并免疫缺陷患者停药后病情易反复。本病可为局限型和播散型，播散型常累及肺、肝脏、皮肤、淋巴结及骨髓

（图 7-31）等，肺部感染临床主要表现为不规则发热、咳嗽、咳痰、发热及胸痛等，易出现肺脓肿、DIC 等并发症。

马尔尼菲篮状菌位于细胞内或细胞外，呈圆形或卵圆形，直径 2~4μm，瑞 - 吉染色胞质淡蓝色，胞核紫红色，核周绕一空晕（图 7-32~ 图 7-34）。游离于组织细胞外的菌体，可为长形、粗细均匀、两头钝圆的腊肠状细胞。GMS 有助于菌种的鉴别（图 7-35）；培养后可见菌丝型马尔尼菲蓝状菌（图 7-36）。

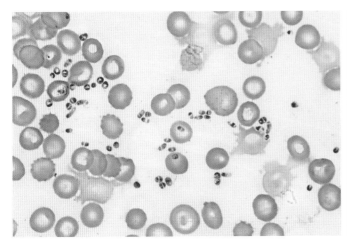

图 7-31 马尔尼菲篮状菌（骨髓，瑞 - 吉染色）

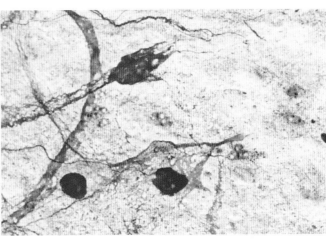

图 7-32 马尔尼菲篮状菌（痰液，瑞 - 吉染色）

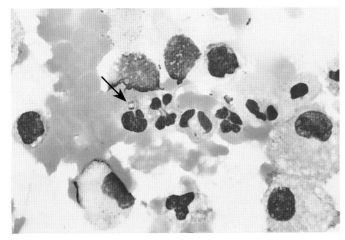

图 7-33 马尔尼菲篮状菌（BALF，瑞 - 吉染色）

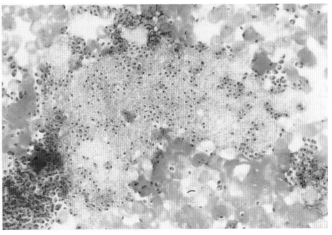

图 7-34 马尔尼菲篮状菌（BALF，瑞 - 吉染色）

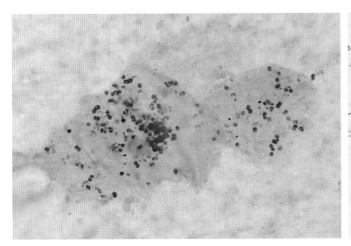

图 7-35 马尔尼菲篮状菌（痰液，GMS 染色）

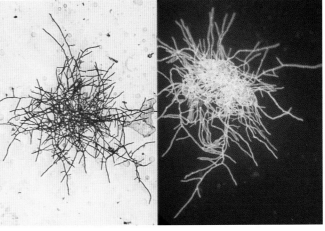

图 7-36 马尔尼菲篮状菌（培养后涂片，瑞 - 吉染色 + 荧光染色，×400）

马尔尼菲篮状菌、荚膜组织胞浆菌、利杜体三者形态鉴别要点见表 7-1。

表 7-1　马尔尼菲篮状菌、荚膜组织胞浆菌、利杜体三者形态鉴别要点

染色方法	马尔尼菲篮状菌	荚膜组织胞浆菌	利杜体
瑞 - 吉染色	菌体大小不均，2~8μm，胞质淡蓝色，有 1~2 个紫红色小核；早期孢子单个核偏一侧，似"独眼""斗鸡眼"；分裂前状态的真菌呈粗短的腊肠状，中间有横隔	菌体大小较一致，3~5μm，圆形或卵圆形，一头稍圆，一头稍尖，胞核染成紫红色、圆形或半圆形，约占胞体的 1/3~1/2，孢子外围有空晕，形似荚膜（实为胞壁收缩形成），无横隔	虫体大小较一致，2~5μm，卵圆形，胞质淡蓝色或深蓝色，内有一个较大的圆形核，呈红色或淡紫色，核旁有一细小、杆状、着色较深的动基体位于虫体的中央或稍偏于一端，似"船尾一把小雨伞"
PAS 染色	胞壁染成红色，轮廓清楚，在腊肠状的胞内可见一明显深红色的横隔，胞核不着色	胞壁染成红色，轮廓清楚，无横隔，胞核不着色	胞壁不着色，胞核染成红色

（三）芽生菌

芽生菌（blastomyces dermatitidis）引起的感染称为芽生菌病（blastomycosis），主要侵犯肺、皮肤及骨骼等器官。如人体吸入芽生菌的分生孢子可导致急性或慢性肺部感染，表现为化脓性和肉芽肿样慢性炎症，感染灶在 X 线影像上表现很像肿瘤。芽生菌病起病通常隐匿，可有咳痰或干咳、胸痛，呼吸困难、发热等症状，偶尔出现胸腔积液。

形态特征：芽生孢子呈圆形或卵圆形（图 7-37），直径 8~15μm，厚壁，单芽，芽颈粗，无荚膜，中心为颗粒状酸性物质，常被巨噬细胞吞噬（图 7-38）。瑞 - 吉染色及 PAS 染色可进一步明确。由吸入芽生菌所导致的肺部感染性病变以化脓性炎为主，可有脓肿形成，进而形成肉芽肿性炎，病变处可检测到芽生菌。

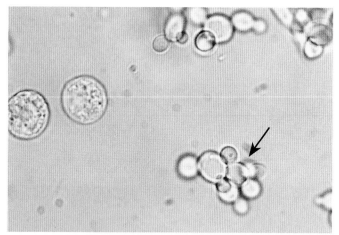

图 7-37　芽生菌（BALF，未染色）

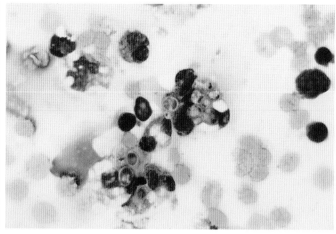

图 7-38　芽生菌（BALF，瑞 - 吉染色）

（四）新型隐球菌

新型隐球菌（cryptococcus neoformans）是一种溶组织酵母菌（torula histolytica），可引起亚急性或慢性隐球菌病（cryptococcosis），多见于 AIDS 患者和免疫抑制患者。原发灶常在肺部，常累及中枢神经系统引起脑膜炎。肺部感染时患者可以无症状，也可出现体重减轻、血性痰、胸痛、咳嗽、发热等症状，X 线胸片可显示单个或多个病灶，在支气管刷检或肺穿刺等呼吸道样本中可找到病原菌。

形态特点：新型隐球菌为圆形或卵圆形（图 7-39），直径 4~7μm，菌体可有出芽，有折光性，荚膜肥厚（图 7-40），可被巨噬细胞吞噬（图 7-41、图 7-42）。瑞 - 吉染色菌体呈蓝紫色，荚膜不着色（图 7-43、图 7-44）；革兰染色菌体边缘呈绒毛

状,荚膜结构不明显(图7-45);墨汁染色、PAS染色、黏液卡红染色、阿尔辛蓝染色、荧光染色及GMS染色(图7-46)有助于隐球菌的鉴别。肺穿刺中的新型隐球菌不易着色(图7-47、图7-48)。

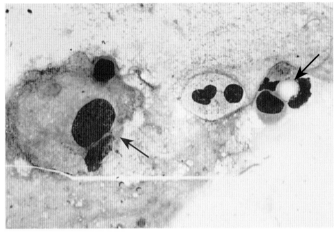
图7-39 隐球菌(黑箭所指)、肺泡巨噬细胞(红箭所指)(BALF,瑞-吉染色)

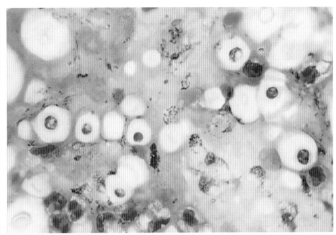
图7-40 隐球菌,可见肥厚的荚膜(瑞-吉染色)

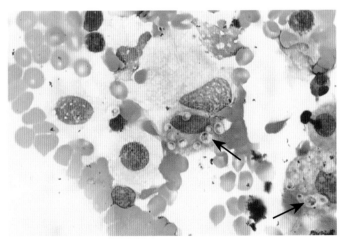
图7-41 隐球菌(BALF,瑞-吉染色)

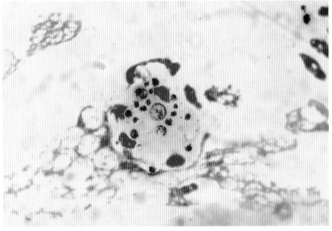
图7-42 隐球菌(BALF,革兰染色)

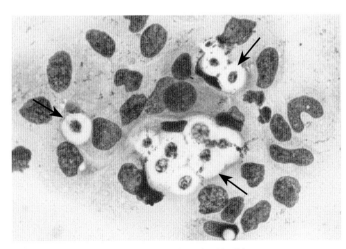
图7-43 隐球菌(胸腔积液,瑞-吉染色,郑智弦提供)

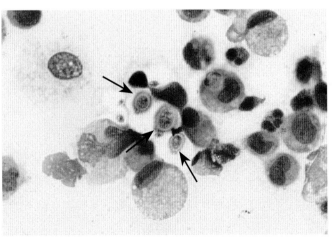
图7-44 隐球菌(胸腔积液,瑞-吉染色,郑智弦提供)

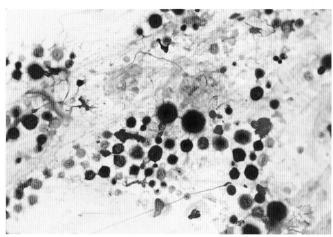

图 7-45 隐球菌（痰液，革兰染色）

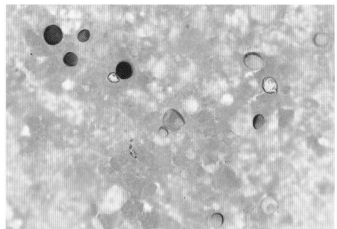

图 7-46 隐球菌（BALF，GMS 染色）

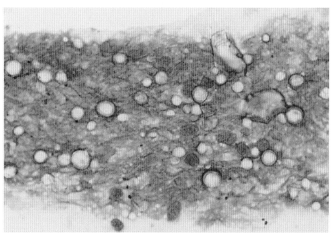

图 7-47 隐球菌（肺穿刺，瑞 - 吉染色）

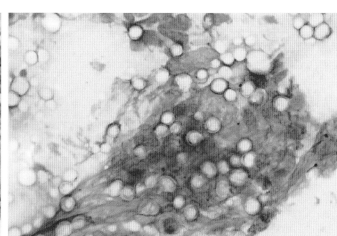

图 7-48 隐球菌（肺穿刺，瑞 - 吉染色）

由于隐球菌的黏液性荚膜有抑制中性粒细胞渗出作用，所以白细胞以单核巨噬细胞、淋巴细胞或浆细胞增多为主。

（五）肺孢子菌

肺孢子菌（pneumocystis）通过分子生物学证明是一种真菌，属于肺孢子菌属，是一种机会性致病的真菌，可引起肺孢子菌肺炎（pneumocystis pneumonia，PCP），多见于免疫抑制的人群，在慢性阻塞性肺病、HIV 感染、自身免疫性疾病、恶性肿瘤、器官移植患者中发现较多，特别是 HIV 感染患者 PCP 是最常见的机会感染与致死的主要病因。临床特点为发热、干咳、呼吸困难和发绀等，呈进行性加重，最终导致呼吸衰竭。

肺孢子菌有滋养体和包囊两种形态，滋养体有伪足，形似阿米巴；包囊圆形或椭圆形，内含球形囊内小体，完全成熟的有 8 个囊内小体，破裂后便释放出来。肺孢子菌寄生于肺泡腔，成熟包囊进入肺泡后破裂，囊内小体脱囊后发育为滋养体，滋养体黏附在肺泡上皮并增殖。

肺孢子菌可从支气管 BALF 或诱导痰标本检出，成堆或成片分布，瑞 - 吉染色滋养体的核呈紫红色、胞浆呈灰蓝色或淡蓝色，包囊壁不着色，囊内小体（子孢子）呈紫红色（图 7-49~ 图 7-53）；GMS 染色滋养体不着色，包囊壁染成黑色或棕褐色，囊壁厚处染成括号状，囊内小体不着色（图 7-54~ 图 7-56）；免疫细胞化学染色、荧光染色等均可发现病原体。

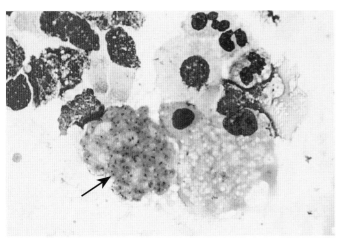

图 7-49　肺孢子菌（BALF,瑞-吉染色）

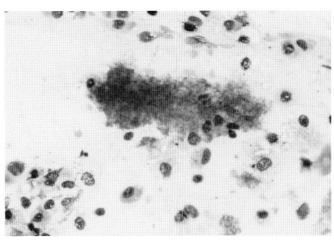

图 7-50　肺孢子菌（BALF,瑞-吉染色,×400）

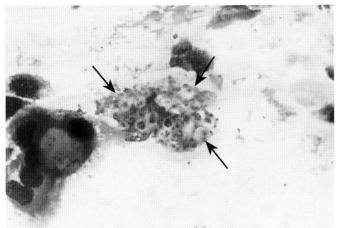

图 7-51　肺孢子菌（BALF,瑞-吉染色）

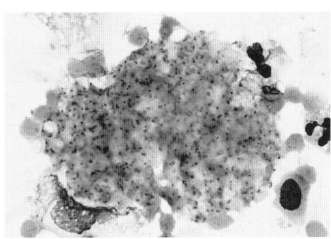

图 7-52　肺孢子菌（BALF,Diff-Quit 染色）

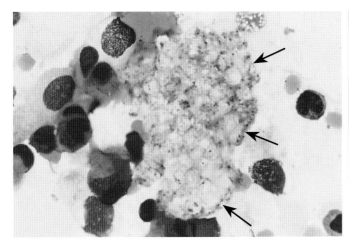

图 7-53　肺孢子菌（BALF,瑞-吉染色）

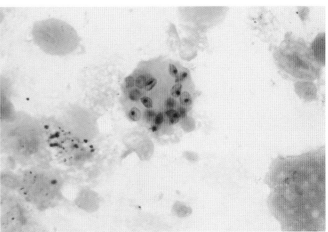

图 7-54　肺孢子菌（BALF,GMS 染色）

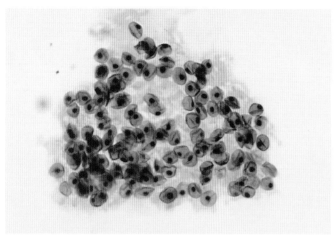

图 7-55 肺孢子菌（BALF，GMS 染色）

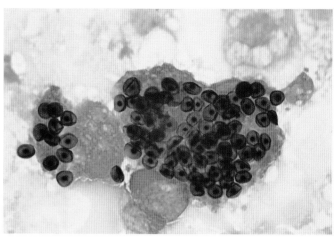

图 7-56 肺孢子菌（BALF，GMS 染色）

第二节 病毒

病毒体积小，寄生于细胞内，可引起上皮细胞和肺泡巨噬细胞形态的变化，可根据宿主细胞形态变化辅助诊断病毒感染（viral infection）。由病毒感染引起的较为特异的细胞病理形态变化有核内包涵体、核染色质的改变、多核、胞质内含物。常见呼吸道病毒有单纯疱疹病毒、巨细胞病毒，呼吸道合胞病毒、麻疹病毒及腺病毒等。

一、单纯疱疹病毒感染

单纯疱疹病毒（herpes simplex virus，HSV）感染后的支气管上皮细胞和巨噬细胞出现特征性变化，形态与尿液中的诱饵细胞形态十分相似，表现为胞核肿胀（图 7-57~图 7-59）、多核（图 7-60、图 7-61），染色质边缘聚集致核膜增厚，核染色质表现为均质化毛玻璃样外观，部分细胞可见核内包涵体，巨大的核内包涵体会被误认为是核仁。瑞-吉染色观察不到细胞特征性变化，表现为胞体增大，胞核增大，染色质呈粗颗粒状（图 7-62），有可能被误诊为恶性肿瘤细胞，所以不推荐使用瑞-吉染色观查单纯疱疹病毒感染的细胞；巴氏染色及活体染色（S 染色、SM 染色）是鉴别该类细胞的重要方法，尤其是活体染色后的细胞结构清晰、保持细胞原有状态、细胞特征性变化明显（图 7-63~图 7-66），推荐使用。

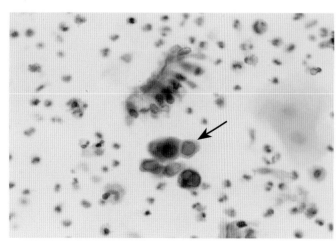

图 7-57 单纯疱疹病毒感染后的细胞（箭头所指），细胞成堆分布，核膜增厚，胞核呈毛玻璃样（巴氏染色，×200，张磊提供）

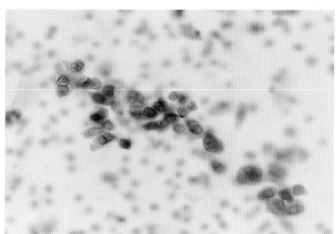

图 7-58 单纯疱疹病毒感染后的细胞，细胞明显增多，胞核增大，呈空泡样（巴氏染色，×200，张磊提供）

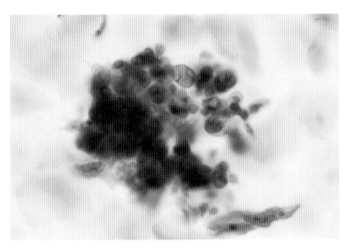

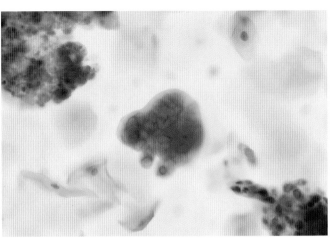

图 7-59 单纯疱疹病毒感染后的细胞（巴氏染色，×200，陕西省结核病防治院提供）

图 7-60 单纯疱疹病毒感染后的细胞，胞体巨大，多个核，椭圆形，胞核呈空泡样（巴氏染色，×200，陕西省结核病防治院提供）

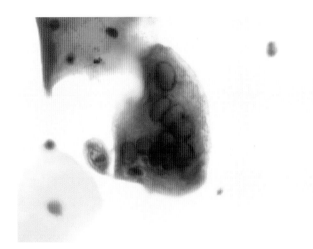

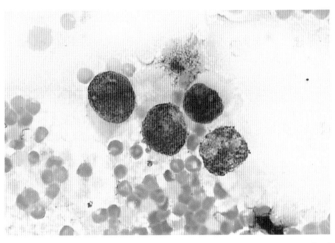

图 7-61 单纯疱疹病毒感染后的细胞，胞体巨大，多个核，胞核呈空泡样（巴氏染色，×200，彭振武提供）

图 7-62 单纯疱疹病毒感染后的细胞，胞核大，与肿瘤细胞不易鉴别（BALF，瑞 - 吉染色）

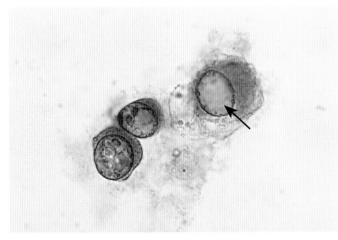

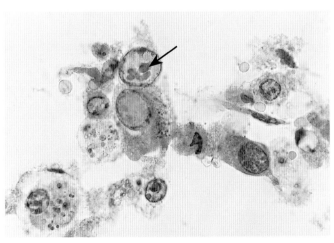

图 7-63 单纯疱疹病毒感染后的细胞，结构清晰，染色质边缘聚集致核膜增厚，核染色质呈毛玻璃样外观（箭头所指）（BALF，S 染色）

图 7-64 单纯疱疹病毒感染后的细胞，胞体大小不等，胞核肿胀，可见核内包涵体（箭头所指）（BALF，S 染色）

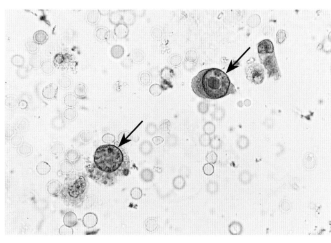
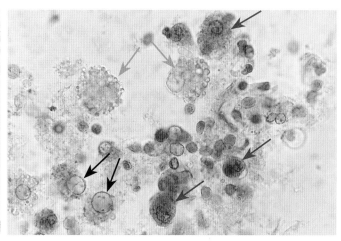

图 7-65 单纯疱疹病毒感染后的细胞,可见聚集呈块状的核内包涵体（BALF，SM 染色）

图 7-66 单纯疱疹病毒感染后的细胞（黑箭）,肺泡巨噬细胞（红箭）、脂沉积细胞（蓝箭）（BALF，SM 染色）

单纯疱疹病毒性肺炎的确诊需要结合患者的临床表现、气管镜检查、病毒抗原检测及影像学等检查,如细胞学有特征性变化可辅助诊断;肺组织分离出病毒、高通量测序、PCR 技术以及免疫学检查具有明确的诊断意义。

二、巨细胞病毒感染

巨细胞病毒（cytomegalovirus，CMV）感染可使巨噬细胞和呼吸道的其他上皮细胞形态发生改变,表现为细胞体积增大,甚至可以增大数倍（图 7-67、图 7-68）,胞质多呈泡沫状（图 7-69）,可见到胞质包涵体（图 7-70~ 图 7-72）。活体染色或巴氏染色可观察到核膜增厚及核内的伴周围空晕的包涵体,瑞 - 吉染色不适合观察包涵体结构及细胞核的变化。

巨细胞病毒感染后肺泡巨噬细胞及呼吸道上皮细胞不仅形态可能发生变化,还常伴淋巴细胞及反应性淋巴细胞增多。

三、其他呼吸道病毒感染

除了 HSV 及 CMV 外,还可能感染呼吸道合胞病毒、麻疹病毒、腺病毒等其他病毒感染,细胞也可会发生形态学改变（图 7-73~ 图 7-76）。病毒感染后的细胞形态特征使用瑞 - 吉染色不易观察,建议使用活体染色、巴氏染色或 HE 染色进行鉴别;但有时细胞形态变化不明显,需要结合病毒核酸及相关抗体检测才能明确诊断。

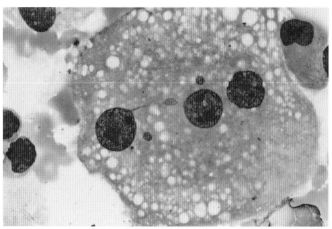

图 7-67 巨细胞病毒感染后的细胞,胞体巨大,胞质泡沫样,多核（BALF，瑞 - 吉染色）

图 7-68 巨细胞病毒感染后的细胞,胞体巨大,胞质泡沫样（BALF，瑞 - 吉染色）

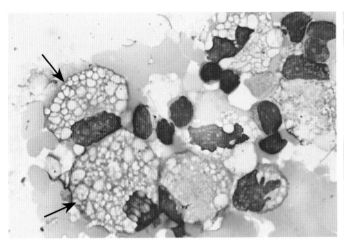

图 7-69 巨细胞病毒感染后的细胞（箭头所指），胞质呈泡沫样（BALF，瑞-吉染色）

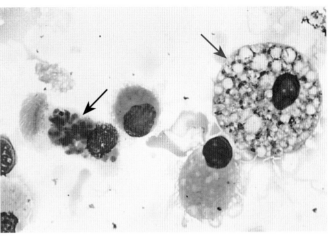

图 7-70 巨细胞病毒感染后的细胞（黑箭所指），细胞内可见粗大的颗粒，呈深蓝色；红箭所指细胞呈泡沫样（BALF，瑞-吉染色）

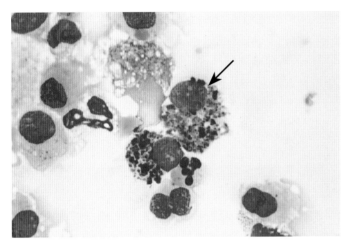

图 7-71 巨细胞病毒感染后的细胞，胞质内可见粗大的颗粒（BALF，瑞-吉染色）

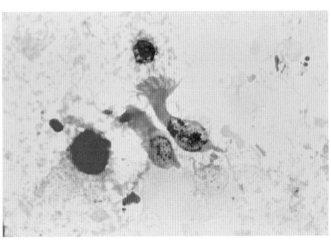

图 7-72 巨细胞病毒感染后的纤毛柱状上皮细胞，胞核结构破坏（BALF，革兰染色）

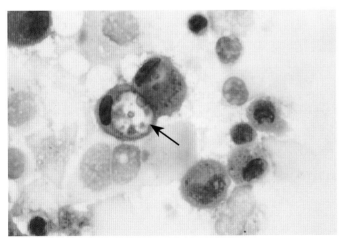

图 7-73 呼吸道合胞病毒感染后的细胞，可见胞质内包涵体（BALF，HE染色）

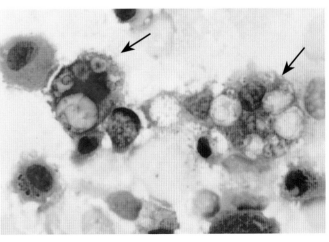

图 7-74 呼吸道合胞病毒感染后的细胞，胞体不同程度增大，可见大量胞质内包涵体，染色质结构破坏（BALF，HE染色）

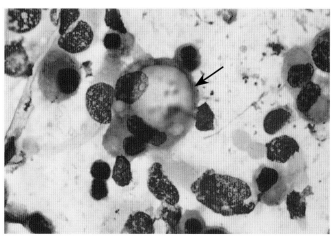

图 7-75 呼吸道合胞病毒感染后的细胞,胞质内可见大的空泡,空泡内含嗜酸性包涵体,呈紫红色,胞核疏松网状,染色质结构破坏(BALF,瑞-吉染色)

图 7-76 胞质内包涵体细胞,与病毒感染有关,胞质内可见大量蓝色的包涵体,GMS 染色颗粒呈棕色(BALF,瑞-吉染色+GMS 染色)

第三节 寄生虫

可以引起肺部疾病的常见寄生虫包括:卫氏并殖吸虫(肺吸虫)、细粒棘球蚴虫、钩虫、蛔虫;原虫包括:溶组织内阿米巴、弓形虫;节肢动物有:粉螨、尘螨。本章节介绍几种常见的肺寄生虫,有兴趣的读者可参阅相关书籍。

一、卫氏并殖吸虫

卫氏并殖吸虫(paragonimus westermani)又称肺吸虫,属于并殖科,患者食用未煮熟的淡水蟹或蝲蛄导致感染,成虫(图 7-78)寄生于肺,肺部损害主要表现为咳嗽、胸痛,甚至可以出现渗出性胸膜炎、胸腔积液、心包炎等。在肺部囊肿期,患者痰液呈烂桃样或果酱样,肉眼观可见边界清楚的紫葡萄状结节状虫囊。镜下可见肺吸虫虫卵,椭圆形,末端有卵盖,虫卵的壳呈棕黄色(图 7-77)。细胞学以嗜酸性粒细胞增多为主,可见夏科-莱登结晶。

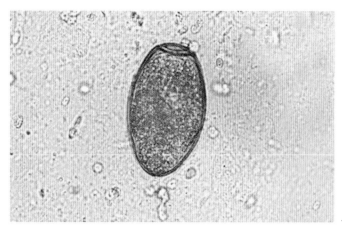

图 7-77 肺吸虫虫卵(未染色,世淑兰提供)

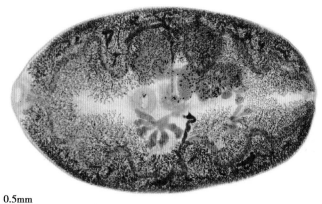

0.5mm

图 7-78 肺吸虫成虫(冯琦提供)

二、细粒棘球绦虫

人是细粒棘球绦虫(echinococcus granulosus)中间宿主,可引起包虫病,是人畜共患寄生虫病之一,主要分布在我国的西北、华北等畜牧业地区。牧区居民与犬接触或食用被虫卵污染的食物或水均有可能被感染。棘球蚴所导致的肺部感染又称为肺包虫病,患者可有咳嗽、咯血、胸痛等症状。在患者的痰液或灌洗液中可以检测到棘球蚴碎片,如头节或小钩等,棘球蚴囊破裂后,还可在痰液中发现生发囊、子囊和囊壁碎片等(图 7-79~ 图 7-84)。

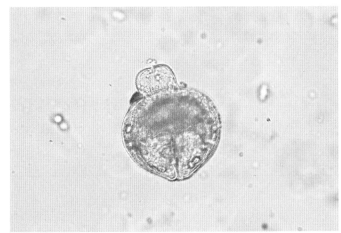

图 7-79 细粒棘球蚴,顶突凹入(未染色,×200)

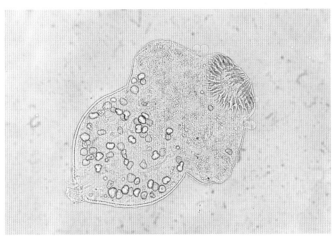

图 7-80 细粒棘球蚴,顶突外翻(未染色,×400)

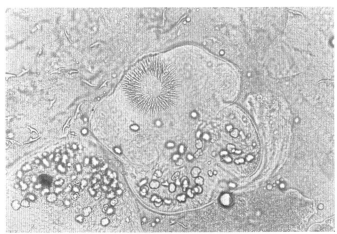

图 7-81 细粒棘球蚴,可见清晰的小钩(未染色,×400)

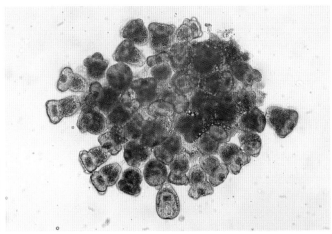

图 7-82 成堆分布的细粒棘球蚴(未染色,×100)

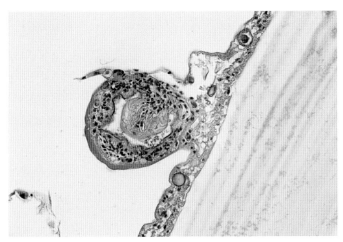

图 7-83 细粒棘球蚴(组织切片,HE 染色,×400)

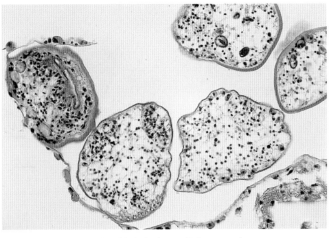

图 7-84 细粒棘球蚴囊泡(组织切片,HE 染色,×400)

三、溶组织阿米巴

人体通过食用溶组织阿米巴（entamoeba histolytica）包囊体污染的食物或饮用被污染的水源而感染，溶组织阿米巴主要寄生于结肠，也可在肠外寄生，阿米巴进入肺胸部位，可引起阿米巴性肺炎、肺脓肿、胸膜炎、阿米巴性脓胸等。阿米巴性肺炎患者一般病情缓慢，可有发热、胸闷、咯血等症状，这些症状无特异性，影像学上可呈巨大肿块影或液平空洞，容易误诊为肺结核或肺癌。在患者的 BALF 或肺活检标本中可以发现虫体。

溶组织阿米巴有滋养体（图 7-85、图 7-86）和包囊（图 7-87、图 7-88）两种形态，滋养体直径为 10~60μm，核 4~7μm，核仁居中，大小约 0.5μm，核膜上有分布均匀的核周染色质粒，核仁与核周之间有核纤丝，可吞噬红细胞。包囊直径 10~30μm，内含 1~4 个核，在未成熟包囊中可见 1~2 个核，并可见糖原块形成的空泡和棒状的拟染色体。成熟包囊有 4 个核，糖原块和拟染色体不易见到。

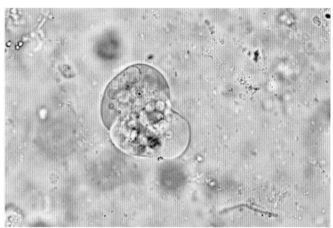

图 7-85 溶组织阿米巴滋养体（未染色）

图 7-86 溶组织阿米巴滋养体（铁苏木素染色）

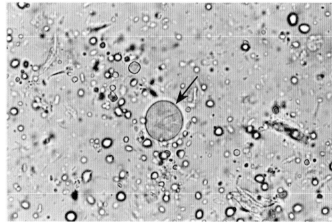

图 7-87 溶组织阿米巴包囊（箭头所指），拟染色体较明显，但看不清核（生理盐水涂片，未染色）

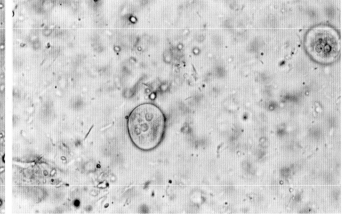

图 7-88 溶组织阿米巴包囊，4 个核，核周染色质粒较均匀，核仁居中（碘染色）

四、粪类圆线虫

粪类圆线虫（strongyloides stercoralis）主要分布在热带、亚热带、温带和寒带地区，呈散发感染。粪类圆线虫生活史复杂，包括在土壤中的自生世代和在宿主体内的寄生世代。自生世代指外界生活的成虫在土壤中产卵，数小时内孵出杆状蚴(图 7-89、图 7-90),1~2 天内经 4 次蜕皮后发育为成虫(图 7-93、图 7-94);当外界环境不利于虫体发育时,从卵内孵出的杆状蚴蜕皮 2 次,发育为丝状蚴(图 7-91、图 7-92)。寄生世代是指在小肠黏膜内寄生的雌虫产卵,数小时后发育为杆状蚴,自黏膜内逸出,进入肠腔,随粪便排出体外,经 2 次蜕皮直接发育为丝状蚴。

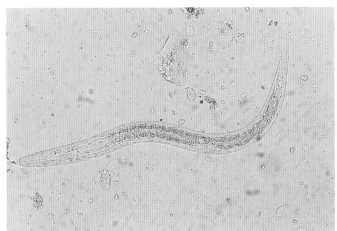

图 7-89 粪类圆线虫杆状蚴(未染色,×400)

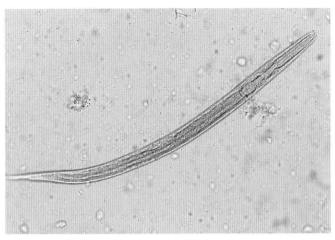

图 7-90 粪类圆线虫杆状蚴(碘染色,×400)

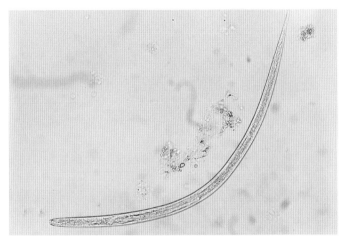

图 7-91 粪类圆线虫丝状蚴(未染色,×400)

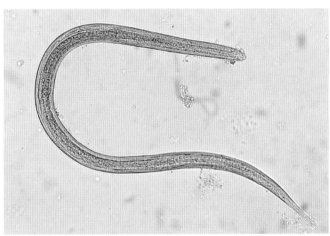

图 7-92 粪类圆线虫丝状蚴(碘染色,×400)

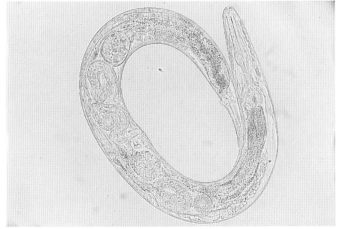

图 7-93 粪类圆线虫雌虫(未染色,×400)

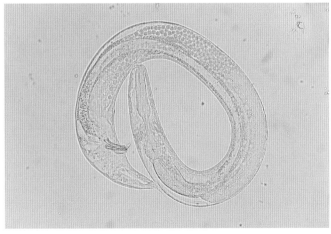

图 7-94 粪类圆线虫雄虫(未染色,×400)

丝状蚴即感染期幼虫,虫体细长,大小为 0.6~0.7mm,咽管呈柱状,尾端尖而分叉。患者赤脚下地耕作时,皮肤与土壤中的幼虫接触,侵入人体皮肤后,经静脉系统、右心至肺,穿过肺毛细血管进入肺泡,引起肺泡出血,细支气管炎性细胞浸润,患者可出现发热、咳嗽、咯血、呼吸困难等症状。大部分幼虫沿支气管、气管逆行至咽部,随宿主的吞咽动作进入消化道,钻入小肠黏膜,蜕皮 2 次,发育为成虫,成虫则主要在小肠内寄生。粪类圆线虫在痰液中检出率低,在 BALF 或支气管刷检标本阳性率高,复方碘溶液染色,虫体染棕黄色,头圆尾尖,呈杆状线形。

五、口腔毛滴虫

口腔毛滴虫(trichomonas buccalis)常寄生于人体口腔牙垢、龋齿、牙龈沟的蛀穴及扁桃体隐窝内;虫体呈梨形(图 7-95),仅有滋养体期,以二分裂法繁殖,体长 6~10μm,有 4 根前鞭毛和 1 根无游离末端后鞭毛(图 7-96),波动膜稍长于阴道毛滴虫,单个核,位于虫体前部中央,瑞 - 吉染色呈深蓝色,轴柱纤细,沿虫体末段伸出(图 7-97、图 7-98)。革兰氏染色(图 7-99)及相差镜检(图 7-100)有利于滴虫的鉴别。

口腔疾病患者的痰液易见,通常不具有致病性。严重的肺部感染,支气管 BALF 发现活的滴虫,常为化脓性炎症背景。除了口腔毛滴虫,在支气管 BALF 中可能检出蠊缨滴虫,与纤毛上皮细胞不易鉴别,可结合染色法进一步明确。

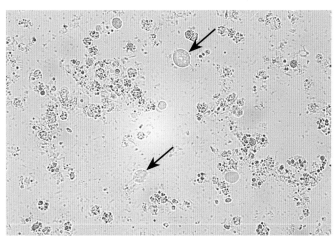

图 7-95 口腔毛滴虫(胸腔积液,未染色,×400)

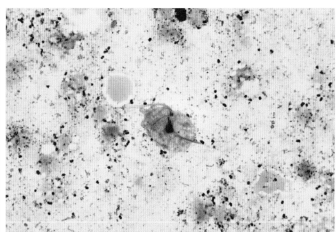

图 7-96 口腔毛滴虫(胸腔积液,瑞 - 吉染色)

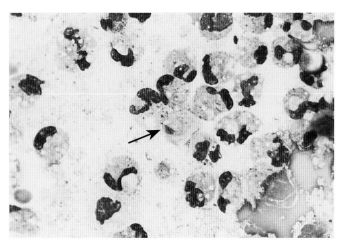

图 7-97 口腔毛滴虫(BALF,瑞 - 吉染色)

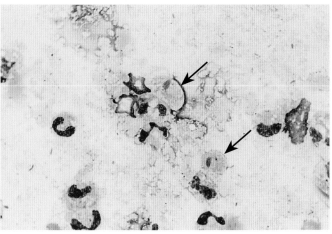

图 7-98 口腔毛滴虫(BALF,瑞 - 吉染色)

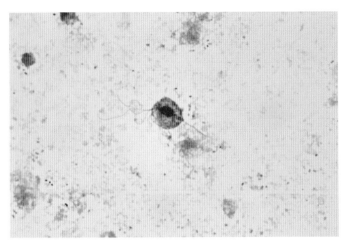

图 7-99 口腔毛滴虫（胸腔积液,革兰染色）

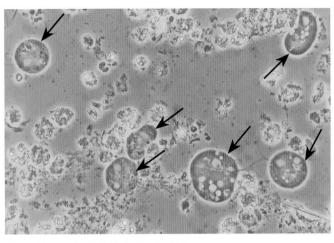

图 7-100 口腔毛滴虫（相差显微镜镜检）

六、螨虫

肺螨病（pulmonary acariasis）是指螨类经呼吸道吸入并寄生于肺部,从而引起肺部损伤及过敏反应,起病缓慢,患者可以出现频繁的干咳,持续时间较长,咳白色黏液泡沫痰,偶有痰中带血,胸闷、气短、呼吸困难,还可诱发哮喘或合并细菌感染。肺螨病以粉螨（flour mite）（图 7-101）和尘螨（dust mite）（图 7-102）多见,可同时侵犯皮肤或消化道,出现皮肤瘙痒、皮疹或腹痛、腹泻、体重减轻等症状。蠕形螨（demodicid mite）（图 7-103）,窄长,形如蠕虫,寄生于毛囊或皮脂腺内,也可寄生在腔道和组织内,引起蠕形螨病。叶螨（tetranychid mite）（图 7-104）,体长 0.2~0.6mm,大型种类可达 1mm,植食性螨类,是重要的农业害螨。

肺螨病外周血嗜酸性粒细胞常增高,血清 IgE 明显增高,痰液嗜酸性粒细胞增多。痰液找到螨类成虫、幼虫或卵可确诊,点刺试验、间接荧光抗体试验（IFA）、间接血凝试验（IHA）等免疫学检查有助于诊断。

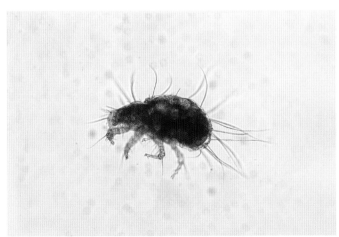

图 7-101 粉螨（未染色,×400）

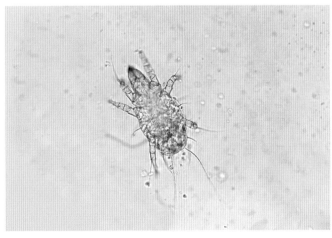

图 7-102 尘螨（未染色,×400）

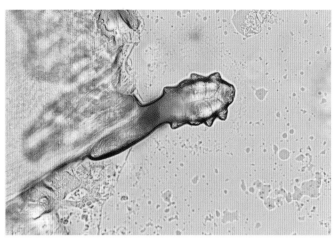

图 7-103 蠕形螨（未染色，×400）

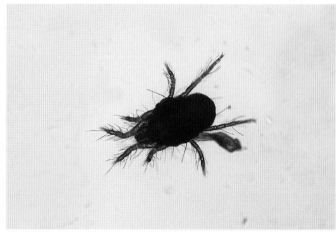

图 7-104 叶螨（×40）

参考文献

［1］刘树范,阚秀.细胞病理学［M］.北京:中国协和医科大学出版社,2011.

［2］马博文.支气管与肺细胞病理学诊断［M］.北京:人民军医出版社,2011.

［3］王建中.临床检验诊断学图谱［M］.北京:人民卫生出版社,2012.

［4］曹跃华,杨敏,陈隆文,等.细胞病理学诊断图谱及实验技术［M］.2版.北京:科学技术出版社,2012.

［5］王永才,刘永娥,安月,等.最新脱落细胞病理诊断学图谱［M］.北京:人民军医出版社,2014.

［6］来茂德.病理学高级教程［M］.北京:人民军医出版社,2015.

［7］尚红,王兰兰.实验诊断学［M］.北京:人民卫生出版社,2015.

［8］尚红,王毓三,申子瑜.全国临床检验操作规程［M］.北京:人民卫生出版社,2015.

［9］赵澄泉,樊芳,沈儒,杨敏.非妇科脱落细胞学［M］.北京:科学技术出版社,2016.

［10］王桂琴,强华.医学微生物学［M］.北京:中国医药科技出版社,2016.

［11］彭明婷.临床血液与体液检验［M］.北京:人民卫生出版社,2017.

［12］吴茅.浆膜积液细胞图谱新解及病例分析［M］.北京:人民卫生出版社,2018.

［13］张纪云,龚道元.临床检验基础［M］.5版.北京:人民卫生出版社,2019.

［14］龚道元,张时民,黄道连.临床基础检验形态学［M］.北京:人民卫生出版社,2019.

［15］徐瑞华,万德森.临床肿瘤学［M］.5版.北京:科学出版社,2019.

［16］WHO Classification of Tumours Editorial Board. WHO classification of tumours. Thoracic Tumours［M］. 5th ed. Lyon: IARC Press, 2021.

［17］周道银,唐古生,刘善荣.支气管肺泡灌洗液细胞学图谱与检验诊断案例［M］.上海:上海科学出版社,2022.

［18］周道银,吴茅,许绍强,等.支气管肺泡灌洗液细胞形态学检验中国专家共识(2020)［J］.现代检验医学杂志, 2020,35(6):4-8.

［19］吴茅,周道银,许绍强,等.浆膜腔积液细胞形态学检验中国专家共识(2020)［J］.现代检验医学杂志,2020,35 (6):1-3+37.

［20］李万怡,王永军,魏莉莉,等.支气管肺泡灌洗指南的方法学质量评价［J］.中国循证医学杂志,2021,21(11): 1316-1322.

［21］方三高,魏建国,周晓军.解读WHO(2017)鼻咽部肿瘤分类［J］.诊断病理学杂志,2019,26(9):614-617.

［22］王杰,杨青,黄怡.肺部感染性疾病支气管肺泡灌洗病原体检测中国专家共识(2017年版)［J］.中华结核和呼吸 杂志,2017,40(8):578-583.

［23］淋巴瘤诊疗规范(2018年版)［J］.肿瘤综合治疗电子杂志,2019,5(4):50-71.

［24］简政,陈学瑜,张亚杰,等.2022年V1版《NCCN非小细胞肺癌临床实践指南》更新解读［J］.中国胸心血管外科临 床杂志,2022,29(2):150-157.

［25］梁锌,杨剑,高婷,等.中国鼻咽癌流行概况［J］.中国肿瘤,2016,25(11):835-840.

［26］何慧,陈懿,潘平,等.不同液化处理及核酸共提取方法对痰样本中病毒核酸的提取效果比较［J］.国际流行病学传 染病学杂志,2016,43(2):81-85.

［27］靳嘉巍,马迎民.肺泡巨噬细胞在急性呼吸窘迫综合征发生发展中的作用及研究进展［J］.中华结核和呼吸杂志,

2019（9）：705-709.

［28］汤乃望，余荣环．肺巨噬细胞研究的现状及进展［J］.国际呼吸杂志，2018，38（5）：397-400.

［29］任玥，冯茜，王全义，等．原发性胸膜肉瘤样癌诊断学特征并文献复习［J］.中华诊断学电子杂志，2021，9（2）：127-132.

［30］儿童神经母细胞瘤诊疗专家共识［J］.中华小儿外科杂志，2015，36（1）：3-7.

［31］纪明宇，耿大影．放线菌临床感染研究进展［J］.中华实用诊断与治疗杂志，2017，31（8）：815-817.

［32］宋韬，吴圆琴，王园珂，等．口腔寄生虫病［J］.临床口腔医学杂志，2016，32（3）：186-189.

［33］卢思奇．耶氏肺孢子菌生物学、致病机制及检测［C］.中华医学会全国新发和再发传染病2012年学术研讨会论文汇编．2012：18-19.

［34］刘标，周晓军．非小细胞肺癌免疫组化标志物专家共识（2014）［J］.临床与实验病理学杂志，2015，31（5）：481-487.

［35］武春燕，谢惠康，李媛．WHO胸部肿瘤分类（第5版）中胸膜、心包及胸腺肿瘤部分解读［J］.中国癌症杂志，2021，31（9）：769-774.

［36］李媛，谢惠康，武春燕．WHO胸部肿瘤分类（第5版）中肺肿瘤部分解读［J］.中国癌症杂志，2021，31（07）：574-580.

［37］中华人民共和国国家卫生健康委员会．WS/T 662-2020临床体液检验技术要求［S］.北京：国家卫生健康委员会，2020.3.

［38］Woo YD, Jeong D, Chung DH. Development and Functions of Alveolar Macrophages［J］. Mol Cells, 2021, 44（5）：292-300.

［39］Glass C K, Natoli G. Molecular control of activation and priming in macrophages［J］. Nature immunology, 2016, 17（1）：26-33

［40］Wynn TA, Vannella KM. Macrophages in tissue tepair, regeneration, and fibrosis［J］. Immunity, 2016; 44（3）：450-462

［41］Kelly A, McCarthy C. Pulmonary Alveolar Proteinosis Syndrome［J］. Semin Respir Crit Care Med, 2020, 41（2）：288-298

［42］Tartarone A, Giordano P, Lerose R,, et al. Progress and challenges in the treatment of small cell lung cancer［J］. Med Oncol, 2017, 34（6）：110.

［43］Arshad HS, Dudekula RA, Niazi M, et al. A rare case of sarcomatoid varcinoma of the lung with spine metastasis, including a literature review［J］. Am J Case Rep, 2017（18）：760-765

［44］Ettinger DS, Wood DE, Aisner DL, et al. NCCN guidelines insights: Non-small cell lung cancer, version 2. 2021［J］. J Natl Compr Canc Metw, 2021, 19（3）：254-266.

［45］Chiang AJ, Thanabalasuriar A, Boo CC. Proteomics: An advanced tool to unravel the role of alveolar macrophages in respiratory diseases［J］. Int J Biochem Cell Biol, 2021, 134：105966.